Mortais

Atul Gawande

Mortais

Nós, a medicina e o que realmente importa no final

Tradução
Renata Telles

11ª reimpressão

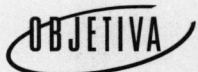

Copyright © 2014 by Atul Gawande

Todos os direitos reservados, incluindo os direitos de reprodução total ou parcial, em qualquer formato.

Grafia atualizada segundo o Acordo Ortográfico da Língua Portuguesa de 1990, que entrou em vigor no Brasil em 2009.

Título original
Being Mortal

Capa
Adaptação de Mateus Valadares sobre design original de Elixir Design

Revisão
Cristhiane Ruiz
Joana Milli
Ana Grillo

CIP-Brasil. Catalogação na publicação
Sindicato Nacional dos Editores de Livros, RJ

G246m
    Gawande, Atul
       Mortais : nós, a medicina e o que realmente importa no final / Atul Gawande; tradução Renata Telles. – 1ª ed. – Rio de Janeiro: Objetiva, 2015.

       Tradução de: Being Mortal.
       ISBN 978-85-390-0674-8

       1. Cuidados médicos – Controle de qualidade. 2. Medicina. 3. Qualidade de vida. I. Título.

15-20650
                          CDD: 610.28
                          CDU: 616-089

Todos os direitos desta edição reservados à
EDITORA SCHWARCZ S.A.
Praça Floriano, 19, sala 3001 — Cinelândia
20031-050 — Rio de Janeiro — RJ
Telefone: (21) 3993-7510
www.companhiadasletras.com.br
www.blogdacompanhia.com.br
facebook.com/editoraobjetiva
instagram.com/editora_objetiva
twitter.com/edobjetiva

Para Sara Bershtel

Agora vejo — este mundo é transitório.
— o guerreiro Karna, no *Mahabharata*

Param em qualquer meio-fio:
Cedo ou tarde, todas as ruas acabam sendo visitadas.
— Philip Larkin, "Ambulances"

Sumário

Introdução — 11

1 • O ser independente — 21
2 • Caindo aos pedaços — 33
3 • Dependência — 59
4 • Assistência — 81
5 • Uma vida melhor — 109
6 • Desapegar-se — 143
7 • Conversas difíceis — 181
8 • Coragem — 217

Epílogo — 243
Notas sobre as fontes — 247
Agradecimentos — 257

Introdução

Aprendi sobre muitas coisas na faculdade de medicina, mas a mortalidade não foi uma delas. Em meu primeiro período, embora tenham me dado um cadáver seco e endurecido para dissecar, aquela era apenas uma maneira de aprender sobre a anatomia humana. Nossos livros didáticos não continham quase nada a respeito do envelhecimento, da fragilidade ou da morte. O desenrolar do processo, a experiência das pessoas no fim de suas vidas e a maneira como os outros a sua volta são afetados pareciam ser questões irrelevantes. Na nossa visão e na de nossos professores, a finalidade da faculdade de medicina era ensinar a salvar vidas, não a lidar com seu fim.

A única vez que me lembro de discutir a mortalidade foi durante uma hora que passamos analisando *A morte de Ivan Ilitch*, a clássica novela de Tolstói.[1] Foi durante uma aula semanal chamada Paciente-Médico — parte dos esforços da faculdade para nos tornar médicos mais completos e humanos. Em algumas semanas, praticávamos as normas de conduta para exames físicos; em outras, aprendíamos a respeito dos efeitos de fatores socioeconômicos e raciais sobre a saúde. E certa tarde, contemplamos o sofrimento de Ivan Ilitch, acometido por uma enfermidade inominada e intratável que piorava gradualmente.

Na história, Ivan Ilitch, de 45 anos, é um magistrado de nível intermediário de São Petersburgo cuja vida gira quase completamente em torno de preocupações mesquinhas relativas a seu status social. Certo dia, ele cai de uma escada e desenvolve uma dor na lateral do corpo. Em vez de melhorar, a dor só piora, e ele fica sem poder trabalhar. Antes um homem "inteligente, educado, bem-disposto e agradável",* acaba ficando deprimido e enfraquecido. Amigos e colegas o evitam. A esposa começa a pedir ajuda a uma série de médicos cada vez mais caros, que não conseguem chegar a um acordo a respeito do diagnóstico e receitam remédios que não fazem nenhum efeito. Ilitch, para quem tudo isso é uma tortura, se revolta e se enfurece com a situação.

"O que mais atormentava Ivan Ilitch", escreve Tolstói, "era o fingimento, a mentira, que por alguma razão eles todos mantinham, de que ele estava apenas doente, e não morrendo, e que bastava que ficasse quieto e seguisse as ordens médicas que ocorreria uma grande mudança para melhor." Ivan Ilitch tem lampejos de esperança de que as coisas mudarão, mas conforme vai ficando mais fraco e abatido, toma consciência do que está acontecendo. Vive com uma crescente angústia e medo da morte. Porém a morte não é um assunto que seus médicos, amigos ou familiares conseguem tolerar. E é isso que lhe causa sua dor mais profunda.

"Ninguém tinha pena dele como precisava que tivessem", escreve Tolstói. "Em alguns momentos, depois de um período prolongado de sofrimento, desejava, mais do que outra coisa — envergonhava-se de confessá-lo —, alguém que sentisse pena dele como se tem pena de uma criança doente. Ansiava ser cuidado e beijado como as crianças são cuidadas e confortadas quando doentes. Sabia que era um funcionário importante com uma barba que começava a ficar grisalha e portanto era impossível o que queria, mas mesmo assim era o que desejava de verdade."

PARA NÓS, ESTUDANTES de medicina que éramos, o erro daqueles em volta de Ivan Ilitch em lhe oferecer consolo ou reconhecer o que estava acontecendo era uma falha de caráter e cultura. A história de Tolstói, que se passava na Rússia do fim do século XIX, nos parecia cruel e quase primitiva. Assim como acreditávamos que a medicina moderna provavelmente teria curado Ivan Ilitch de qualquer que fosse a doença de que sofria, também partíamos do princípio de que a honestidade e a bondade eram res-

---

* Todos os trechos de *A morte de Ivan Ilitch* foram retirados da tradução de Vera Karam (Porto Alegre: L&PM, 1997). (N. T.)

ponsabilidades básicas de um médico dos dias de hoje. Estávamos confiantes de que em uma situação similar, agiríamos de maneira compassiva.

O que nos preocupava era o conhecimento. Embora soubéssemos como demonstrar compaixão, não podíamos ter certeza de que saberíamos diagnosticar e tratar nossos futuros pacientes de maneira adequada. Pagávamos a mensalidade da faculdade para aprender sobre os processos internos do corpo, os complexos mecanismos de suas patologias e a ampla gama de descobertas e tecnologias acumuladas ao longo da história para impedi-las. Não imaginávamos que precisaríamos pensar mais do que isso. Então tiramos Ivan Ilitch de nossas cabeças.

No entanto, alguns anos depois, durante meu treinamento em prática cirúrgica, encontrei pacientes que eram forçados a enfrentar a realidade do declínio e da mortalidade, e não levei muito tempo para perceber quão despreparado eu estava para ajudá-los.

COMECEI A ESCREVER logo no início de minha residência em cirurgia e, em um de meus primeiros ensaios, contei a história de um homem a quem chamei Joseph Lazaroff.[2] Era um gestor municipal que perdera a esposa para um câncer de pulmão anos antes. Quando o conheci, ele estava na casa dos sessenta anos e sofria de um câncer incurável — um câncer de próstata altamente metastático. Tinha perdido mais de 22 quilos. Seu abdômen, seus testículos e suas pernas estavam cheios de fluido. Certo dia, ao acordar, descobriu que não conseguia mais mover a perna direita nem controlar seu intestino. Acabou sendo internado no hospital onde eu trabalhava como residente na equipe de neurocirurgia. Descobrimos que o câncer havia se espalhado pela espinha torácica, onde estava comprimindo a medula espinhal. O câncer não podia ser curado, mas esperávamos que pudesse ser tratado. A radioterapia de emergência, contudo, não diminuiu o tumor, então o neurocirurgião ofereceu ao paciente duas opções: cuidados paliativos ou cirurgia para remover a crescente massa tumoral de sua espinha. Lazaroff optou pela cirurgia. Meu trabalho, como residente do serviço de neurocirurgia, era obter a confirmação do paciente de que entendia os riscos da operação e de que desejava dar prosseguimento à intervenção cirúrgica.

Fiquei um tempo do lado de fora de seu quarto, segurando o prontuário em minhas mãos úmidas, tentando encontrar uma maneira de abordar o assunto. A esperança era de que a cirurgia impedisse o progresso do dano a sua medula espinhal. Não o curaria, não reverteria sua paralisia nem lhe traria a vida que tinha antes. Não importava o que fizéssemos, ele tinha no máximo alguns meses de vida e o procedimento era inerentemente perigoso. Teríamos de abrir seu peito, remover uma costela e colapsar um pulmão para chegar até a espinha. A perda de sangue seria grande. A recuperação, difícil. No estado enfraquecido em que se encontrava, ele enfrentava riscos consideráveis de posteriores complicações debilitantes. A cirurgia tinha como riscos tanto deixá-lo pior quanto encurtar sua vida. Mas o neurocirurgião já havia discutido esses pontos com ele e Lazaroff tinha deixado claro que queria ir em frente. Tudo o que eu precisava fazer era entrar no quarto e cuidar da papelada.

Deitado em sua cama, Lazaroff estava pálido e abatido. Apresentei-me como um dos residentes do hospital, disse que tinha vindo pegar seu consentimento para a cirurgia e que, para isso, precisava confirmar que ele estava ciente dos riscos. Expliquei que a cirurgia poderia remover o tumor, mas causar sérias complicações, como paralisia ou um derrame, e que poderia até ser fatal. Tentei soar claro sem ser áspero, mas minhas explicações o deixaram irritado. O mesmo ocorreu quando seu filho, que estava no quarto, questionou se medidas heroicas eram uma boa ideia. Lazaroff não gostou nem um pouco.

"Não desistam de mim", ele disse. "Me deem todas a chances que eu tiver." Do lado de fora do quarto, depois que ele tinha assinado o formulário, o filho me puxou para um canto. A mãe havia morrido com um respirador na UTI e, na época, o pai dissera que não queria que algo daquele tipo acontecesse com ele. Mas agora estava irredutível, decidido a fazer "tudo".

Na época, achei que Lazaroff tinha tomado a decisão errada e ainda acho. Tomou a decisão errada não por todos os perigos envolvidos, mas porque a cirurgia não tinha nenhuma chance de lhe dar o que ele de fato queria: suas capacidades, sua força, a vida que tinha antes. Estava correndo atrás de algo que era praticamente uma fantasia, sob o risco de sofrer uma morte prolongada e terrível — que foi exatamente o que aconteceu.

Tecnicamente, a operação foi um sucesso. Durante mais de oito horas e meia, a equipe cirúrgica removeu a massa que invadia a espinha do paciente e reconstruiu o corpo vertebral com cimento acrílico. A pressão sobre a medula espinhal desapareceu. Mas Lazaroff nunca se recuperou do procedimento. Na UTI, desenvolveu uma falência respiratória, uma infecção sistêmica, coágulos sanguíneos devido a sua imobilidade e hemorragias causadas pelos anticoagulantes usados para tratá-los. A cada dia, ficávamos mais para trás na corrida para salvá-lo. Finalmente tivemos de admitir que ele estava morrendo. No 14º dia, o filho de Lazaroff disse a nossa equipe que preferia que parássemos.

Coube a mim desligar o respirador artificial que mantinha Lazaroff vivo. Certifiquei-me de que a dose de morfina que era injetada em sua veia estivesse no máximo, para que ele não sofresse com a falta de ar. Inclinei-me para perto dele e, na possibilidade de que conseguisse me ouvir, avisei que ia tirar o tubo de respiração de sua boca. Ele tossiu algumas vezes quando o removi, abriu os olhos por um breve instante, depois voltou a fechá-los. Sua respiração tornou-se pesada, então parou. Coloquei meu estetoscópio sobre o peito e ouvi os batimentos cardíacos aos poucos desaparecerem.

Hoje, mais de uma década depois de eu ter contado a história de Lazaroff pela primeira vez, o que mais me impressiona não é o fato de ele ter tomado uma péssima decisão, mas sim o de termos todos evitado falar honestamente a respeito da escolha que ele tinha diante de si. Não tivemos nenhuma dificuldade para explicar os perigos específicos das diversas opções de tratamento, mas nunca tocamos de fato na realidade de sua doença. Seus oncologistas, radioterapeutas, cirurgiões e outros médicos o acompanharam durante meses de tratamento para um problema que sabiam que não poderia ser curado. Nunca conseguimos discutir abertamente a respeito de sua condição ou de nossos limites, muito menos sobre aquilo que mais poderia lhe importar com a aproximação do fim de sua vida. Se ele estava correndo atrás de uma ilusão, nós também estávamos. Lá estava ele, no hospital, parcialmente paralisado devido a um câncer que se espalhara pelo corpo. As chances de que pudesse retomar uma vida remotamente semelhante à que tinha algumas semanas antes eram inexistentes. Porém, admitir isso e ajudá-lo a lidar com a situação parecia estar além de nossas capacidades. Não lhe oferecemos consolo ou orientação nem fizemos com que ele reconhecesse sua situação. Tudo o que tínhamos era outro tratamento a que ele podia se submeter. O resultado talvez fosse positivo.

Não nos saímos muito melhor do que os médicos primitivos do século XIX de Ivan Ilitch — na verdade, nos saímos pior, considerando as novas formas de tortura física a que submetemos nosso paciente. É o suficiente para nos levar a perguntar quem de fato são os primitivos.

A CAPACIDADE CIENTÍFICA moderna alterou de forma profunda o curso da vida humana. As pessoas vivem mais e melhor do que em qualquer outra época da história. Porém os avanços científicos transformaram os processos do envelhecimento e da morte em experiências médicas, em questões a serem gerenciadas por profissionais da saúde. E nós, no mundo médico, demonstramos estar alarmantemente despreparados para isso.

Essa realidade tem permanecido em grande parte oculta, pois as pessoas estão cada vez menos familiarizadas com os estágios finais da vida. Não muito tempo atrás, por volta de 1945, a maior parte das mortes ocorria em casa.[3] Na década de 1980, a proporção caiu para apenas 17%.[4] Aqueles que de alguma forma acabavam morrendo em casa morriam tão subitamente que não conseguiam chegar ao hospital — por exemplo, de um infarto fulminante, de um derrame ou de um ferimento grave — ou estavam isolados demais para conseguir chegar a algum local onde pudessem conseguir ajuda. Não apenas nos Estados Unidos, mas em todo o mundo industrializado, a experiência do envelhecimento avançado e da morte foi transferida para hospitais e casas de repouso.[5]

Quando me tornei médico, passei para o lado de lá das portas de hospitais e, embora meus pais fossem médicos, tudo o que eu via era novo para mim. Certamente nunca tinha visto ninguém morrer antes e, quando vi, foi um choque. E não era porque me fazia pensar em minha própria condição de mortal. De alguma forma, o conceito não me ocorria, mesmo quando via pessoas da minha própria idade morrerem. Eu vestia um jaleco branco; eles, uma camisola hospitalar. Eu não conseguia imaginar a situação invertida. Conseguia, porém, imaginar minha família no lugar daquelas pessoas. Já tinha visto membros da minha família — minha esposa, meus pais e meus filhos — passarem por doenças sérias, potencialmente letais. Mesmo sob terríveis circunstâncias, a medicina sempre os salvara. O choque para mim estava, portanto, em ver a medicina *não* salvar as pessoas. Em teoria, eu sabia que meus pacientes poderiam morrer, é claro, mas cada morte parecia uma violação, como se as regras de acordo com as quais estávamos jogando tivessem sido quebradas. Não sei que jogo eu pensava ser aquele, mas para mim, era um jogo em que sempre ganhávamos.

Todo novo médico e enfermeiro precisa encarar a morte. Nas primeiras vezes, alguns choram. Alguns se retraem. Outros mal percebem. Quando assisti às primeiras mortes, estava contido demais para chorar. Mas sonhei com elas. Tinha pesadelos recorrentes em que encontrava os corpos de meus pacientes em minha casa — em minha própria cama.

"Como é que ele veio parar aqui?", eu me perguntava, em pânico.

Eu sabia que teria sérios problemas, talvez problemas criminais, se não levasse o corpo de volta para o hospital sem ser pego. Tentava colocá-lo no porta-malas do carro, mas era muito pesado. Ou então, quando conseguia finalmente colocá-lo lá dentro, percebia o sangue escorrendo do cadáver, como um óleo negro que enchia o porta-malas até transbordar. Às vezes conseguia levar o corpo até o hospital e colocá-lo em uma maca, que eu empurrava então pelo corredor, tentando, sem sucesso, achar o quarto que o paciente costumava ocupar. "Ei!", alguém gritava e começava a correr atrás de mim. Eu acordava no escuro, ao lado de minha esposa, suando frio e com taquicardia. Sentia como se tivesse matado aquelas pessoas. Tinha fracassado.

A morte, é claro, não é um fracasso. A morte é normal. A morte pode ser o inimigo, mas é também a ordem natural das coisas. Eu conhecia essas verdades de maneira abstrata, mas não de maneira concreta; tinha dificuldade em aceitar que eram verdades não só para todo mundo, mas também especificamente para aquela pessoa ali na minha frente, aquela pessoa por quem eu era responsável.

O falecido cirurgião Sherwin Nuland, em seu clássico *Como morremos*, lamentou-se: "A inevitabilidade da vitória final da natureza era esperada e aceita em gerações anteriores à nossa.[6] Os médicos estavam muito mais dispostos a reconhecer os sinais de derrota e a aceitá-los com menos arrogância". Mas como médico em pleno século XXI, tendo sido treinado para empregar o nosso incrível arsenal tecnológico, me pergunto exatamente o que de fato significa ser menos arrogante.

Tornamo-nos médicos pelo que imaginamos ser a satisfação do trabalho, que acaba sendo a satisfação da competência. É uma satisfação profunda, muito semelhante àquela que sente o marceneiro ao restaurar um frágil baú antigo ou o professor de Ciências ao levar um aluno do quinto ano ao súbito e transformador reconhecimento do que são os átomos. Resulta em parte de ser útil aos outros, mas também de ser tecnicamente competente e capaz de resolver problemas difíceis, intrincados. A competência nos traz segurança, senso de identidade. Para um clínico, portanto, nada é mais ameaçador para sua noção de identidade pessoal do que um paciente com um problema que ele não consiga resolver.

Não há como escapar da tragédia da vida, que é o fato de estarmos todos envelhecendo desde o dia em que nascemos. Podemos até chegar a entender e a aceitar esse fato. Meus pacientes mortos e moribundos não assombram mais meus sonhos. Mas isso não é o mesmo que dizer que aprendemos a lidar com o que não pode ser restabelecido. Dedico-me a uma profissão cujo sucesso se baseia em sua capacidade de consertar. Se seu problema pode ser consertado, sabemos exatamente o que fazer. Mas e se não pode? O fato de não termos respostas adequadas a essa pergunta é perturbador e provoca insensibilidade, desumanidade e grande sofrimento.

Esse esforço para fazer da mortalidade uma experiência médica tem apenas algumas décadas. É recente. E as evidências demonstram que está fracassando.

Este é um livro sobre a experiência moderna da mortalidade: sobre como é sermos criaturas que envelhecem e morrem, sobre como a medicina mudou essa experiência e como não a mudou e em que aspectos nossas ideias a respeito de como lidar com nossa finitude não correspondem à realidade. Com mais de uma década de prática cirúrgica e entrando eu mesmo na meia-idade, percebo que nem eu nem meus pacientes consideramos nosso estado atual tolerável. Mas também não sei claramente quais deveriam ser as respostas ou sequer se é possível obter respostas adequadas. Tenho, contudo, a fé do escritor e do cientista de que, se levantarmos o véu e observarmos bem de perto, podemos dar sentido mesmo ao que há de mais confuso, estranho ou perturbador.

Não é preciso ter passado muito tempo com idosos ou pessoas com doenças terminais para ver a frequência com que a medicina deixa desamparados aqueles a quem deveria ajudar. Os dias finais de nossas vidas são dedicados a tratamentos que confundem nossos cérebros e exaurem nossos corpos em troca de uma chance mínima de obtermos benefícios. São passados em instituições — casas de repouso e unidades de tratamento intensivo — onde rotinas regradas, anônimas, nos isolam de tudo o que nos é importante na vida. Nossa relutância em examinar de forma honesta a experiência do envelhecimento e da morte aumenta os males que causamos às pessoas e lhes nega os confortos básicos de que mais precisam. Na ausência de uma visão coerente a respeito de como as pessoas poderiam viver plenamente até o fim, permitimos que nossos destinos sejam controlados pelos imperativos da medicina, da tecnologia e de estranhos.

Escrevi este livro na esperança de entender o que vem acontecendo. A mortalidade pode ser um assunto traiçoeiro. Alguns ficarão alarmados com a ideia de um médico escrevendo sobre a inevitabilidade do declínio e da morte. Para muitos, o assunto, não importa quão cuidadosamente abordado, evoca o espectro de uma sociedade que está se preparando para sacrificar seus doentes e idosos. Mas e se os doentes e idosos *já estiverem* sendo sacrificados — vítimas de nossa recusa em aceitar a inexorabilidade do ciclo da vida? E se houver melhores abordagens, bem diante de nossos olhos, esperando para serem reconhecidas?

1 • *O ser independente*

Durante minha infância e adolescência, não testemunhei doenças graves ou as dificuldades da velhice. Meus pais, ambos médicos, eram saudáveis e gozavam de boa forma física. Eram imigrantes indianos criando minha irmã e eu na pequena cidade universitária de Athens, Ohio. Meus avós, portanto, estavam muito longe. A única pessoa idosa com quem eu encontrava com frequência era uma vizinha que me dava aulas de piano quando eu estava no ensino fundamental. Mais tarde, ela ficou doente e precisou se mudar, mas não me ocorreu me perguntar para onde ela fora e o que lhe acontecera. A experiência de uma velhice nos tempos modernos era algo totalmente fora da minha percepção.

Na faculdade, porém, comecei a namorar uma menina chamada Kathleen, que morava no mesmo alojamento que eu, e em 1985, em uma visita de fim de ano a sua cidade natal, Alexandria, na Virginia, conheci sua avó, Alice Hobson, que tinha 77 anos na época. Ela me pareceu ser uma pessoa animada e independente. Não tentava disfarçar a idade. Não pintava o cabelo e o usava repartido para um dos lados, no estilo da atriz Bette Davis. Suas mãos eram cobertas de manchas senis e a pele, enrugada. Usava blusas e vestidos simples, cuidadosamente passados, batom, e continuou a usar salto alto por muito mais tempo do que teria sido considerado aconselhável.

Mais tarde eu soube — acabei me casando com Kathleen — que Alice crescera em uma cidade rural na Pensilvânia, conhecida por suas fazendas de flores e cogumelos. Seu pai tinha uma fazenda de flores, na qual cultivava cravos, calêndulas e dálias em estufas que se estendiam por hectares. Alice e os irmãos foram os primeiros membros da família a frequentar a universidade. Na Universidade de Delaware, Alice conheceu Richmond Hobson, um estudante de Engenharia Civil. Em razão da Grande Depressão, só tiveram dinheiro suficiente para se casar seis anos após a formatura. Por causa do trabalho dele, nos primeiros anos de casamento, Alice e Rich se mudavam com frequência. Tiveram dois filhos: Jim, meu futuro sogro, e Chuck. Rich foi contratado pelo Corpo de Engenheiros do Exército e tornou-se perito em construção de grandes represas e pontes. Uma década mais tarde, foi promovido a um cargo no qual trabalhava com o engenheiro-chefe em um quartel-general nos arredores de Washington, onde permaneceu pelo resto de sua carreira. Ele e Alice se estabeleceram em Arlington. Comparam um carro, que usavam para viajar, e também economizaram algum dinheiro. Algum tempo depois tiveram condições de comprar uma casa maior e pagar a universidade dos filhos, ambos muito inteligentes, sem precisar de empréstimos.

Então, em uma viagem de negócios a Seattle, Rich sofreu um infarto fulminante. Tinha um histórico de angina e tomava comprimidos de nitroglicerina para aliviar ocasionais crises de dor no peito, mas isso era em 1965 e, na época, não havia muito o que os médicos pudessem fazer a respeito de doenças cardíacas. Rich morreu no hospital antes que Alice conseguisse chegar. Ele tinha apenas sessenta anos de idade. Alice, 56.

Com a pensão do Corpo de Engenheiros do Exército, ela conseguiu manter a casa em Arlington. Quando a conheci, vivia sozinha naquela casa na rua Greencastle havia vinte anos. Meus sogros, Jim e Nan, moravam perto, mas Alice levava uma vida completamente independente. Cortava sua grama e sabia consertar o encanamento, se fosse necessário. Ia à academia com sua amiga Polly. Gostava de costurar e tricotar e fazia roupas, cachecóis e elaboradas meias de Natal vermelhas e verdes para todos da família, adornadas com um Papai Noel de nariz de botão e o nome de cada pessoa no topo. Organizava um grupo que fazia uma assinatura anual para assistir a apresentações no centro de artes John F. Kennedy. Sentada em uma almofada para conseguir enxergar acima do painel, dirigia um grande Chevrolet Impala com motor de oito cilindros. Estava sempre de um lado para outro, resolvendo coisas, visitando parentes, dando caronas a amigos e entregando refeições para pessoas mais fragilizadas do que ela.

Com o passar dos anos, ficou difícil não se perguntar por mais quanto tempo ela conseguiria manter aquele ritmo. Era uma mulher pequena, de um metro e meio de altura, e embora ficasse irritada quando alguém o mencionava, a cada ano que se passava perdia um pouco mais de sua altura e de sua força. Quando me casei com sua neta, Alice sorriu, me abraçou e disse que estava muito feliz com o casamento, mas sua artrite a impediu de dançar comigo. Ainda assim, continuava em sua casa, se virando sem ajuda de ninguém.

Quando meu pai a conheceu, ficou surpreso ao saber que ela morava sozinha. Ele era urologista, o que significa que via muitos pacientes idosos, e sempre ficava incomodado quando descobria que moravam sozinhos. A seu ver, se já não tivessem sérias necessidades, certamente viriam a desenvolvê-las, e, vindo da Índia, ele achava que era responsabilidade da família acolher os idosos, lhes oferecer companhia e cuidar deles. Desde que chegara a Nova York, em 1963, para sua residência médica, meu pai adotara praticamente todos os aspectos da cultura americana. Abandonou o vegetarianismo e descobriu os encontros amorosos. Arranjou uma namorada, uma residente de pediatria de uma parte da Índia onde não falavam a mesma língua que a dele. Quando se casou com ela, em vez de deixar que meu avô lhe arranjasse uma noiva, a família ficou escandalizada. Meu pai também se tornou um entusiasta de tênis, presidente do Rotary Club local e contador de piadas indecentes. Um de seus dias de maior orgulho foi 4 de julho de 1976, a data do bicentenário do país, quando recebeu a cidadania americana diante de centenas de pessoas que aplaudiam nas arquibancadas da feira agropecuária de Athens, entre leilão de porcos e corrida de demolição de carros. Mas uma coisa com a qual nunca se acostumou foi a maneira como tratamos nossos idosos e doentes — deixando-os viverem sozinhos ou isolando-os em uma série de instalações anônimas, na qual passam seus últimos momentos de consciência com enfermeiras e médicos que mal sabem seus nomes. Nada poderia ser mais diferente do mundo onde ele crescera.

Meu avô paterno teve o tipo de velhice que, de uma perspectiva ocidental, parece idílica. Sitaram Gawande era fazendeiro em um vilarejo chamado Uti, a quase quinhentos quilômetros de Mumbai, no interior, onde nossos ancestrais cultivavam a terra havia séculos. Lembro-me de visitá-lo com meus pais e minha irmã mais ou menos na mesma época em que conheci Alice, quando ele já tinha mais de cem anos. Era, de longe, a pessoa mais velha que eu já conhecera. Caminhava com uma bengala, corcunda como uma espiga de trigo arqueada. Escutava tão mal que as pessoas tinham que gritar em seu ouvido usando um tubo de borracha. Estava fraco e às vezes precisava de ajuda para se levantar. Mas era um homem digno, com um turbante branco firmemente enrolado na cabeça, um cardigã marrom quadriculado e um par de óculos antiquados, de lentes grossas, no estilo de Malcolm X. Estava sempre cercado por parentes que o auxiliavam e era reverenciado — não apesar de sua idade, mas em razão dela. Era consultado a respeito de todos os assuntos importantes — casamentos, disputas de terras, decisões de negócios — e ocupava uma posição de grande honra na família. Quando comíamos, ele era o primeiro a ser servido. Ao entrar em sua casa, os jovens lhe faziam uma reverência e tocavam seus pés em sinal de profundo respeito.

Nos Estados Unidos, quase certamente teria sido colocado em uma casa de repouso. Profissionais de saúde têm um sistema de classificação formal para o nível de funcionalidade de uma pessoa. Aqueles que não conseguem usar o banheiro, comer, se vestir, tomar banho, cuidar de sua higiene pessoal, se levantar da cama, se levantar de uma cadeira e caminhar — as oito "Atividades da Vida Diária" — sem precisar de ajuda, carecem da capacidade de independência física básica. Os que não conseguem fazer compras sozinhos, preparar suas próprias refeições, arrumar a casa, lavar a roupa, administrar seus medicamentos, fazer telefonemas, viajar desacompanhados e gerenciar suas finanças — as oito "Atividades Instrumentais da Vida Diária" — carecem da capacidade de viver sozinhos com segurança.

Meu avô só conseguia executar algumas das atividades básicas de independência e poucas das mais complexas. Mas na Índia isso não tinha nenhuma terrível consequência. Sua situação não provocou nenhuma reunião de família emergencial, nenhum debate angustiado a respeito do que fazer com ele. Estava claro que a família garantiria que meu avô continuasse vivendo como desejasse. Um de meus tios e sua família moravam com ele e, com filhos, netos e sobrinhos por perto, nunca lhe faltou ajuda.

O arranjo lhe permitia manter um estilo de vida com o qual poucos idosos em sociedades modernas podem contar. A família lhe possibilitou, por exemplo, manter a propriedade e a administração de sua fazenda, que ele construíra do zero — na verdade, de menos de zero. Em um ano de colheita ruim, seu pai perdera para um agiota todos os hectares hipotecados, à exceção de um. Logo depois morrera, deixando Sitaram, o filho mais velho, com as dívidas. Com apenas dezoito anos e recém-casado, Sitaram foi forçado a trabalhar em sistema de parceria no hectare restante da família. A certa altura, a única comida de que ele e a esposa dispunham era pão e sal. Estavam morrendo de fome. Mas ele rezou e continuou trabalhando, e suas preces foram atendidas. A colheita foi espetacular. Ele conseguiu não apenas pôr comida na mesa, mas também quitar suas dívidas. Nos anos subsequentes, expandiu seu único hectare para mais de oitenta. Tornou-se um dos proprietários rurais mais ricos do vilarejo e passou ele próprio a emprestar dinheiro. Teve três esposas, que morreram todas antes dele, e treze filhos. Sempre enfatizou a educação, o trabalho duro, a frugalidade, o sucesso por meio do esforço pessoal, o cumprimento de nossas promessas e a cobrança do mesmo em relação aos outros. Durante toda a vida, acordou antes do nascer do sol e não ia dormir sem antes sair a cavalo para fazer uma inspeção noturna de cada hectare de seus campos. Mesmo aos cem anos, insistia em fazê-lo. Meus tios se preocupavam que ele pudesse cair — estava fraco e instável —, mas sabiam que era importante para meu avô. Então lhe arrumaram um cavalo menor e certificavam-se de que houvesse sempre alguém para acompanhá-lo. Continuou inspecionando seus campos até o ano em que morreu.

Se meu avô tivesse vivido no Ocidente, isso teria parecido absurdo. Não é seguro, seu médico diria. Se ele insistisse, acabasse caindo e fosse parar na emergência com o quadril quebrado, o hospital não o deixaria voltar para casa. Insistiriam para que fosse para uma casa de repouso. Mas no mundo pré-moderno de meu avô, era ele quem escolhia como queria viver, e o papel da família era tornar sua escolha possível.

Meu avô finalmente morreu com quase 110 anos. Ele bateu com a cabeça ao cair de um ônibus. Estava indo a negócios ao fórum de uma cidade próxima, o que em si parece loucura, mas era uma prioridade para ele. O ônibus deu partida quando ele ainda estava saltando e, embora estivesse acompanhado de parentes, acabou caindo. É bastante provável que tenha desenvolvido um hematoma subdural — um sangramento dentro do crânio. Meu tio o levou para casa e, no decorrer dos dois dias seguintes, Sitaram foi morrendo. Conseguiu viver do jeito que queria e com a família à sua volta até o fim.

Durante a maior parte da história da humanidade, para aqueles poucos que de fato sobreviveram até a velhice, a experiência de Sitaram Gawande era a norma. Sistemas multigeracionais eram utilizados para cuidar dos idosos, frequentemente com três gerações vivendo sob o mesmo teto. Mesmo quando o núcleo familiar substitui a família estendida (como ocorreu no norte europeu há vários séculos), os mais velhos não eram abandonados para lidar sozinhos com as debilidades da velhice.[1] Os filhos na maioria das vezes deixavam a casa dos pais assim que tinham idade suficiente para ter a própria família. Mas um deles normalmente ficava, com frequência a filha mais nova, se os pais sobrevivessem até uma idade avançada.[2] Foi esse o papel que coube à poeta Emily Dickinson, em Amherst, Massachusetts, em meados do século XIX.[3] Seu irmão mais velho deixou a casa dos pais, casou-se e formou a própria família, mas ela e a irmã mais nova ficaram com os pais até a morte deles. O pai de Emily acabou vivendo até os 71 anos e, àquela altura, ela já tinha mais de quarenta anos. A mãe viveu ainda mais e as duas filhas acabaram passando a vida toda na casa dos pais.

Por mais diferente que a vida dos pais de Emily Dickinson nos Estados Unidos possa parecer da de Sitaram Gawande na Índia, em ambos os casos os sistemas utilizados tinham em comum a vantagem de resolver com facilidade a questão dos cuidados dos idosos. Não houve necessidade de economizar para pagar por uma vaga em uma casa de repouso nem de providenciar a entrega de refeições. Estava subentendido que os pais simplesmente continuariam vivendo em suas casas, assistidos por um ou mais dos filhos que criaram. Nas sociedades contemporâneas, em contrapartida, a velhice e a enfermidade deixaram de ser uma responsabilidade compartilhada, multigeracional, e se tornaram uma experiência mais ou menos privada — algo a ser vivido em grande parte sozinho ou com a ajuda de médicos e instituições. Como isso aconteceu? Como passamos da vida de Sitaram Gawande para a de Alice Hobson?

Uma explicação é o fato de a própria velhice ter mudado. No passado, sobreviver até uma idade avançada era algo incomum e os poucos que sobreviviam desempenhavam um papel especial como guardiões da tradição, do conhecimento e da história.[4] Tendiam a manter seu status e sua autoridade como chefes de família até sua morte. Em muitas sociedades, os idosos não apenas inspiravam respeito e obediência como também ministravam ritos secretos e detinham poder político. Os idosos eram tão respeitados que, quando perguntadas a respeito de sua idade, as pessoas costumavam fingir ser mais velhas do que eram, não mais novas.[5] As pessoas sempre mentiram a respeito da idade. Os demógrafos chamam o fenômeno de *age heaping*, ou arredondamento de idade, e desenvolveram complexos desvios quantitativos para corrigir todas as mentiras nos censos. Também perceberam que, durante o século XVIII, nos Estados Unidos e na Europa, a direção de nossas mentiras mudou. Enquanto hoje as pessoas com frequência dizem aos recenseadores terem uma idade inferior à que têm de fato, estudos de censos passados revelam que, antigamente, costumavam dizer que tinham uma idade superior à real. A dignidade da velhice era algo a que todos aspiravam.

Mas a idade não tem mais o valor de raridade. Nos Estados Unidos, em 1790, pessoas com 65 anos ou mais constituíam menos de 2% da população;[6] hoje, representam 14%.[7] Na Alemanha, na Itália e no Japão, passam dos 20%.[8] A China é agora o primeiro país do mundo com mais de 100 milhões de idosos.[9] Quanto ao monopólio que os idosos antes detinham sobre o conhecimento e a sabedoria, é também algo do passado, graças às tecnologias de comunicação — começando com a própria escrita e se estendendo até a internet e além.[10] As novas tecnologias também criam novas profissões e requerem novas competências, o que diminui ainda mais o valor da longa experiência e do juízo amadurecido. Antigamente, podíamos pedir a ajuda de alguém mais velho e experiente para explicar o mundo. Agora consultamos o Google e, se tivermos algum problema com o computador, perguntamos a um adolescente.

Talvez o mais importante seja o fato de que a maior longevidade provocou uma mudança no relacionamento entre os jovens e os idosos.[11] Tradicionalmente, os pais idosos eram uma fonte de estabilidade, proteção econômica e conselhos necessários para jovens famílias buscando caminhos para a segurança e tranquilidade. E como proprietários rurais também tendiam a manter suas terras até morrerem, o filho que sacrificava tudo para cuidar dos pais poderia esperar herdar toda a propriedade, ou pelo menos uma porção maior do que a de um filho que tivesse se mudado para longe. Mas quando os pais começaram a viver por muito mais tempo, começou a surgir certa tensão. Para os jovens, o sistema familiar tradicional tornou-se menos uma fonte de estabilidade e mais uma luta pelo controle — sobre os bens, as finanças e até sobre as decisões mais básicas a respeito de como poderiam viver.

E de fato, no lar tradicional de meu avô Sitaram, a tensão geracional nunca esteve muito distante. Não é difícil imaginar como meus tios se sentiram quando o pai completou cem anos e eles próprios, já idosos, ainda esperavam para herdar suas terras e obter independência econômica. Soube de disputas amargas em famílias do interior entre idosos e filhos adultos a respeito de terras e dinheiro. No último ano de vida de meu avô, uma disputa inflamada irrompeu entre ele e meu tio com quem vivia. O motivo que deu origem à briga nunca ficou muito claro: talvez meu tio tivesse tomado uma decisão de negócios sem consultar meu avô; talvez meu avô quisesse sair e ninguém da família quisesse ir com ele; talvez ele gostasse de dormir com a janela aberta e eles gostassem de dormir com a janela fechada. Qualquer que fosse a razão, a briga culminou ou com a saída abrupta de Sitaram de casa no meio da noite ou com seu trancamento do lado de fora, dependendo de quem contasse a história. De alguma maneira ele conseguiu chegar à casa de outro parente, a quilômetros de distância, e se recusou a voltar para sua própria casa por dois meses.

O desenvolvimento econômico global mudou dramaticamente as oportunidades para os jovens. A prosperidade de países inteiros depende da disposição desses jovens de escaparem das algemas das expectativas familiares e seguirem seu próprio caminho — de buscarem emprego onde quer que estes estejam, de trabalharem no que quiserem e de se casarem com quem desejarem. Assim foi o caminho de meu pai de Uti para Athens, Ohio. Ele deixou o vilarejo primeiro para ir à universidade em Nagpur, depois para aproveitar uma oportunidade profissional nos Estados Unidos.

Conforme foi se tornando bem-sucedido, começou a mandar quantias cada vez maiores de dinheiro para casa, ajudando a construir casas novas para o pai e os irmãos, a levar água potável e linha telefônica para o vilarejo e a instalar sistemas de irrigação que garantiam boas colheitas quando as estações de chuva eram ruins. Chegou a construir uma faculdade rural na área, que batizou em homenagem à mãe. Mas não havia como negar que tinha partido para nunca mais voltar.

Por mais incomodado que meu pai ficasse com a maneira como os Estados Unidos tratavam os idosos, a velhice mais tradicional que meu avô pôde sustentar só foi possível porque os irmãos de meu pai não tinham se mudado para longe, como ele. Pensamos, com nostalgia, que queremos o tipo de velhice que meu avô teve. Mas a razão pela qual não a temos é que, no fim das contas, não a queremos de fato. O padrão histórico é claro: assim que tinham recursos suficientes e a oportunidade de abandonar aquele estilo de vida, as pessoas partiam.

O MAIS FASCINANTE é que, com o passar do tempo, os idosos não parecem ter ficado especialmente tristes de ver os filhos partirem. Segundo os historiadores, os idosos da era industrial não tinham problemas econômicos e não se importavam em ficar sozinhos.[12] Em vez disso, com as economias em crescimento, o que ocorreu foi uma mudança no padrão de propriedade de imóveis. Com os filhos partindo em busca de oportunidades em outros lugares, os pais que viviam mais tempo descobriram que podiam alugar ou até vender suas terras em vez de deixá-las de herança. O aumento da renda e, mais tarde, os sistemas de previdência, permitiram que cada vez mais pessoas acumulassem poupança e bens, possibilitando que mantivessem controle econômico de suas vidas durante a velhice e livrando-as da necessidade de trabalhar até morrer ou até ficarem totalmente incapacitadas. O conceito radical da "aposentadoria" começou a tomar forma.

A expectativa de vida, que era inferior a cinquenta anos em 1900, subiu para mais de sessenta na década de 1930, com melhorias na nutrição, no saneamento e nos cuidados médicos.[13] O tamanho das famílias diminuiu de uma média de sete filhos em meados do século XIX para em torno de três após 1900.[14] A idade média em que uma mãe tinha seu último filho também caiu — da menopausa para os trinta anos ou menos. Consequentemente, o número de pessoas que vivia o suficiente para ver os filhos atingirem a idade adulta aumentou de maneira considerável. No início do século XX, uma mulher teria em torno de cinquenta anos quando seu último filho fizesse 21 anos de idade, em vez de sessenta, como costumava ocorrer um século antes.[15] Os pais passaram a ter muitos anos, quase sempre uma década ou mais, antes que eles ou os filhos tivessem que se preocupar com a velhice.

Então o que faziam era seguir em frente, assim como os filhos. Dada a oportunidade, tanto os pais quanto os filhos viam a separação como uma forma de liberdade. Sempre que tinham recursos financeiros, os idosos optavam pelo que os cientistas sociais chamam de "intimidade a distância".[16] Enquanto nos Estados Unidos do início do século XX, 60% daqueles com mais de 65 anos moravam com um dos filhos, na década de 1960 a proporção caíra para 25%.[17] Em 1975, era inferior a 15%. E esse é um padrão mundial.[18] Apenas 10% dos europeus com mais de oitenta anos vivem com os filhos e quase metade deles vive completamente sozinha, sem um cônjuge.[19] Na Ásia, onde a ideia de deixar um pai idoso morando sozinho é vista tradicionalmente como algo vergonhoso — como meu pai a via —, a mesma mudança radical está ocorrendo. Na China, no Japão e na Coreia, as estatísticas nacionais mostram que a porcentagem de idosos que moram sozinhos está aumentando de forma rápida.

Na verdade, isso é um enorme sinal de progresso. As opções para os idosos proliferaram. Del Webb, um incorporador imobiliário do Arizona, popularizou o termo "comunidade de aposentados" em 1960, quando lançou o Sun City, um condomínio em Phoenix que foi um dos primeiros a limitar seus residentes a aposentados.[20] Na época, era uma ideia controversa. A maioria das incorporadoras acreditava que os idosos queriam ter mais contato com as outras gerações. Webb discordava. Ele acreditava que as pessoas na última fase de suas vidas não queriam viver da maneira que meu avô viveu, com a família no caminho. Construiu o Sun City como um lugar com uma visão alternativa de como as pessoas deveriam passar o período de suas vidas a que ele se referia como "os anos de descanso". Tinha um campo de golfe, uma galeria de lojas, um centro recreativo e oferecia a possibilidade de uma aposentadoria ativa, com atividades e jantares compartilhados com outros como eles. A visão de Webb provou-se imensamente popular e, na Europa, nas Américas e até na Ásia, as comunidades de aposentados se tornaram comuns.

Para aqueles que não tinham interesse em se mudar para lugares desse tipo — Alice Hobson, por exemplo —, tornou-se aceitável e viável permanecer em casa, vivendo como queriam, de maneira autônoma. Esse fato continua sendo algo a ser celebrado. Pode-se dizer que não houve melhor época na história para ser velho. Os limites de poder entre as gerações foram renegociados, e não da forma como às vezes se acredita. Os idosos não perderam status e controle, mas passaram a compartilhá-los. A modernização não rebaixou a posição dos mais velhos. Rebaixou a posição da família. Ela deu às pessoas — tanto aos jovens quanto aos velhos — um modo de vida com maior liberdade e controle, incluindo a liberdade de ter menos obrigações para com as outras gerações. A veneração aos idosos pode ter desaparecido, mas não porque foi substituída pela veneração aos jovens. Foi substituída pela veneração à independência pessoal.

RESTA UM PROBLEMA com esse modo de vida. Nossa reverência pela independência não leva em conta a realidade do que acontece na vida: mais cedo ou mais tarde, a independência se torna impossível. Seremos acometidos por doenças ou limitações sérias. É tão inevitável quanto o pôr do sol. Surge então uma nova questão: se vivemos pela independência, o que fazer quando ela não pode mais ser sustentada?

Em 1992, Alice completou 84 anos. Gozava de uma saúde impressionante. Teve de colocar dentadura e se submeter a uma cirurgia de catarata em ambos os olhos. Só isso. Não tivera nenhuma doença grave nem fora hospitalizada. Ainda frequentava a academia com sua amiga Polly, fazia suas próprias compras e cuidava da casa sozinha. Jim e Nan lhe ofereceram a opção de transformar o porão da casa deles em um apartamento para ela. Talvez fosse mais fácil para ela se estivesse lá, disseram. Ela não queria nem ouvir falar. Não tinha a menor intenção de não morar mais sozinha.

Mas as coisas começaram a mudar. Certo dia, em uma viagem de férias às montanhas com a família, Alice não apareceu para almoçar. Foi encontrada sentada na cabana errada, se perguntando onde estava todo mundo. Nunca a tínhamos visto confusa daquele jeito. A família ficou mais atenta a ela nos dias seguintes, mas não houve nenhum outro incidente, então acabamos deixando para lá.

Então um dia, ao visitar Alice, Nan percebeu que a sogra tinha hematomas por toda a perna. Tinha caído?

Não, disse Alice a princípio. Entretanto, mais tarde, admitiu que levara um tombo ao descer a escada de madeira que levava ao porão. Fora apenas um escorregão, insistiu. Poderia ter acontecido com qualquer um. Da próxima vez seria mais cuidadosa.

No entanto, logo ocorreram novas quedas, várias delas. Nenhum osso quebrado, mas a família estava ficando preocupada. Então Jim fez o que todas as famílias naturalmente fazem hoje em dia: levou-a ao médico.

O médico fez alguns testes, descobriu que os ossos de Alice estavam enfraquecendo, e recomendou que ela tomasse cálcio. Trocou alguns de seus medicamentos e lhe prescreveu algumas novas receitas. Mas a verdade era que ele não sabia o que fazer. Não lhe trouxemos um problema que pudesse ser resolvido. Alice estava instável. Sua memória começava a falhar. Os problemas só fariam aumentar. Sua independência não seria sustentável por muito mais tempo. Mas ele não tinha respostas ou orientações. Não podia nem descrever o que deveríamos esperar que fosse acontecer.

2 • *Caindo aos pedaços*

A medicina e a saúde pública transformaram a trajetória de nossas vidas.[1] Durante a maior parte da história da humanidade, a morte era uma possibilidade comum, sempre presente. Não importava se você tivesse cinco anos ou cinquenta. Todo dia era uma roleta-russa. A evolução típica da saúde de uma pessoa era mais ou menos assim:

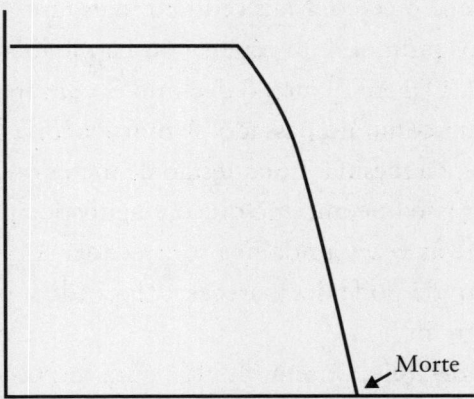

A vida e a saúde iam muito bem, até que vinha a doença e o chão despencava como um alçapão — como aconteceu com minha avó Gopikabai Gawande, que estava perfeitamente bem até o dia em que foi acometida de um caso fatal de malária, antes mesmo de completar trinta anos, ou com Rich Hobson, que sofreu um infarto em uma viagem de negócios e se foi.

Com o decorrer dos anos e o progresso da medicina, a tendência passou a ser de o chão despencar cada vez mais tarde. O advento do saneamento básico e outras medidas de saúde pública reduziram drasticamente a probabilidade de morte por doenças infecciosas, em especial no início da infância, e os avanços clínicos reduziram de forma acentuada a mortalidade durante o parto e por lesões traumáticas. Em meados do século XX, apenas quatro em cada cem pessoas em países industrializados morriam antes dos trinta anos.[2] E, nas décadas desde então, a medicina encontrou maneiras de diminuir a mortalidade por infartos, doenças respiratórias, derrames e diversas outras doenças que nos ameaçam na vida adulta. Mais cedo ou mais tarde, é claro, todos morremos de alguma coisa. Mas, ainda assim, a medicina conseguiu postergar o momento fatal de muitas doenças. Pessoas com cânceres incuráveis, por exemplo, podem viver consideravelmente bem durante um longo período após receberem o diagnóstico.[3] Submetem-se a tratamentos. Os sintomas são controlados. Retomam a vida normal. Não sentem náuseas. Mas a doença, embora retardada, continua progredindo, como uma brigada noturna que lentamente fecha o cerco. Mais cedo ou mais tarde, acaba se revelando, aparecendo nos pulmões, no cérebro ou na medula, como foi o caso de Joseph Lazaroff. Daí em diante, o declínio é, com frequência, relativamente rápido, assim como no passado. A morte ocorre mais tarde, mas a trajetória permanece a mesma. Em questão de meses ou semanas, o corpo é subjugado. É por isso que, mesmo que o diagnóstico possa ter sido feito anos antes, a morte às vezes ainda nos surpreende. A estrada que parecia tão reta e estável ainda pode desaparecer, colocando a pessoa em um declínio rápido e íngreme.

O padrão de declínio, porém, mudou para muitas doenças crônicas, como enfisema, doenças do fígado e insuficiência cardíaca congestiva, por exemplo. Em vez de apenas adiar o momento da queda, nossos tratamentos podem alongar a descida para que ela se pareça menos com um abismo e mais como a encosta de uma montanha:

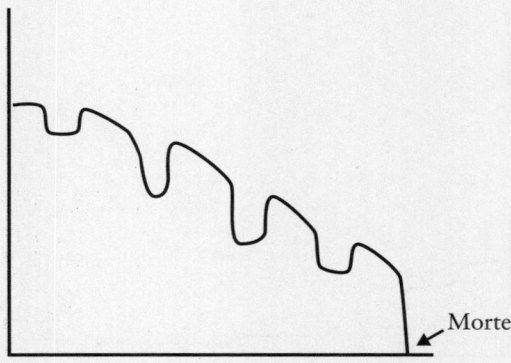

O caminho pode ter quedas vertiginosas, mas também longos trechos de recuperação: podemos não ser capazes de protelar os danos, mas podemos protelar a morte. Dispomos de medicamentos, fluidos, cirurgias e unidades de tratamento intensivo para ajudar as pessoas a superar as fases difíceis. São internadas no hospital com um aspecto péssimo e algumas das coisas que fazemos podem deixá-las com um aspecto ainda pior. Mas justamente quando parece que deram o último suspiro, conseguem se reanimar. Permitimos que voltem para casa, ainda que mais fracas e debilitadas. Nunca recuperam seu padrão anterior. Conforme a doença progride e o dano ao órgão piora, a capacidade da pessoa de aguentar até os problemas mais simples vai diminuindo. Um mero resfriado pode ser fatal. O percurso final ainda é descendente, até que finalmente chega a hora em que não há mais possibilidade de recuperação.

No entanto, a trajetória que o progresso da medicina possibilitou para muitas pessoas não segue nenhum desses dois padrões. Em vez disso, há cada vez mais gente vivendo um ciclo de vida completo e morrendo de velhice. Velhice não é um diagnóstico. Há sempre alguma causa imediata final escrita na certidão de óbito — falência respiratória, parada cardíaca. Mas, na verdade, não há uma doença específica que leve ao fim; a culpa é da degradação cumulativa dos sistemas corporais do paciente enquanto a medicina emprega suas medidas de manutenção e faz seus remendos. Reduzimos a pressão arterial de um lado, contemos a osteoporose do outro, controlamos esta doença, acompanhamos aquela outra, substituímos uma junta, uma válvula ou um pistom falho e observamos a unidade central de processamento gradualmente parar de funcionar. A curva da vida se torna um longo e lento desvanecer:

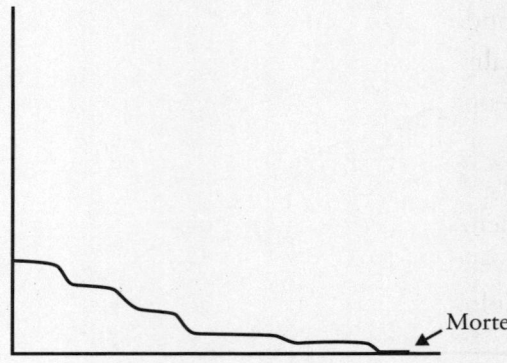

O progresso da medicina e da saúde pública tem sido uma dádiva incrível — as pessoas têm vidas mais longas, saudáveis e produtivas do que nunca. Porém, ao percorrermos esses caminhos alterados, encaramos a vida nas partes em declive com uma espécie de constrangimento. Precisamos de ajuda, com frequência por longos períodos, e enxergamos isso como uma fraqueza em vez de como o curso natural e esperado das coisas. Ficamos mencionando alguma história de um velhinho de 97 anos que corre maratona como se casos assim não fossem milagres da loteria biológica, mas expectativas razoáveis para todos. Então, quando nossos corpos não correspondem a essas fantasias, nos sentimos como se, de certa forma, tivéssemos que nos desculpar por alguma coisa. Nós, médicos, não ajudamos, pois com frequência enxergamos o paciente em declínio como desinteressante, a menos que ele tenha um problema específico que possamos consertar. Em certo sentido, os avanços da medicina moderna nos trouxeram duas revoluções: uma transformação biológica do percurso de nossas vidas e também uma transformação cultural da maneira como enxergamos esse percurso.

A HISTÓRIA DO envelhecimento é a história de nossas partes constitutivas. Pense nos dentes.[4] A substância mais resistente no corpo humano é o esmalte branco dos dentes. Com a idade, contudo, ele vai se desgastando, tornando visíveis as camadas mais escuras e frágeis que há sob ele. Ao mesmo tempo, o suprimento de sangue à polpa e às raízes dos dentes se atrofia e o fluxo de saliva diminui; as gengivas tendem a se inflamar e a se retrair dos dentes, expondo-lhes a base, deixando-os instáveis e alongando sua aparência, especialmente os de baixo. Especialistas afirmam poder avaliar a idade de uma pessoa, com uma margem de erro de apenas cinco anos, a partir do exame de um único dente — se a pessoa ainda tiver algum sobrando para ser examinado.

Cuidados dentais meticulosos podem ajudar a prevenir a perda dos dentes, mas o envelhecimento atrapalha. Artrite, tremores e pequenos derrames, por exemplo, dificultam a escovação e o uso do fio dental e, como os nervos vão ficando menos sensíveis com a idade, as pessoas podem não perceber que têm cáries e problemas de gengiva até que seja tarde demais. Durante um ciclo de vida normal, os músculos do maxilar perdem em torno de 40% de sua massa, e os ossos da mandíbula, cerca de 20%, tornando-se porosos e fracos.[5] A capacidade de mastigar se deteriora e as pessoas passam a comer alimentos mais macios, que normalmente têm maiores quantidades de carboidratos fermentáveis e maior propensão a causar cáries. Aos sessenta anos, as pessoas em países industrializados como os Estados Unidos já perderam, em média, um terço de seus dentes.[6] Após os 85, quase 40% delas já não têm mais nenhum dente.

Enquanto nossos ossos e dentes vão se enfraquecendo, o resto de nosso corpo vai se enrijecendo. Os vasos sanguíneos, as articulações, os músculos e as válvulas do coração e até os pulmões acumulam depósitos substanciais de cálcio e endurecem. Se observados em um microscópio, os vasos e os tecidos moles exibem a mesma forma de cálcio encontrada normalmente em ossos.[7] Ao colocarmos a mão dentro de um paciente idoso durante uma cirurgia, sentimos a aorta e outros vasos importantes estaladiços sob nossos dedos. Estudos mostram que a perda de densidade óssea pode ser um melhor prognosticador de mortes por doenças ateroscleróticas do que os níveis de colesterol.[8] Conforme envelhecemos, é como se o cálcio vazasse de nossos esqueletos e penetrasse nossos tecidos.

Para manter o mesmo volume de fluxo sanguíneo em nossos vasos estreitados e endurecidos, o coração precisa gerar mais pressão. Consequentemente, mais da metade de nós desenvolve hipertensão próximo dos 65 anos.[9] Tendo que bombear contra a pressão, a parede do coração vai engrossando e perdendo sua capacidade de responder às demandas de esforços físicos. O rendimento máximo do coração começa, portanto, a diminuir de maneira constante a partir dos trinta anos. As pessoas vão ficando gradualmente menos capazes de correr por tanto tempo ou tão rápido quanto costumavam ou de subir um lance de escadas sem perder o fôlego.

Conforme o músculo do coração vai engrossando, os outros músculos do corpo vão se afinando.[10] Por volta dos quarenta anos, começamos a perder massa e força muscular. Aos oitenta, já perdemos entre um quarto e metade de nossa massa muscular.

Só de observar a mão, é possível ver todos esses processos se desenrolarem: 40% da massa muscular da mão está nos músculos tenares, os músculos do polegar, e se observarmos atentamente a palma de uma pessoa mais velha, na base do polegar, perceberemos que a musculatura não é saliente, e sim achatada.[11] Em uma radiografia simples, é possível observar pontinhos de calcificação nas artérias e a translucidez dos ossos, que, a partir dos cinquenta anos, perdem sua densidade a uma taxa de quase 1% ao ano. A mão possui 29 articulações, cada uma das quais está sujeita à destruição pela osteoartrite, que confere às superfícies das articulações uma aparência irregular, desgastada. O espaço da articulação desaparece. É possível ver os ossos se tocando. O que a pessoa sente é inchaço em torno das articulações, uma redução na amplitude do movimento do pulso, menor firmeza ao segurar objetos e dor. A mão também possui 48 ramos de nervos classificados. A deterioração dos mecanorreceptores cutâneos nas pontas dos dedos produz perda de sensibilidade ao toque. A perda de neurônios motores reduz a destreza. A caligrafia piora. A velocidade da mão e a sensibilidade vibratória decaem. Usar um telefone celular comum, com seus botões minúsculos e sua tela sensível ao toque, fica cada vez mais difícil.

Isso é normal.[12] Embora os processos possam ser retardados — alimentação e atividades físicas podem fazer a diferença —, não podem ser impedidos. Nossa capacidade pulmonar funcional diminui. Nossas glândulas param de funcionar. Até nosso cérebro encolhe: aos trinta anos, o cérebro é um órgão de quase um quilo e meio que mal cabe dentro do crânio; aos setenta, a perda de massa cinzenta deixa um espaço livre de quase 2,5 centímetros. É por isso que pessoas idosas, como meu avô, são tão mais propensas a sofrerem hemorragias cerebrais após uma pancada na cabeça — o cérebro de fato chacoalha lá dentro. As primeiras partes a encolher são normalmente os lobos frontais, que controlam a capacidade de julgamento e planejamento, e o hipocampo, onde a memória é organizada. Como consequência, a memória e a capacidade de reunir e ponderar várias ideias — de executar diversas tarefas ao mesmo tempo — atinge seu ápice na meia-idade, e então decai de forma gradual. As velocidades de processamento começam a diminuir bem antes dos quarenta anos (o que talvez explique por que matemáticos e físicos muitas vezes produzem seus melhores trabalhos durante a juventude). Aos 85 anos, a memória funcional e a capacidade de julgamento estão suficientemente debilitadas a ponto de 40% das pessoas com essa idade apresentarem casos clássicos de demência.

POR QUE ENVELHECEMOS é assunto de debates acalorados.[13] A visão clássica é a de que o envelhecimento ocorre devido ao desgaste aleatório. A visão mais recente sustenta que o envelhecimento é mais organizado e geneticamente programado. Os proponentes desta visão apontam que animais de espécies similares e com exposições ao desgaste também semelhantes têm expectativas de vida bem diferentes. O ganso-do-canadá tem uma expectativa de vida de 23,5 anos; o ganso-imperador, de apenas 6,3. Talvez animais sejam como plantas, com vidas que são, em grande medida, regidas internamente. Certas espécies de bambu, por exemplo, formam bambuzais densos que crescem e prosperam por cem anos, florescem de uma só vez, depois morrem.

A ideia de que seres vivos deixem de funcionar em vez de simplesmente irem se desgastando vem recebendo apoio substancial.[14] Pesquisadores trabalhando o agora famoso verme *C. elegans* (por duas vezes na mesma década, o prêmio Nobel foi concedido a cientistas que estudavam o pequeno nematódeo) conseguiram, alterando um único gene, produzir vermes que vivem duas vezes mais e envelhecem mais lentamente. Desde então, os cientistas produziram alterações de um único gene que aumentam a expectativa de vida de moscas-das-frutas, camundongos e fungos.

Apesar dessas descobertas, a maior parte das evidências vai contra a ideia de que nascemos com um ciclo de vida pré-programado. Lembre que durante a maior parte de nossos 100 mil anos de existência — à exceção das últimas duas centenas de anos — a expectativa de vida média dos seres humanos era de trinta anos ou menos.[15] (Pesquisas sugerem que os súditos do Império Romano tinham uma expectativa de vida de 28 anos.) O curso natural era morrer antes de chegar à velhice. Na verdade, durante a maior parte da história, a morte era um risco em qualquer idade e não tinha absolutamente nenhuma ligação óbvia com o envelhecimento. Como escreveu Montaigne, observando a vida no fim do século XVI, "morrer de velhice é uma morte rara, singular e extraordinária, muito menos natural do que outras mortes: é o último e mais extremo dos tipos de morte".[16] Então hoje, com nossa expectativa de vida média na maior parte do mundo subindo para mais de oitenta anos, já somos singularidades vivendo muito além da hora marcada para a morte. Quando estudamos o envelhecimento, o que estamos tentando entender não é tanto um processo natural, mas sim um antinatural.

Acontece que nossa herança genética tem muito pouca influência sobre nossa longevidade.[17] James Vaupel, do Instituto Max Planck de Pesquisa Demográfica, em Rostock, na Alemanha, observa que apenas 3% do tempo de vida de uma pessoa, comparado com a média, é explicado pela longevidade de seus pais; por outro lado, até 90% da altura de alguém é explicado pela altura dos pais. Até gêmeos geneticamente idênticos podem ter uma longevidade bem diferente: a lacuna típica é de mais de quinze anos.

Se nossos genes explicam menos do que imaginávamos, o modelo clássico de desgaste pode explicar mais do que supúnhamos.[18] Leonid Gavrilov, pesquisador na Universidade de Chicago, argumenta que os seres humanos falham da mesma maneira que todos os sistemas complexos: aleatória e gradualmente. Como os engenheiros há muito tempo reconhecem, dispositivos simples normalmente não envelhecem. Funcionam de maneira confiável até que um componente crucial falha, fazendo com que em um instante a coisa toda deixe de funcionar. Um brinquedo de corda, por exemplo, funciona bem até uma engrenagem enferrujar ou uma mola quebrar, então para completamente. Porém sistemas complexos — usinas de energia, por exemplo — precisam sobreviver e funcionar apesar de conterem milhares de componentes cruciais, potencialmente frágeis. Os engenheiros, portanto, projetam essas máquinas com múltiplas camadas de redundância: com sistemas de backup e backups para os sistemas de backup. Esses sistemas podem não ser tão eficientes quanto os componentes originais, mas permitem que a máquina continue funcionando mesmo com o acúmulo de danos. Gavrilov argumenta que, de acordo com os parâmetros estabelecidos por nossos genes, é exatamente assim que os seres humanos parecem funcionar. Temos um rim extra, um pulmão extra, uma gônada extra, dentes extras. O DNA em nossas células é com frequência danificado sob condições rotineiras, mas nossas células têm diversos sistemas de reparo de DNA. Se um gene crucial for permanentemente danificado, há normalmente cópias extras do gene por perto. E se a célula inteira morrer, outras podem substituí-la.

No entanto, conforme os defeitos de um sistema complexo vão aumentando, chega um momento em que apenas um defeito a mais é suficiente para danificar o todo, resultando na condição conhecida como fragilidade. Acontece com usinas de energia, carros e grandes organizações. E também acontece conosco: mais cedo ou mais tarde, o número de articulações danificadas e de artérias calcificadas é simplesmente grande demais. Não há mais backups. Nós nos desgastamos até não termos mais o que desgastar.

Isso ocorre de maneiras extremamente variadas. Os cabelos ficam grisalhos, por exemplo, pelo simples fato de ficarmos sem as células de pigmento que lhes conferem sua cor.[19] O ciclo de vida natural das células de pigmento do couro cabeludo é de apenas alguns anos. Contamos com a migração das células-tronco localizadas sob a superfície para substituí-las. De forma gradual, porém, o reservatório de células-tronco vai se esgotando. Consequentemente, aos cinquenta anos, metade dos cabelos de um indivíduo médio será grisalha.

Dentro das células da pele, os mecanismos que removem resíduos vão se quebrando lentamente e os resíduos se aglutinam em coágulos de um pigmento pegajoso marrom-amarelado conhecido como lipofuscina.[20] Essas são as manchas de velhice que vemos na pele. Quando a lipofuscina se acumula nas glândulas sudoríparas, elas não conseguem funcionar, o que ajuda a explicar por que ficamos mais suscetíveis à insolação e à exaustão térmica na velhice.

Os olhos perdem força por razões diferentes.[21] A lente, ou cristalino, é feita de proteínas cristalinas extremamente duráveis, mas elas sofrem mudanças químicas que com o passar do tempo diminuem sua elasticidade — daí a hipermetropia que a maioria das pessoas começa a desenvolver na quarta década de vida. O processo também amarela gradualmente o cristalino. Mesmo sem catarata (a turvação do cristalino que ocorre com a idade, a exposição excessiva a raios ultravioleta, colesterol alto, diabetes e o consumo de cigarro), a quantidade de luz que chega à retina de uma pessoa saudável de sessenta anos é um terço daquela que chega à de uma de vinte anos.

Conversei com Felix Silverstone, que por 24 anos foi chefe de geriatria do Parker Jewish Institute, em Nova York, e que publicou mais de cem estudos sobre o envelhecimento. Segundo ele, "não existe um mecanismo único comum para o processo de envelhecimento". Nossos corpos acumulam lipofuscina, danos causados por radicais livres de oxigênio, mutações aleatórias de DNA e diversos outros problemas microcelulares. O processo é gradual e implacável.

Perguntei a Silverstone se os gerontologistas já haviam identificado algum caminho específico e reproduzível para o envelhecimento. "Não", ele me respondeu. "Simplesmente começamos a cair aos pedaços."

ESSA NÃO É uma perspectiva agradável. É natural que as pessoas evitem o assunto de sua decrepitude. Existem dezenas de best-sellers sobre envelhecimento, mas os títulos normalmente são algo como *Fique mais jovem a cada ano*, *A fonte da idade*, *Intemporal* ou — meu preferido — *Os anos sensuais*. Porém, fechar os olhos para a realidade tem seu custo. Protelamos as adaptações que precisamos fazer como sociedade e deixamos de enxergar as oportunidades existentes para mudar para melhor a experiência individual do envelhecimento.

O resultado do prolongamento de nossas vidas graças aos progressos da medicina tem sido chamado de "retangularização" da sobrevivência.[22] Durante a maior parte de nossa história, a população humana formava uma espécie de pirâmide: crianças pequenas representavam a maior parte — a base — e cada um dos grupos mais velhos representava sucessivamente uma parte cada vez menor. Em 1950, as crianças de menos de cinco anos formavam 11% da população dos Estados Unidos, os adultos de 45 a 49 anos, 6%, e aqueles acima de oitenta anos, 1%. Hoje, temos tantos adultos de cinquenta anos quanto crianças de cinco. Em trinta anos, haverá tantos idosos com mais de oitenta anos quanto crianças com menos de cinco. Esse mesmo padrão está surgindo em todo o mundo industrializado.

Poucas sociedades começaram a lidar com a questão da nova demografia. Continuamos nos apegando à noção da aposentadoria aos 65 — uma noção razoável quando aqueles com mais de 65 anos eram uma porcentagem ínfima da população, mas cada vez mais insustentável quando chegam a quase 20%.[23] Hoje, as pessoas poupam menos para a velhice do que na Grande Depressão. Mais da metade dos idosos agora vive sem um cônjuge e temos menos filhos do que nunca, mas ainda assim praticamente não pensamos em como viveremos nossos últimos anos sozinhos.

Igualmente preocupante e muito menos reconhecido é o fato de que a medicina tem sido muito lenta em encarar as mudanças pelas quais ela própria é responsável — ou em aplicar o conhecimento que temos a respeito de como melhorar a experiência da velhice.[24] Embora a população idosa esteja crescendo rapidamente, o número de geriatras qualificados em atividade diminuiu nos Estados Unidos em 25% entre 1996 e 2010. Inscrições para programas de treinamento em clínica geral para adultos despencaram, enquanto campos como cirurgia plástica e radiologia recebem números recordes de candidatos. Em parte, isso tem a ver com dinheiro — a renda de geriatras e clínicos gerais está entre as mais baixas da medicina. E em parte, quer admitamos ou não, muitos médicos não gostam de cuidar de idosos.

"Em geral, os médicos não se sentem atraídos pela geriatria e isso acontece porque não têm a aptidão necessária para lidar com o velhinho", me explicou o geriatra Felix Silverstone. "O velhinho é surdo. O velhinho não enxerga bem. A memória do velhinho pode estar meio prejudicada. Com o velhinho, você precisa ir devagar, porque ele lhe pede para repetir o que você está dizendo ou perguntando. E o velhinho não tem uma queixa principal — o velhinho tem quinze queixas principais. Como é que você vai conseguir lidar com todas elas? Você se sente sobrecarregado. Além disso, ele já tem várias dessas coisas há uns cinquenta anos. Você não vai curar algo que ele já tem há cinquenta anos. Ele tem pressão alta. Tem diabetes. Tem artrite. Não há nada de glamoroso em tratar nenhuma dessas coisas."

Há, contudo, uma habilidade específica, um conjunto de competências profissionais que se desenvolvem. Talvez não se possa consertar esses problemas, mas é possível gerenciá-los. E até ter visitado a clínica geriátrica de meu hospital e visto o trabalho que os clínicos de lá fazem, eu não entendia plenamente a natureza das habilidades envolvidas ou quão importante podem ser para todos nós.

A CLÍNICA GERIÁTRICA — ou, como é chamada no hospital no qual trabalho, o Centro de Saúde do Adulto Mais Velho (até em uma clínica voltada para pessoas de oitenta anos ou mais, os pacientes enxergam com desconfiança palavras como "geriatria" ou mesmo "idoso") — fica apenas um andar abaixo da minha clínica cirúrgica. Passei por ali quase todo dia durante anos e não me lembro de jamais ter parado para pensar muito nela. Certa manhã, porém, desci e, com a permissão dos pacientes, acompanhei Juergen Bludau, o chefe de geriatria, em algumas de suas consultas.

"O que traz a senhora aqui hoje?", perguntou o médico a Jean Gavrilles, sua primeira paciente da manhã. Ela tinha 85 anos, era baixinha, com cabelos brancos crespos, óculos ovais, uma camisa de tricô lilás e um sorriso doce nos lábios. Pequena, mas de aparência robusta, entrara caminhando com passos firmes, a bolsa e o casaco debaixo de um braço e a filha atrás, sem precisar de nenhum apoio além dos sapatos ortopédicos roxos. Disse que seu médico internista recomendara que ela viesse.

"Por algum motivo particular?", perguntou o médico.

A resposta, aparentemente, era sim e não. A primeira coisa mencionada pela paciente foi uma dor na lombar, que vinha sentindo havia meses e que se irradiava pela perna, às vezes fazendo com que fosse difícil se levantar da cama ou de uma cadeira. Também sofria de uma artrite séria e nos mostrou os dedos, inchados nas articulações e curvados para os lados, com a chamada deformidade em pescoço de cisne. Tinha colocado prótese nos dois joelhos uma década antes. Sofria de pressão alta, "por causa do estresse", disse ela, entregando a Bludau sua lista de medicamentos. Tinha glaucoma e precisava fazer exames de vista a cada quatro meses. Nunca tivera "problemas para ir ao banheiro", mas recentemente, admitiu, começara a usar um absorvente. Também fora submetida a uma cirurgia de câncer de cólon e, a propósito, estava agora com um nódulo no pulmão que, segundo o relatório da radiologia, poderia ser uma metástase — recomendava-se uma biópsia.

Bludau pediu à paciente que lhe contasse sobre sua vida, que me fez lembrar a vida que Alice levava quando a conheci na casa de meus sogros. Gavrilles disse que morava sozinha com seu yorkshire terrier em uma casa pequena no bairro de West Roxbury, no centro de Boston. O marido morrera de câncer de pulmão 23 anos antes. Ela não dirigia. Tinha um filho que morava perto dela, que fazia as compras para ela uma vez por semana e passava para vê-la todos os dias — "só para ver se eu ainda estou viva", brincou. Outro filho e duas filhas moravam mais longe, mas também ajudavam. Fora isso, cuidava de si mesma com bastante competência. Cozinhava suas próprias refeições e limpava a casa. Administrava seus remédios e as contas.

"Eu tenho um sistema", disse.

Completara o ensino médio e, durante a Segunda Guerra Mundial, trabalhara como operadora de rebitadeira na construção naval. Também trabalhara por um tempo na loja de departamentos Jordan Marsh, no centro de Boston. Mas isso já fazia muito tempo. Agora ficava em casa, com seu quintal, seu terrier e a família, quando visitavam.

O médico pediu que ela lhe descrevesse seu dia a dia de forma detalhada. Normalmente acordava por volta das cinco ou seis da manhã, disse — parecia não precisar mais de muitas horas de sono. Levantava-se da cama quando a dor nas costas permitia, tomava banho e se vestia. Descia para o térreo, tomava os remédios, dava comida ao cachorro e tomava café da manhã. Bludau perguntou o que ela comera de café da manhã naquele dia. Cereal e uma banana, respondeu. Odiava banana, mas tinha ouvido falar que fazia bem, por conta do potássio, então tinha medo de parar de comê-las. Depois do café da manhã, levava o cachorro para passear no quintal. Cuidava dos afazeres domésticos, como lavar roupa e limpar a casa. No fim da manhã, fazia uma pausa para assistir ao programa *The Price is Right* [O preço está certo]. Para o almoço, comia um sanduíche e tomava um suco de laranja. Se o tempo estivesse bom, sentava-se no quintal depois de comer. Adorava cuidar do jardim, mas já não conseguia mais. As tardes custavam a passar. Às vezes fazia mais algumas tarefas domésticas; em outras, tirava um cochilo ou falava ao telefone. Por fim, preparava o jantar — uma salada e talvez uma batata assada ou um ovo mexido. À noite, assistia aos jogos do Red Sox, dos Patriots ou de basquete universitário — amava esportes. Normalmente ia se deitar por volta da meia-noite.

Bludau lhe pediu que se sentasse na mesa de exame. Como ela estava com dificuldade para subir, seu equilíbrio vacilando no degrau, o médico a segurou pelo braço. Ele mediu sua pressão arterial, que estava normal. Examinou seus olhos, ouvidos e pediu que abrisse a boca. Com o auxílio de um estetoscópio, ouviu rapidamente o coração e os pulmões. O médico só começou a diminuir o ritmo do exame quando observou as mãos da paciente. As unhas estavam impecavelmente cortadas.

"Quem corta suas unhas?", perguntou ele.

"Eu mesma", respondeu a sra. Gavrilles.

Tentei pensar no que poderia ser detectado com aquela consulta. Ela estava em boas condições para sua idade, mas enfrentava diversos problemas, como a artrite que piorava gradativamente, a incontinência e um possível câncer de cólon metastático. A meu ver, em uma consulta de apenas 45 minutos, Bludau precisava priorizar, se concentrar no problema que representava o maior risco para a vida da paciente (a possível metástase) ou naquele que a incomodava mais (a dor nas costas). Mas ele evidentemente não compartilhava da minha opinião, pois não perguntou quase nada a respeito de nenhum dos dois problemas. Em vez disso, passou a maior parte do exame observando os pés da sra. Gravilles.

"Isso é realmente necessário?", ela perguntou quando o médico lhe pediu que tirasse os sapatos e as meias.

"É", respondeu ele. Depois que ela foi embora, ele me disse: "Você tem sempre que examinar os pés". Descreveu um senhor de gravata-borboleta que parecia ativo e saudável, até que seus pés revelaram a verdade: não conseguia mais se abaixar para alcançá-los e eles não eram limpos havia semanas, sugerindo negligência e um risco real.

A sra. Gavrilles teve dificuldade de tirar os sapatos e, depois de observá-la se esforçar por um tempo, Bludau se inclinou para ajudar. Tirando-

-lhe as meias, pegou os pés da paciente em suas mãos, um de cada vez. Inspecionou-os minuciosamente — as solas, os dedos, os espaços entre os dedos. Depois a ajudou a recolocar as meias e os sapatos e comunicou a ela e à filha seu parecer.

Seu estado de saúde era impressionantemente bom, disse o médico. Estava mentalmente lúcida e forte fisicamente. O perigo era perder o que tinha. A maior ameaça que enfrentava não era o nódulo no pulmão ou a dor nas costas. Era cair. A cada ano, cerca de 350 mil americanos caem e quebram o quadril.[25] Desses, 40% acabam indo parar em uma casa de repouso e 20% nunca conseguem voltar a andar. Os três principais fatores de risco para a queda são a falta de equilíbrio, a ingestão regular de mais de quatro medicamentos e a fraqueza muscular. Idosos sem esses fatores de risco têm 12% de chance de cair em um ano. Aqueles com todos os três fatores de risco têm uma chance de quase 100%. Jean Gavrilles tinha pelo menos dois. Seu equilíbrio estava debilitado. Embora não precisasse de um andador, o médico havia percebido, por sua maneira de caminhar ao entrar, que ela tinha pés chatos. Seus pés estavam inchados, e as unhas, por cortar. Havia feridas entre os dedos e calos grossos e arredondados.

Ela também tomava regularmente cinco remédios diferentes. Cada um deles tinha, sem dúvida, sua utilidade, mas juntos os efeitos colaterais usuais incluíam tontura. Além disso, um dos remédios para a pressão arterial era diurético, e ela parecia ingerir pouco líquido, aumentando o risco de desidratação, o que poderia piorar a tontura. Sua língua estava totalmente seca quando Bludau a examinou.

Seus músculos não haviam sofrido um enfraquecimento significativo, o que era bom. Quando ela se levantou da cadeira, me disse Bludau, ele percebeu que não precisou usar os braços como apoio. Simplesmente se levantou — sinal de que conservava uma boa força muscular. Com base na descrição de seu dia a dia, contudo, ela não parecia estar ingerindo calorias suficientes para manter essa força. Bludau lhe perguntou se seu peso havia mudado recentemente e ela admitiu que perdera em torno de três quilos nos seis meses anteriores.

O trabalho de qualquer médico, Bludau me disse mais tarde, é promover a qualidade de vida dos pacientes, o que, segundo ele, quer dizer duas coisas: livrá-los, o máximo possível, dos danos causados pela enfermidade e ajudá-los a se manterem capazes de interagir ativamente com o mundo. A maioria dos médicos trata a doença e acha que o resto vai se resolver sozinho. E se não se resolver — se um paciente estiver ficando enfermo e em vias de ser encaminhado para uma casa de repouso, bem, isso não é realmente um problema médico, certo?

Para um geriatra, porém, este é sim um problema médico. As pessoas não têm como impedir o envelhecimento de seus corpos e mentes, mas há maneiras de torná-lo mais gerenciável e de evitar pelo menos alguns dos piores efeitos. Então Bludau encaminhou a sra. Gavrilles a um podólogo, ao qual ela deveria ir uma vez a cada quatro semanas para cuidar melhor dos pés. Não teve como eliminar nenhum dos remédios que ela tomava, mas mudou seu diurético para um remédio para a pressão que não causaria desidratação. Recomendou que ela fizesse um lanche durante o dia e visse se a família ou os amigos podiam acompanhá-la em algumas refeições. "Comer sozinho não é muito estimulante", ele disse. E pediu para vê-la novamente em três meses, para se certificar de que o plano estava funcionando.

Quase um ano mais tarde, conversei com a sra. Gavrilles e sua filha para saber como estava a paciente do dr. Bludau. Tinha completado 86 anos. Estava comendo melhor e tinha até recuperado um quilo. Ainda vivia de maneira confortável e independente em sua própria casa. E não sofrera nenhuma queda.

ALICE COMEÇOU A levar tombos bem antes de eu ter conhecido Juergen Bludau ou Jean Gavrilles e entendido como as coisas poderiam ter sido diferentes. Nem eu nem ninguém na família entendeu que suas quedas eram como um alarme estrondoso ou que algumas mudanças simples poderiam ter preservado, pelo menos por um pouco mais de tempo, sua independência e a vida que ela queria manter. Seus médicos também nunca entenderam isso. A situação foi simplesmente piorando cada vez mais.

Em seguida, veio não uma queda, mas um acidente de carro. Saindo de ré com seu Chevrolet Impala de casa, disparou em direção ao outro lado da rua, subiu o meio-fio, atravessou um jardim e só conseguiu parar o carro quando ele se chocou contra os arbustos da casa do vizinho. A família especulou sobre a possibilidade de ela ter pisado no acelerador em vez do freio. Alice insistiu que o acelerador tinha emperrado. Ela se considerava uma boa motorista e odiava a ideia de que alguém pudesse pensar que o problema era sua idade.

O declínio do corpo vai chegando de mansinho. No dia a dia, as mudanças podem ser imperceptíveis. A pessoa se adapta. Até que acontece algo que finalmente deixa claro que as coisas não são mais as mesmas. No caso de Alice, não foram as quedas nem o acidente de carro. Foi um golpe.

Não muito depois do acidente de carro, Alice contratou dois homens para fazerem uma obra em seu quintal e podarem as árvores. Acordaram com ela um preço razoável, mas claramente a enxergaram como uma vítima em potencial. Quando terminaram o trabalho, disseram que ela lhes devia quase mil dólares. Ela se recusou a pagar. Era muito cuidadosa e organizada com seu dinheiro. Mas os homens ficaram com raiva e a ameaçaram e, encurralada, Alice assinou o cheque. Ela ficou abalada, mas ao mesmo tempo envergonhada, e não contou a ninguém o que acontecera, esperando deixar tudo aquilo para trás. Um dia depois, os homens voltaram tarde da noite e exigiram que ela lhes desse mais dinheiro. Ela discutiu com eles, mas no final acabou assinando outro cheque. A conta final acabou ficando em mais de 7 mil dólares. Mais uma vez, ela não ia dizer nada. Os vizinhos, porém, ouviram a discussão na entrada da casa de Alice e chamaram a polícia.

Os homens já tinham ido embora quando a polícia chegou. Um policial tomou o depoimento de Alice e prometeu investigar mais a fundo. Ela ainda não queria contar a família sobre o que acontecera, mas sabia que era sério e, depois de algum tempo, acabou contando a meu sogro, Jim.

Jim conversou com os vizinhos que tinham chamado a polícia. Eles mencionaram que estavam preocupados com Alice. Ela não parecia mais estar segura morando sozinha. Além daquele último incidente e do carro nos arbustos, vinham observando que ela estava tendo dificuldades para fazer até coisas simples, como levar o lixo para a coleta.

A polícia pegou os golpistas e os prendeu por roubo. Os homens foram condenados e presos, o que deveria ter deixado Alice satisfeita. Porém todo o processo manteve vivos em sua memória os eventos e as lembranças de sua crescente vulnerabilidade, quando ela preferiria tê-los deixado para trás.

Logo depois da prisão dos golpistas, Jim sugeriu que ele e Alice fossem juntos visitar casas de repouso. Era só para ver como eram, ele disse. Mas ambos sabiam onde aquilo ia dar.

O DECLÍNIO CONTINUA sendo nosso destino; algum dia, a morte virá. Mas até que aquele último sistema de backup dentro de nós falhe, os cuidados médicos podem ajudar a determinar se o percurso será íngreme e precipitado ou mais gradual, permitindo a preservação por mais tempo das capacidades que nos são mais importantes na vida. A maioria de nós, médicos, não pensa nisso. Somos bons em lidar com problemas específicos, individuais: câncer de cólon, pressão alta, artrose no joelho. Tragam-nos uma doença e poderemos fazer algo a respeito. Mas tragam-nos uma senhora idosa com pressão alta, artrose nos joelhos e vários outros incômodos — uma senhora idosa que esteja correndo o risco de perder a vida que aprecia — e, além de mal sabermos o que fazer, com frequência acabamos até piorando a situação.

Muitos anos atrás, pesquisadores da Universidade de Minnesota identificaram 568 homens e mulheres com mais de setenta anos que viviam de maneira independente, mas que corriam alto risco de ficarem incapacitados por causa de problemas de saúde crônicos, doenças recentes ou mudanças cognitivas.[26] Com a permissão dos participantes, os pesquisadores encaminharam aleatoriamente metade deles para uma equipe de enfermeiros e médicos geriatras — uma equipe dedicada à arte e ciência de administrar a velhice. Os outros foram encaminhados a seus médicos habituais, que foram notificados do status de alto risco dos pacientes. Dezoito meses depois, 10% dos pacientes em ambos os grupos haviam morrido. Mas os pacientes que tinham se consultado com a equipe de geriatras tinham uma chance 25% menor de ficar incapacitados e 50% menor de desenvolver depressão. Tinham também uma chance 40% menor de precisar de serviços de cuidados domiciliários.

Esses resultados foram impressionantes. Se os cientistas desenvolvessem um dispositivo — vamos chamá-lo de desfragilizador automático — que não prolongasse a vida dos pacientes, mas que diminuísse drasticamente a probabilidade de acabarem em uma casa de repouso ou com depressão, estaríamos todos implorando por ele. Não nos importaríamos se os médicos tivessem de abrir nosso peito e conectar o dispositivo a nossos corações. Faríamos campanha para que todas as pessoas com mais de 75 anos recebessem um. O Congresso estaria realizando audiências, exigindo saber por que indivíduos de quarenta anos não podiam recebê-lo também. Estudantes de medicina estariam fazendo de tudo para se tornar especialistas em desfragilização e as ações das empresas fabricantes do dispositivo estariam subindo às alturas.

Mas não havia dispositivo miraculoso, era apenas geriatria. As equipes geriátricas não estavam fazendo biópsia de pulmão, cirurgia de coluna nem colocando desfragilizadores automáticos. O que faziam era simplificar os medicamentos, certificar-se de que a artrite estava sob controle, de que as unhas dos pés estavam cortadas e as refeições eram corretas. Procuravam sinais preocupantes de isolamento e designavam um assistente social para verificar se a casa do paciente era segura.

Como recompensamos esse tipo de trabalho? Chad Boult, o geriatra que coordenou o estudo feito pela Universidade de Minnesota, pode responder. Alguns meses depois da publicação dos resultados que demonstravam como a vida das pessoas podia melhorar com cuidados geriátricos especializados, a universidade fechou o departamento de geriatria.

"A universidade disse que simplesmente não tinha como sustentar as perdas financeiras", disse Boult de Baltimore, para onde tinha se mudado para trabalhar na Escola de Saúde Pública Johns Hopkins Bloomberg. Em média, de acordo com o estudo de Boult, os serviços geriátricos custam ao hospital 1350 dólares a mais por pessoa do que os lucros que geram, e a Medicare, a seguradora dos idosos, não cobre esses custos. É um estranho caso de dois pesos, duas medidas. Ninguém ousa dizer que um marca-passo de 25 mil dólares ou um stent de artéria coronária não são um prejuízo para as seguradoras. Basta que *talvez* façam algum bem às pessoas. Enquanto isso, os mais de vinte membros da equipe de geriatria da Universidade de Minnesota tiveram de encontrar novos empregos. Inúmeros centros médicos em todo o país diminuíram ou fecharam suas unidades geriátricas. Muitos dos colegas de Boult deixaram de anunciar publicamente sua especialidade em geriatria por medo de receber demasiados pacientes idosos. "Economicamente, ficou muito difícil", disse Boult.

Mas os péssimos números financeiros da geriatria são apenas um sintoma de uma realidade mais profunda: as pessoas não insistiram em uma mudança de prioridades. Todos nós gostamos de novas engenhocas médicas e exigimos que os legisladores garantam que elas sejam pagas pelas seguradoras. Queremos médicos que prometam consertar as coisas. Mas geriatras? Quem reivindica geriatras? O que os geriatras fazem — reforçar nossa resistência na velhice, nossa capacidade de enfrentar o que vier — é algo não apenas difícil, mas também limitado e nada atraente. Requer atenção ao corpo e suas alterações. Requer vigilância quanto à nutrição, aos medicamentos e às situações de vida. E requer que cada um de nós encare aquilo que não pode ser consertado em nossa vida, o declínio que inevitavelmente enfrentaremos, a fim de fazer as pequenas mudanças necessárias para remodelá-la. Quando a fantasia vigente é a de que podemos ser sempre jovens, a desconfortável missão do geriatra é fazer com que aceitemos que não o somos.

PARA FELIX SILVERSTONE, lidar o envelhecimento e sua penosa realidade foi o trabalho de toda uma vida. Silverstone foi uma referência nacional em geriatria durante cinco décadas. Mas, quando o conheci, ele mesmo estava com 87 anos. Podia sentir sua própria mente e corpo se desgastando, e boa parte do que passara toda a sua carreira estudando já não lhe parecia tão distante.

Felix tivera sorte. Não teve de parar de trabalhar, mesmo após ter sofrido um infarto aos sessenta e poucos anos que lhe custou metade de sua função cardíaca; também não foi impedido de continuar depois de quase ter sofrido uma parada cardíaca aos 79 anos.

"Uma noite, sentado em casa, de repente comecei a perceber palpitações", ele me contou. "Eu só estava lendo e alguns minutos depois comecei a ficar sem ar. Um pouco depois disso, comecei a sentir um aperto no peito. Medi minha frequência cardíaca e estava em mais de duzentos batimentos por minuto."

Ele é o tipo de pessoa que, no meio de uma crise de dor no peito, examina a própria frequência cardíaca.

"Minha esposa e eu tivemos uma pequena discussão sobre se devíamos ou não chamar uma ambulância. Decidimos chamar."

Quando Felix chegou ao hospital, os médicos tiveram que lhe dar choques para reavivar o coração. Tivera uma taquicardia ventricular, e um desfibrilador automático foi implantado em seu peito. Em algumas semanas, estava se sentindo bem novamente e seu médico o liberou para voltar a trabalhar em tempo integral. Continuou exercendo a medicina mesmo após o infarto, múltiplas reparações de hérnia, uma cirurgia na vesícula biliar, uma artrite que quase o impediu de continuar tocando piano, fraturas de compressão em sua coluna envelhecida que roubaram mais de sete centímetros de seu 1,70 metro de altura e perda auditiva.

"Mudei para um estetoscópio eletrônico", Felix me contou. "São chatos de usar, mas funcionam muito bem."

Finalmente, aos 82 anos, Felix teve de se aposentar. O problema não era sua saúde, mas sim a de sua esposa, Bella. Eram casados havia mais de sessenta anos. Felix conhecera Bella quando ele era residente e ela, nutricionista no Kings County Hospital, no Brooklyn. Criaram dois filhos no bairro de Flatbush. Quando os filhos saíram de casa, Bella obteve uma qualificação como professora e começou a trabalhar com crianças com problemas de aprendizagem. Aos setenta e poucos anos, porém, uma doença da retina prejudicou sua visão e ela teve de parar de trabalhar. Uma década mais tarde, estava quase cega. Felix não se sentia mais seguro deixando-a em casa sozinha e, em 2001, fechou o consultório. Mudaram-se para Orchard Cove, uma comunidade de aposentados em Canton, Massachusetts, nos arredores de Boston, onde podiam estar mais perto dos filhos.

"Achei que não fosse sobreviver à mudança", disse Felix. Tinha observado em seus pacientes como as transições da idade eram difíceis. Enquanto examinava seu último paciente e empacotava tudo para a mudança, sentia que estava prestes a morrer. "Eu estava me desfazendo não só da minha casa, mas de toda a minha vida", recorda. "Foi terrível."

Estávamos sentados em uma biblioteca logo ao lado da recepção de Orchard Cove. A luz penetrava por uma janela panorâmica, iluminando as pinturas de bom gosto penduradas na parede e as poltronas estofadas no estilo do fim do século XVIII, início do XIX. Era como um hotel agradável, com a diferença de que não havia nenhum hóspede com menos de 75 anos. Felix e Bella tinham um apartamento de dois quartos bastante espaçoso e com vista para a floresta. Na sala de estar, Felix tinha um piano de cauda e, em sua escrivaninha, pilhas de revistas médicas que ele ainda assinava — "para minha alma", dizia. Ocupavam uma unidade não assistida, mas com serviços de limpeza, trocas de roupa de cama e jantar todas as noites. Quando precisassem, poderiam se mudar para uma unidade assistida, na qual teriam três refeições diárias e até uma hora diária com um assistente de cuidados pessoais.

Essa não era uma comunidade de aposentados comum, mas mesmo em uma de nível médio o aluguel costuma ficar em torno de 32 mil dólares por ano. Além disso, são cobradas taxas de inscrição entre 60 mil dólares e 120 mil dólares. Enquanto isso, a renda média de indivíduos de oitenta anos ou mais é apenas de 15 mil dólares. Mais da metade dos idosos que vivem em estabelecimentos de residência assistida de longo prazo gastam todas as suas economias e precisam receber auxílio governamental — benefícios sociais — para poder arcar com as despesas. No fim das contas, o americano médio passa um ano ou mais da velhice incapacitado e vivendo em uma casa de repouso (que custa pelo menos cinco vezes mais que viver de forma independente), um destino que Felix tentava desesperadamente evitar.

Como geriatra, observava de maneira objetiva as mudanças que vinha experimentando. Percebeu que sua pele tinha se ressecado. Seu olfato estava prejudicado. Sua visão noturna piorara e ele se cansava com facilidade. Tinha começado a perder dentes. Mas tomava as medidas que podia. Usava hidratante para evitar rachaduras na pele; protegia-se do calor; exercitava-se na bicicleta ergométrica três vezes por semana; ia ao dentista duas vezes ao ano.

O que mais o preocupava eram as mudanças em seu cérebro. "Não consigo mais pensar de maneira tão clara quanto antes", me contou. "Eu costumava ler o *New York Times* em meia hora. Agora eu levo uma hora e meia." E, ainda assim, não estava seguro de que entendia tanto quanto antes e sua memória também já não era mais a mesma. "Se eu voltar e reler o que tinha lido, reconheço o que está escrito, mas às vezes não me lembro de fato do conteúdo", disse. "É uma questão de registro de curto prazo. É difícil sintonizar e se manter sintonizado."

Utilizava métodos que antes ensinava a seus pacientes. "Tento deliberadamente me concentrar no que estou fazendo, em vez de ser algo automático", me explicou. "Não perdi o automatismo da ação, mas não posso mais confiar nele como confiava antes. Por exemplo, não posso pensar em outra coisa enquanto me visto e ter certeza de que me vesti por completo."

Reconheceu que a estratégia de tentar ser mais deliberado nem sempre funcionava, e às vezes me contava a mesma história duas vezes durante uma conversa. Tentava colocar as linhas de raciocínio de volta aos trilhos, mas elas escapavam e, independentemente de quanto se esforçasse para colocá-las em um novo caminho, elas às vezes resistiam. O conhecimento de Felix como geriatra o forçava a reconhecer seu declínio, mas não o ajudava a aceitá-lo com maior facilidade.

"De vez em quando fico triste", disse. "Acho que tenho episódios recorrentes de depressão. Não são fortes o suficiente para me deixar incapacitado, mas são…", parou por um momento para encontrar a palavra certa, "são incômodos."

O que o encorajava, apesar de suas limitações, era ter um propósito. Era o mesmo propósito, disse, que o encorajava na medicina: ser útil, de alguma forma, àqueles a sua volta. Estava em Orchard Cove havia apenas alguns meses quando começou a ajudar a formar um comitê para melhorar os serviços de saúde do estabelecimento. Formou um clube de leitura de revistas de medicina para médicos aposentados. Chegou a orientar uma jovem geriatra em seu primeiro trabalho de pesquisa independente: um levantamento das atitudes dos residentes a respeito das ordens de não reanimar pacientes em caso de parada cardiorrespiratória.

O mais importante era a responsabilidade que ele sentia por seus filhos e netos e, acima de tudo, por Bella. Sua cegueira e seus problemas de memória a deixaram profundamente dependente. Sem ele, ela estaria em uma casa de repouso. Ele a ajudava a se vestir e lhe ministrava seus remédios. Preparava seu café da manhã e almoço, levava-a para caminhar e para consultas médicas. "Ela agora é o meu propósito", disse Felix.

Bella nem sempre gostava do jeito do marido de fazer as coisas.

"Estamos sempre discutindo — brigamos por muitas coisas", ele me contou. "Mas também perdoamos com facilidade."

Ele não encarava essa responsabilidade como um fardo. Com sua própria vida ficando limitada, sua capacidade de cuidar de Bella se tornara sua principal fonte de autoestima.

"Sou exclusivamente um cuidador", disse. "Fico feliz em sê-lo."

E esse papel intensificava sua preocupação em permanecer atento às mudanças em suas próprias capacidades; não ajudaria em nada a esposa se não fosse honesto consigo mesmo a respeito de suas próprias limitações.

Certa noite, Felix me convidou para jantar. O refeitório era como um restaurante, com lugares reservados, garçons servindo as mesas e uso obrigatório de paletó. Eu estava vestindo meu jaleco branco e tive de pegar emprestado com o maître um blazer azul-marinho para poder me sentar. Felix, que vestia terno marrom e uma camisa social cinza, deu o braço a Bella — que usava vestido azul florido na altura dos joelhos escolhido pelo marido — e a guiou até a mesa. Ela era amável, conversadora e tinha olhos joviais. Mas, uma vez sentada, não conseguia encontrar o prato a sua frente, muito menos o menu. Felix fez o pedido para ela: sopa de arroz selvagem, uma omelete, purê de batatas e de couve-flor. "Sem sal", ele instruiu o garçom; ela sofria de pressão alta. Para si, Felix pediu salmão com purê de batatas. Eu pedi sopa e um prato de carne assada.

Quando a comida chegou, Felix disse a Bella onde estavam os diferentes itens em seu prato, usando os ponteiros do relógio como referência. Colocou um garfo na mão da esposa, depois se voltou para a própria comida.

Ambos faziam questão de mastigar lentamente. Ela foi a primeira a engasgar. Era a omelete. Seus olhos lacrimejaram e ela começou a tossir. Felix levou um copo de água até a boca da esposa. Ela tomou um gole e conseguiu engolir a omelete.

"Conforme você vai envelhecendo, a lordose da coluna vai inclinando a cabeça para a frente", ele me explicou. "Então quando você olha para a frente é como seria para as outras pessoas olhar para o teto. Tente engolir alguma coisa enquanto olha para cima: você vai engasgar de vez em quando. O problema é comum entre os idosos. Escute." Percebi que podia ouvir alguém no refeitório engasgando com a comida a cada poucos minutos. Felix virou-se para Bella. "Você tem que comer olhando para baixo, meu bem", disse.

Algumas garfadas mais tarde, contudo, ele mesmo se engasgou. Era o salmão. Felix começou a tossir e foi ficando vermelho. Finalmente, conseguiu colocar o pedaço de peixe para fora. Levou um minuto para recobrar o fôlego.

"Não segui meu próprio conselho", disse.

Felix Silverstone estava de fato enfrentando as fraquezas da idade. Antigamente, o simples fato de se viver até os 87 anos era algo impressionante. Agora o impressionante era o controle que ele conseguia manter sobre sua própria vida. Quando começou a praticar a geriatria, era quase inconcebível que alguém com 87 anos e seu histórico de problemas de saúde pudesse viver de maneira independente, cuidar da esposa incapacitada e ainda contribuir para pesquisas.

Em parte, tivera sorte. Sua memória, por exemplo, não se deteriorara muito. Mas ele também gerenciava bem sua velhice. Tinha uma meta modesta: levar a vida mais decente que os conhecimentos da medicina e os limites de seu corpo permitissem. Então ele economizou e não se aposentou cedo, assim não enfrentou dificuldades financeiras. Manteve seus contatos sociais e evitou o isolamento. Monitorava seus ossos, dentes e peso. E certificou-se de encontrar um médico geriatra que tivesse a competência necessária para ajudá-lo a manter uma vida independente.

PERGUNTEI A CHAD Boult, o professor de Geriatria, o que poderia ser feito para garantir que houvesse geriatras suficientes para a crescente população idosa. "Nada", ele respondeu. "É tarde demais." Criar especialistas em geriatria leva tempo e temos muito poucos deles. Em um ano, menos de trezentos médicos vão concluir a especialização em geriatria nos Estados Unidos, um número que não chega nem a ser suficiente para substituir os geriatras que estão se aposentando, quanto menos para atender as necessidades da próxima década.[27] Psiquiatras, enfermeiros e assistentes sociais especializados em geriatria são igualmente necessários e escassos. A situação em outros países também não parece ser muito diferente. Em muitos, é até pior.

Porém, Boult acredita que ainda temos tempo de adotar outra estratégia: orientar geriatras a treinarem todos os clínicos gerais e enfermeiros no tratamento de idosos. Mesmo que essa seja uma tarefa difícil — 97% dos estudantes de medicina não cursam nenhuma disciplina de geriatria e a estratégia requer que a nação pague aos especialistas em geriatria para ensinarem em vez de prestarem cuidados geriátricos. Entretanto, se houver vontade, Boult estima que seria possível estabelecer cursos em todas as faculdades de medicina, enfermagem, serviço social e em programas de treinamento em clínica médica no prazo de uma década.

"Precisamos fazer alguma coisa", disse. "A vida das pessoas mais velhas pode ser melhor do que é hoje."

"Eu ainda consigo dirigir, sabe", Felix Silverstone me disse após nosso jantar. "Sou um excelente motorista."

Ele precisava ir até Stoughton, a alguns quilômetros de distância, para comprar os remédios de Bella, e perguntei se eu poderia acompanhá-lo. Ele tinha um Toyota Camry de dez anos, com câmbio automático e 63 mil quilômetros rodados. O carro estava em perfeitas condições, tanto por dentro quanto por fora. Felix saiu de ré de uma vaga apertada e acelerou para fora da garagem. Suas mãos não tremiam. Percorrendo as ruas de Canton em uma noite de lua nova, freou o carro com segurança nos sinais vermelhos, deu seta quando necessário e fez todas as curvas sem a menor dificuldade.

Eu estava, tenho de admitir, preparado para um desastre. O risco de uma batida de carro fatal com um motorista acima de 85 anos é mais de três vezes superior ao de com um motorista adolescente.[28] Os motoristas muito idosos são os que representam o maior risco na estrada. Pensei na batida de Alice e em como ela tivera sorte de na hora não haver nenhuma criança no jardim do vizinho. Alguns meses antes, em Los Angeles, George Weller fora condenado por homicídio culposo após ter confundido o acelerador com o freio e lançado seu Buick contra uma multidão na feira de rua de Santa Monica.[29] Dez pessoas morreram e mais de sessenta ficaram feridas. Ele tinha 86 anos.

Mas Felix não demonstrou nenhuma dificuldade. Em determinado momento durante nosso percurso, uma obra mal sinalizada de um cruzamento levou nossa fileira de carros quase diretamente contra o trânsito que vinha na direção oposta. Felix logo corrigiu o curso, passando para a faixa correta. Era impossível dizer por mais quanto tempo ele poderia contar com sua habilidade como motorista. Algum dia, teria de abrir mão das chaves do carro.

Naquele momento, porém, não estava preocupado; estava feliz por simplesmente estar na estrada. Havia pouco movimento na Rota 138 durante a noite, e Felix levou o Camry um pouquinho acima do limite de velocidade de setenta quilômetros por hora. Ele mantinha o vidro aberto e o cotovelo apoiado na janela. O ar estava limpo e fresco e podíamos ouvir o som dos pneus no asfalto.

"Está uma noite agradável, não está?", perguntou ele.

3 • *Dependência*

De acordo com o que ouço das pessoas idosas, não é a morte que elas temem. É o que acontece logo antes da morte — a perda da audição, da memória, dos melhores amigos, do estilo de vida a que estão acostumadas. A velhice, segundo Felix, "é uma série contínua de perdas". Em seu romance *Homem comum*, Philip Roth a descreve em termos mais amargos: "A velhice não é uma batalha; a velhice é um massacre".

Com sorte e determinados cuidados — boa alimentação, exercícios, controle da pressão arterial e cuidados médicos quando necessários — as pessoas com frequência conseguem viver e administrar bem sua vida por um longo tempo. Porém, mais cedo ou mais tarde, as perdas se acumulam a tal ponto que as necessidades diárias da vida acabam indo além daquilo de que podemos dar conta sozinhos, física ou mentalmente. Conforme diminui o número de pessoas que morrem subitamente, aumentam as chances de que a maioria de nós vá passar períodos significativos de nossas vidas limitados e debilitados demais para viver de maneira independente.

Não gostamos de pensar nessa possibilidade. Como resultado, a maioria de nós está despreparada para ela. Normalmente só paramos para pensar em como vamos viver quando precisamos de ajuda, quando já é tarde demais para fazer alguma coisa a respeito.

Felix se deparou com o inevitável não porque ele próprio já não conseguia viver de maneira independente, mas porque viu isso acontecer com Bella. A cada ano que passava, eu testemunhava a progressão de suas dificuldades. Felix continuava espantosamente saudável mesmo depois dos noventa anos. Não tinha problemas clínicos e mantinha seu regime de exercícios semanais. Continuava ensinando os alunos de capelania sobre geriatria e participando do comitê de saúde de Orchard Cove. Não precisara parar de dirigir. Mas Bella estava cada vez mais debilitada. Tinha perdido a visão. Sua audição estava muito ruim, e a memória, claramente prejudicada. Quando jantávamos juntos, precisava ser lembrada mais de uma vez que eu estava sentado a sua frente.

Ela e Felix sentiam as dores de suas perdas, mas também os prazeres daquilo que ainda tinham. Embora ela não pudesse se lembrar mais de mim ou de outras pessoas que não conhecia muito bem, gostava de ter companhia e de bater papo e buscava ambos. Além disso, Bella e Felix nunca deixaram de ter suas conversas íntimas, que mantinham há décadas. Cuidar dela era o grande propósito dele e, da mesma forma, dava sentido à vida dela estar presente ali para ele. A presença física um do outro lhes reconfortava. Ele a vestia, lhe dava banho e a ajudava a se alimentar. Quando caminhavam, entrelaçavam as mãos. À noite, deitavam abraçados, aconchegados um no outro, até pegarem no sono. Esses momentos, me contou Felix, eram os que guardavam com mais carinho. Sentiam que conheciam e amavam um ao outro mais do que em qualquer época de seus quase setenta anos juntos.

Certo dia, porém, tiveram uma experiência que revelou quão frágil suas vidas haviam se tornado. Bella pegou um resfriado que provocou um acúmulo de fluido em seus ouvidos. Um dos tímpanos foi perfurado. Com isso, ficou totalmente surda. Foi o bastante para cortar por completo o fio que os ligava. Combinada com a cegueira e os problemas de memória, a perda da audição impossibilitou qualquer tipo de comunicação entre Felix e ela. Ele tentou desenhar letras na palma da mão da esposa, mas Bella não conseguia identificá-las. Até as coisas mais simples — como vesti-la, por exemplo — tornaram-se um pesadelo para ela. Sem as referências sensoriais, perdeu a noção das horas. Começou a ficar extremamente confusa, às vezes delirante e agitada. Felix não conseguia mais tomar conta dela. Estava exausto devido ao estresse e à falta de sono.

Ele não sabia o que fazer, mas havia um sistema para situações desse tipo. Os funcionários do estabelecimento propuseram transferi-la para uma unidade de enfermagem especializada — um andar que funcionava como uma casa de repouso. Ele não conseguia suportar a ideia. Não, respondeu. Ela precisava ficar em casa com ele.

Antes que fossem forçados a aceitar a transferência, houve uma melhora. Após duas semanas e meia de suplício, o tímpano direito de Bella curou-se e, embora a audição no ouvido esquerdo estivesse permanentemente perdida, a do direito fora recuperada.

"Nossa comunicação está mais difícil", disse Felix. "Mas pelo menos não está impossível."

Perguntei a Felix o que faria se ela perdesse novamente a audição no ouvido direito ou se houvesse algum outro problema, e ele respondeu que não sabia. "Morro de medo do que aconteceria se eu não pudesse mais cuidar dela", disse. "Tento não pensar muito à frente. Não penso no próximo ano. É muito deprimente. Penso só na próxima semana."

Esse é o caminho tomado pela maioria das pessoas em todo o mundo, o que é compreensível. Mas o tiro tende a sair pela culatra. Finalmente, a crise que tanto temiam acabou chegando. Estavam caminhando juntos quando, de repente, Bella caiu. Felix não sabia ao certo o que tinha acontecido. Estavam caminhando devagar. O chão era plano. Ele a segurava pelo braço. Mas ela tomou um tombo feio e quebrou a fíbula em ambas as pernas — o osso longo e fino que fica ao lado da tíbia e vai do joelho até o tornozelo. Os médicos da emergência tiveram de engessar as duas pernas até acima dos joelhos. O que Felix mais temia acontecera. As necessidades de Bella se tornaram muito maiores do que ele poderia aguentar e ela foi forçada a se mudar para o andar que funcionava como casa de repouso, onde teria enfermeiros e auxiliares de enfermagem cuidando dela 24 horas.

Poderíamos imaginar que isso seria um alívio tanto para Bella quanto para Felix, tirando de seus ombros todo o fardo dos cuidados físicos. Mas a experiência foi mais complicada do que isso. Por um lado, os funcionários do estabelecimento eram altamente profissionais. Assumiram a maioria das tarefas que Felix administrara por tanto tempo e de forma tão árdua — banho, higiene pessoal, troca de roupa e todas as outras necessidades rotineiras de uma pessoa que se tornou gravemente incapacitada. Liberaram-no para passar seu tempo como quisesse, fosse com Bella ou sozinho. No entanto, por mais que a equipe se esforçasse, Felix e Bella ficavam irritados com sua presença. Alguns funcionários cuidavam de Bella mais como paciente do que como pessoa. Ela gostava que seu cabelo fosse penteado de certa maneira, por exemplo, mas ninguém nunca lhe perguntou ou compreendeu isso. Felix havia determinado o melhor método de cortar sua comida para que ela pudesse engolir sem dificuldade, de posicioná-la da maneira mais confortável, de vesti-la do jeito que ela preferia. Mas não importava quanto tentasse mostrar aos funcionários, muitos deles não viam sentido naquilo. Às vezes, irritado, ele desistia e simplesmente refazia o que tinham feito, gerando conflitos e ressentimento.

"Estávamos atrapalhando uns aos outros", disse Felix.

Ele também se preocupava com a possibilidade de que o ambiente não familiar estivesse deixando Bella confusa. Depois de alguns dias, decidiu levá-la de volta para casa. Teria de encontrar uma maneira de lidar com ela.

O apartamento ficava a apenas um andar de distância. Mas, de alguma forma, isso fazia toda a diferença, embora seja difícil determinar exatamente por quê. Felix acabou contratando uma equipe de enfermeiros e auxiliares de enfermagem em tempo integral. E as seis semanas restantes até a remoção dos gessos foram fisicamente exaustivas para ele. Ainda assim, estava aliviado. Ele e Bella sentiam que tinham mais controle sobre a vida dela. Ela estava em sua própria casa, sua própria cama, com Felix a seu lado. E isso foi extremamente importante para ele. Porque quatro dias depois da retirada dos gessos, quatro dias depois que começou a andar de novo, Bella morreu.

Tinham acabado de se sentar para o almoço. Ela se virou para ele e disse, "Não estou me sentindo bem", e desabou. Uma ambulância a levou rapidamente para o hospital local. Ele não quis retardar os paramédicos, então deixou que fossem na frente e os seguiu depois em seu carro. Ela morreu no curto período entre sua chegada ao hospital e a dele.

Quando o vi, três meses mais tarde, Felix ainda estava deprimido. "Sinto como se uma parte do meu corpo estivesse faltando. Como se eu tivesse sido mutilado", disse. Sua voz falhava e seus olhos estavam vermelhos. Tinha, porém, um grande consolo: ela não sofrera, passara suas últimas semanas em paz, em casa, no aconchego de seu longo amor, em vez de em uma enfermaria, como uma paciente perdida e desorientada.

ALICE HOBSON TINHA o mesmo pavor de deixar sua casa. Era o único lugar onde se sentia realmente à vontade e onde continuava no controle de sua vida. Porém, após o incidente com os homens que se aproveitaram dela, ficou claro que não estava mais segura vivendo sozinha. Meu sogro organizou algumas visitas a residências de idosos. "Ela não gostou nada desse processo", disse Jim, mas acabou se resignando à ideia. Ele estava determinado a encontrar um lugar do qual ela gostasse e onde fosse se sentir bem. Mas não foi o que aconteceu. Observando o que veio a seguir, comecei gradualmente a entender as razões do fracasso — e eram razões que me levavam a questionar todo o nosso sistema de cuidados para indivíduos dependentes e debilitados.

Jim procurou um lugar que ficasse a uma distância razoável de onde a família morava e em uma faixa de preço que Alice pudesse pagar com o dinheiro da venda de sua casa. Buscou também um estabelecimento que oferecesse uma "continuidade nos cuidados" — como era o caso de Orchard Cove, onde eu visitava Felix e Bella —, com apartamentos individuais para moradores com capacidade de levar uma vida relativamente independente, mas também um andar com os cuidados de enfermagem contínuos dos quais ela viria a precisar um dia. Jim propôs à mãe diversos lugares para visitarem — alguns mais próximos e outros mais distantes, alguns com fins lucrativos, outros sem.

Alice acabou escolhendo um complexo de residências para idosos em um prédio alto, a que vou chamar de Longwood House, um estabelecimento sem fins lucrativos afiliado à Igreja episcopal. Alguns de seus amigos da igreja moravam lá. O local ficava a menos de dez minutos de carro da casa de Jim. A comunidade era ativa e próspera. Para Alice e a família, esse era, de longe, o maior atrativo.

"A maioria dos outros lugares era muito comercial", explicou Jim.

Ela se mudou durante o outono de 1992. Seu apartamento de um quarto era mais espaçoso do que eu esperara. Tinha uma cozinha completa, espaço suficiente para seu aparelho de jantar e era bem-iluminado. Minha sogra, Nan, certificou-se de que recebesse uma nova demão de tinta e providenciou para que um decorador que Alice já tinha usado antes ajudasse a posicionar os móveis e a pendurar os quadros.

"É reconfortante quando você se muda e vê todas as suas coisas em seus lugares, seus próprios talheres na gaveta da cozinha", explicou Nan.

Mas quando vi Alice algumas semanas após a mudança, ela não parecia nem um pouco feliz ou adaptada. Como nunca foi de reclamar, não fazia comentários coléricos, tristes ou amargos, mas estava retraída como eu nunca a vira antes. Continuava sendo a Alice que conhecíamos, mas o brilho de seus olhos havia se apagado.

A princípio, pensei que isso tivesse a ver com a perda do carro e da liberdade que ele lhe proporcionava. Quando ela se mudou para Longwood House, trouxe consigo seu Chevy Impala e tinha a intenção de continuar dirigindo. Mas em seu primeiro dia lá, ao pegar o carro para ir resolver algumas coisas, ele havia desaparecido. Alice ligou para a polícia e registrou uma queixa de roubo. Um policial veio, tomou nota da descrição do carro e prometeu investigar o desaparecimento. Pouco depois, Jim chegou e, seguindo um palpite, olhou no estacionamento do supermercado que ficava logo ao lado. Lá estava o carro. Ela tinha se confundido e o estacionado no lugar errado sem perceber. Envergonhada, parou de dirigir definitivamente. No mesmo dia, perdera o carro e a casa.

Mas parecia haver algo mais por trás de sua sensação de perda e infelicidade. Tinha uma cozinha, mas deixara de cozinhar. Fazia suas refeições no refeitório de Longwood House com todos os outros residentes, mas comia pouco, estava perdendo peso e não parecia gostar de estar na companhia dos outros. Evitava atividades organizadas em grupo, mesmo aquelas das quais poderia gostar — um grupo de costura como o que tinha na igreja, um clube do livro, aulas de ginástica, visitas ao centro de artes J. F. Kennedy. A comunidade oferecia aos moradores a oportunidade de organizar suas próprias atividades caso não gostassem daquelas oferecidas. Mas ela ficava na dela. Achamos que estava deprimida. Jim e Nan levaram-na a um médico, que lhe receitou antidepressivos. Não ajudou. Em algum ponto no percurso de onze quilômetros entre a casa em que vivera na Greencastle Street e Longwood House, sua vida havia mudado fundamentalmente de maneiras que ela não desejava, mas a respeito das quais não podia fazer nada.

A IDEIA DE se sentir infeliz em um lugar tão confortável quanto Longwood House teria parecido risível em determinada época. Em 1913, Mabel Nassau, aluna da pós-graduação da Universidade Columbia, realizou um estudo das condições de vida de cem idosos no bairro de Greenwich Village — 65 mulheres e 35 homens.[1] Naquela época, anterior às pensões e à Previdência Social, todos os participantes do estudo eram pobres. Somente 27 conseguiam se sustentar, vivendo de economias, sublocando quartos em suas casas ou realizando pequenos serviços casuais, como vender jornais, fazer faxina ou consertar guarda-chuvas. A maioria estava doente ou debilitada demais para trabalhar.

Uma mulher, por exemplo, a quem Nassau se refere como sra. C., era uma viúva de 62 anos que ganhava apenas o suficiente como empregada doméstica para pagar o aluguel de um quartinho com um fogão a óleo em uma pensão. Uma doença, contudo, fizera com que tivesse de deixar de trabalhar, e ela agora sofria de sérios inchaços nas pernas e varizes que a impediam de sair da cama. A srta. S. estava "muito doente" e tinha um irmão de 72 anos com diabetes que, naquela época anterior ao tratamento com insulina, estava rapidamente se tornando inválido e macilento, morrendo aos poucos por causa da doença. O sr. M. era um ex-estivador irlandês de 67 anos, que ficara paralítico devido a um derrame. Vários deles estavam simplesmente "debilitados", termo aparentemente usado por Nassau para indicar que estavam senis demais para se virarem sozinhos.

A menos que os familiares pudessem receber essas pessoas, elas não tinham praticamente nenhuma outra opção além de ir para um asilo.[2] Essas instituições existiam havia séculos na Europa e nos Estados Unidos. Se você fosse idoso e precisasse de ajuda, mas não tivesse filhos ou recursos financeiros com os quais pudesse contar, um asilo era o único lugar onde poderia buscar abrigo. Asilos eram locais sombrios e detestáveis para se ficar "encarcerado", como se dizia, sugestivamente, na época. Abrigavam pobres de todos os tipos — idosos indigentes, imigrantes desafortunados, jovens bêbados, doentes mentais — e sua função era colocar os "detentos" para trabalhar para sanar sua suposta intemperança e torpeza moral. Os supervisores normalmente tratavam os idosos com leniência quanto ao trabalho, mas estes continuavam sendo detentos como o resto. Maridos e esposas eram separados. Faltavam cuidados físicos básicos. A sujeira e o mau estado do lugar eram a norma.

Um relatório de 1912 da Illinois State Charities Commission [Comissão de Instituições Beneficentes do Estado de Illinois] descreve um dos asilos do condado como "inadequado para abrigar sequer animais de maneira decente".[3] Os homens e as mulheres viviam sem que houvesse qualquer tipo de esforço para classificá-los por idade ou necessidades, em quartos de dez metros quadrados infestados de percevejos. "O local estava tomado por ratos e camundongos... Enxames de moscas cobriam a comida... Não havia banheiras." Um relatório de 1909, do estado de Virgínia, descrevia idosos morrendo abandonados, recebendo alimentação e cuidados inadequados e contraindo tuberculose devido à falta de prevenção. Os recursos financeiros eram cronicamente inadequados para a assistência aos deficientes e inválidos. O relatório mencionava inclusive o caso do diretor de um asilo que, confrontado com o problema de uma mulher que fugia da instituição e, sem ter funcionários para tomar conta dela, forçou-a a carregar presa à perna uma corrente com uma bola de ferro de mais de doze quilos.

Não havia nada mais aterrorizante para os idosos do que a possibilidade de ir parar em uma dessas instituições.[4] Ainda assim, nas décadas de 1920 e 1930, quando Alice e Richmond Hobson eram jovens, dois terços dos internos de asilos eram idosos. A prosperidade da Era de Ouro dos Estados Unidos havia gerado certo constrangimento a respeito dessas condições. Então veio a Grande Depressão e, com ela, um movimento de protesto nacional. Idosos de classe média que haviam trabalhado e economizado durante toda a vida viram suas poupanças desaparecerem. Em 1935, com a aprovação da Previdência Social, os Estados Unidos juntavam-se à Europa na criação de um sistema nacional de aposentadoria. Subitamente, o futuro de uma viúva estava protegido, e a aposentadoria, antes um privilégio dos ricos, tornou-se um fenômeno de massa.

Com o tempo, os asilos viraram coisa do passado no mundo industrializado, mas persistem em outros lugares. Em países em desenvolvimento, tornaram-se bastante comuns, pois o crescimento econômico está fragmentando a família sem produzir a riqueza material necessária para proteger os idosos da pobreza e do abandono. Na Índia, percebo que a existência de tais instituições é com frequência encoberta, mas em uma visita recente a Nova Delhi, rapidamente encontrei exemplos. Pareciam lugares saídos de um romance de Dickens ou daqueles antigos relatórios.

O *ashram* Guru Vishram Vridh, por exemplo, é um asilo para idosos em uma favela na periferia sul de Nova Delhi, onde o esgoto a céu aberto corre pelas ruas e cães macilentos reviram montes de lixo. O estabelecimento é um antigo armazém — um vasto salão aberto com um grande número de idosos incapacitados em catres e colchões, espremidos uns contra outros, como uma enorme folha de selos postais. O proprietário, G. P. Bhagat, que parecia estar na faixa dos quarenta anos quando visitei o local, tinha um aspecto alinhado e profissional, com um telefone celular que tocava a cada dois minutos. Disse que ouvira um chamado de Deus para abrir o asilo oito anos antes e que o estabelecimento vivia de doações. Disse que nunca negava abrigo a ninguém, desde que tivessem uma cama disponível. Cerca de metade dos residentes tinham sido deixados lá por casas de repouso e hospitais por não poderem pagar suas contas. A outra metade fora encontrada nas ruas e em parques por voluntários ou pela polícia. Todos sofriam de uma combinação de debilidade e pobreza.

O lugar tinha mais de cem pessoas quando o visitei. O residente mais novo tinha sessenta anos e o mais velho, mais de um século. O primeiro andar acomodava aqueles com necessidades apenas "moderadas". Entre eles, encontrei um sique que se arrastava de maneira desajeitada pelo chão, agachado, como um sapo de movimentos lentos — mãos, pés, mãos, pés, mãos, pés. Ele me disse que tinha sido proprietário de uma loja de equipamentos elétricos em um bairro elegante de Nova Delhi. Sua filha era contadora e o filho, engenheiro de software. Dois anos antes, algo lhe acontecera — descreveu dores no peito e o que parecia ser uma série de derrames. Passou dois meses e meio no hospital, paralisado. As contas começaram a aumentar. A família parou de visitá-lo. No final, o hospital o largou ali. Bhagat disse que tinha enviado uma mensagem à família por intermédio da polícia, dizendo que o homem gostaria de voltar para casa. Eles disseram que não o conheciam.

Uma escadaria estreita levava ao segundo andar, a ala dos pacientes com demência e outras deficiências graves. Um senhor encostado contra a parede cantava em um lamento desafinado a plenos pulmões. A seu lado, uma mulher com olhos brancos de catarata balbuciava para si. Vários funcionários circulavam entre os residentes, alimentando-os e mantendo-os limpos na medida do possível. O barulho e o cheiro de urina eram opressivos. Tentei conversar com alguns dos residentes por meio de minha tradutora, mas eles estavam confusos demais para responder às minhas perguntas. Uma mulher surda e cega deitada em um colchão gritava repetidamente as mesmas palavras. Perguntei à tradutora o que ela estava dizendo. A tradutora balançou a cabeça — as palavras não faziam sentido — e saiu correndo escada abaixo. Foi demais para ela. Foi o mais próximo que já experimentei de uma visão do inferno.

"Essas pessoas estão no último estágio de sua viagem", disse Bhagat, olhando para a massa de corpos. "Mas eu não tenho como lhes oferecer o tipo de instalações de que realmente precisam."

Durante a vida de Alice, os idosos do mundo industrializado escaparam de um destino semelhante. A prosperidade permitiu que mesmo os pobres tivessem acesso a casas de repouso com refeições decentes, serviços de saúde profissionais, fisioterapia e bingo. Esses estabelecimentos abrandaram a debilidade e a velhice para milhões de pessoas e fizeram dos cuidados e da segurança adequados uma norma, algo que teria sido impensável para os residentes dos antigos asilos. Ainda assim, a maioria de nós considera as modernas casas de repouso como lugares assustadores, desolados, até repugnantes para se passar a última fase da vida. Necessitamos e desejamos algo mais.

LONGWOOD HOUSE APARENTEMENTE tinha todas as qualidades de uma excelente casa de repouso. Era um estabelecimento moderno, com ótimas avaliações em quesitos como segurança e cuidados. Os aposentos de Alice lhe permitiam manter os confortos de sua antiga casa, mas em um ambiente mais seguro e prático. O arranjo era bastante tranquilizador para os filhos e a família, mas não para a própria Alice. Ela nunca se acostumou a estar ali nem nunca aceitou a situação. Independentemente daquilo que a família ou os funcionários de Longwood House fizessem por ela, Alice ia ficando cada vez mais deprimida.

Conversei com ela sobre isso, mas Alice não conseguia determinar exatamente o que a deixava tão infeliz. A reclamação mais comum que tinha era a mesma que ouvia com frequência de residentes de casas de repouso: "Simplesmente não é a minha casa". Para Alice, Longwood House era uma mera reprodução de sua casa. E ter um lugar onde você de fato se sente em casa pode ser tão essencial para uma pessoa quanto a água é para um peixe.

Alguns anos atrás, li a respeito do caso de Harry Truman, um homem de 83 anos que, em março de 1980, se recusou a sair de sua casa no sopé do monte Santa Helena, perto de Olympia, Washington, quando o vulcão começou a emitir vapores e a soltar estrondos.[5] Ex-piloto da Primeira Guerra Mundial e contrabandista de bebidas na época da Lei Seca, era proprietário de sua casa no lago Spirit havia mais de meio século. Cinco anos antes, ficara viúvo, então agora restavam apenas ele e seus dezesseis gatos naquele terreno de 22 hectares ao pé da montanha. Três anos antes, Truman havia caído do telhado enquanto limpava a neve acumulada e quebrara a perna. O médico lhe disse que ele era "um louco" de estar trabalhando lá em cima com a idade que tinha.

"Dane-se!", retrucou Truman. "Eu estou com oitenta anos e, com essa idade, eu tenho o direito de decidir o que eu quero fazer."

Com o vulcão ameaçando entrar em erupção, as autoridades disseram a todos os residentes da área que a evacuassem. Mas Truman não arredava pé. Por mais de dois meses, o vulcão continuou soltando fumaça. As autoridades estenderam a zona de evacuação para um raio de dezesseis quilômetros em torno da montanha. Teimoso, Truman continuou lá. Não acreditava nos cientistas, com seus relatórios incertos e, às vezes, conflitantes. Tinha medo de que sua casa fosse saqueada e vandalizada, como acontecera com outra casa no lago Spirit. E de qualquer forma, aquela casa era sua vida.

"Se este lugar for destruído, eu quero ir junto", disse. "Porque se eu perdesse minha casa, ia acabar morrendo em menos de uma semana de qualquer maneira." Atraía repórteres com seu jeito direto, rabugento, falando sem parar com seu boné de uma marca de tratores na cabeça e um copo de Coca-Cola com Bourbon na mão. A polícia local pensou em prendê-lo para seu próprio bem, mas acabou desistindo, em razão da idade dele e da publicidade negativa que teriam de enfrentar. Ofereciam-se para tirá-lo de lá sempre que podiam. Ele se recusava firmemente. Truman disse a um amigo: "Se eu morrer amanhã, não importa, porque eu tive uma vida boa demais. Eu fiz tudo o que podia e tudo o que queria fazer".

A explosão veio às 8h40 da manhã do dia 18 de maio de 1980, com a força de uma bomba atômica. O lago inteiro desapareceu debaixo do enorme fluxo de lava, enterrando consigo Truman, os gatos e a casa. Ele acabou virando um ícone — o homem que ficara em sua casa, decidira se arriscar e vivera a vida de acordo com suas próprias regras em uma época em que essa possibilidade parecia ter praticamente desaparecido. Os moradores de Castlerock, um município vizinho, construíram um memorial em sua homenagem que ainda pode ser visto na entrada da cidade e houve até um filme produzido para a TV sobre a história de Truman, com Art Carney no papel principal.

Alice não estava enfrentando um vulcão, mas era quase como se estivesse. Abrir mão de sua casa na Greencastle Street significara abrir mão da vida que tinha construído para si durante décadas. As coisas que faziam de Longwood House um lugar muito mais seguro e controlável eram precisamente as mesmas que ela não conseguia suportar. Embora seu apartamento fosse classificado como "não assistido", ela estava sujeita a uma estrutura e a uma supervisão maiores do que era capaz de lidar. Auxiliares de enfermagem cuidavam de sua dieta. Enfermeiros monitoravam sua saúde. Observaram seu crescente desequilíbrio e a fizeram usar um andador. Isso era tranquilizador para os filhos de Alice, mas ela não gostava de ser controlada nem de ser tratada como criança. Com o tempo, sua vida foi ficando cada vez mais regulada. Quando os funcionários começaram a ficar preocupados com o fato de ela não estar tomando todas as doses de seus medicamentos, informaram-na de que, a menos que ela deixasse seus remédios com os enfermeiros e fosse até o posto de enfermagem duas vezes por dia para tomá-los sob supervisão, teria de ser transferida do apartamento não assistido para a ala de cuidados assistidos. Jim e Nan contrataram uma auxiliar chamada Mary em regime de meio expediente para ajudar Alice a cumprir as exigências, para lhe fazer companhia e adiar o dia em que teria de ser transferida. Alice gostava de Mary, mas sua presença no apartamento por horas seguidas, com frequência sem ter muito o que fazer, só deixava a situação mais deprimente.

Alice devia se sentir como se tivesse adentrado uma terra estrangeira, da qual nunca teria permissão para sair. Os guardas da fronteira eram simpáticos e amigáveis. Prometiam-lhe um lugar agradável para morar, onde ela seria bem cuidada. Mas a verdade é que ela não queria ninguém cuidando dela; só queria viver sua própria vida. E aqueles simpáticos guardas da fronteira lhe haviam confiscado as chaves e o passaporte. Com sua casa, fora-se seu controle.

As pessoas viram Harry Truman como um herói. Nunca haveria uma Longwood House para Harry Truman do lago Spirit, e Alice Hobson, de Arlington, Virgínia, também não queria que houvesse uma para ela.

COMO VIEMOS PARAR em um mundo onde as únicas escolhas para os muito idosos parecem ser afundar sob a lava de um vulcão ou ceder completamente o controle sobre suas vidas? Para entender o que aconteceu, é preciso rastrear a história de como substituímos os antigos asilos pelo tipo de estabelecimentos que temos hoje. E essa, como se constata, é uma história médica. Nossas casas de repouso não se desenvolveram a partir de um desejo de oferecer aos idosos fragilizados uma vida melhor do que a que tinham naqueles lugares deploráveis. Não olhamos à nossa volta e dissemos a nós mesmos: "Sabe, há uma fase na vida das pessoas em que elas não podem realmente se virar sozinhas e nós precisamos encontrar uma maneira de ajudá-las". Não, o que pensamos foi: "Este parece ser um problema médico. Vamos colocar todas essas pessoas em um hospital. Talvez os médicos consigam encontrar uma solução". As casas de repouso modernas se desenvolveram a partir daí, de maneira mais ou menos acidental.

Em meados do século XX, a medicina passava por rápidas transformações históricas.[6] Antes, quando alguém ficava muito doente, era comum receber cuidados médicos em sua própria cama. A principal função dos hospitais era a de zelar pelos pacientes, não necessariamente de buscar curá-los. Como observou o grande médico e escritor Lewis Thomas ao descrever sua residência no hospital municipal de Boston, em 1937: "Se estar em uma cama de hospital fazia alguma diferença, era principalmente a diferença produzida pela proteção contra o frio, pelo abrigo, pela comida, pelos cuidados atenciosos e pela habilidade inigualável das enfermeiras de oferecer todas essas coisas. A sobrevivência do paciente dependia da história natural da própria doença. A medicina fazia pouca ou nenhuma diferença".

A partir da Segunda Guerra Mundial, o quadro mudou radicalmente. As sulfas, a penicilina e diversos outros antibióticos para o tratamento de infecções se tornaram disponíveis. Foram descobertos remédios para controlar a pressão arterial e tratar desequilíbrios hormonais. Houve avanços em todas as áreas, e cirurgias cardíacas, respiradores artificiais e transplantes de rim tornaram-se comuns. Os médicos viraram heróis e o hospital, antes símbolo de enfermidade e desalento, transformou-se em um lugar de esperança e cura.

A meta era construir o máximo de hospitais possível. Nos Estados Unidos, em 1946, o Congresso aprovou a Lei Hill-Burton, que destinava enormes quantias de recursos públicos à construção de hospitais.[7] Duas décadas mais tarde, o programa havia financiado mais de 9 mil novas instalações médicas em todo o país. Pela primeira vez, a maioria das pessoas tinha um hospital perto de casa, e o mesmo aconteceu em todo o mundo industrializado.

Nem é preciso dizer que a magnitude dessa transformação foi algo revolucionário. Durante a maior parte da existência de nossa espécie, as pessoas estavam fundamentalmente abandonadas à própria sorte ao lidar com os sofrimentos do corpo. Dependiam da natureza, da sorte e do apoio da família e da religião. A medicina era apenas mais uma ferramenta a se experimentar, não muito diferente de rituais de cura ou de remédios caseiros nem muito mais eficaz do que essas opções. Mas, conforme a medicina foi ganhando poder, o hospital moderno passou a ser associado a uma ideia diferente. Ali estava um lugar aonde era possível ir e dizer "Curem-me". O paciente era internado e cedia todo o controle sobre sua vida aos médicos e enfermeiros: o que vestia, o que comia, o que era inserido nas diferentes partes de seu corpo e quando. Nem sempre era agradável, mas produzia, para uma crescente gama de problemas, resultados sem precedentes. Os hospitais aprenderam a eliminar infecções, remover tumores malignos, reconstruir ossos quebrados. Podiam consertar hérnias, válvulas cardíacas e úlceras gástricas hemorrágicas. Passaram a ser o lugar aonde as pessoas levavam seus problemas corporais, incluindo os idosos.

Enquanto isso, os legisladores haviam pressuposto que a criação de um sistema de previdência acabaria com os asilos, mas o problema persistia.[8] Nos Estados Unidos, nos anos seguintes à aprovação da Lei da Previdência Social de 1935, o número de idosos em asilos recusava-se a cair. Os estados tentavam fechá-los, mas se davam conta de que não podiam. A razão pela qual os idosos acabavam em asilos, constatou-se, não era porque não tinham dinheiro para sustentar uma casa. Estavam ali porque haviam se tornado demasiadamente frágeis, enfermos, senis ou esgotados para continuar cuidando de si mesmos, e não tinham mais ninguém a quem recorrer para ajudá-los. As pensões ofereciam aos idosos uma maneira de se manterem independentes pelo máximo de tempo possível durante sua aposentadoria. Mas elas não vinham com um plano para aquele frágil estágio final da vida mortal.

Conforme os hospitais começaram a se multiplicar, tornaram-se um lugar comparativamente mais atraente para se botar os enfermos. Foi isso o que por fim levou os asilos a se esvaziarem. Um a um, no decorrer da década de 1950, os asilos foram fechando e a responsabilidade por aqueles que eram classificados como idosos "desfavorecidos" foi transferida para os departamentos de previdência social, enquanto os doentes e inválidos foram colocados em hospitais. Mas os hospitais não tinham como resolver as debilidades causadas por doenças crônicas ou pela velhice e começaram a se encher de pessoas que não tinham para onde ir. Os hospitais pediram ajuda ao governo e, em 1954, os legisladores começaram a destinar recursos para a construção de unidades separadas para pacientes que necessitassem de um período prolongado de "recuperação". E assim nasciam as casas de repouso atuais. Nunca foram criadas para ajudar as pessoas que estivessem enfrentando a dependência na velhice; foram criadas para liberar leitos nos hospitais.

E a maneira como a sociedade moderna lida com a velhice continua seguindo esse mesmo padrão. Os sistemas criados por nós foram quase sempre desenvolvidos para resolver algum outro problema. Como disse um estudioso ao descrever a história das casas de repouso da perspectiva dos idosos, "é como descrever o desbravamento do Oeste americano da perspectiva das mulas; elas certamente estavam lá, e os eventos marcantes sem dúvida foram cruciais para as mulas, mas na época quase ninguém estava prestando muita atenção nelas".⁹

O impulso seguinte para o crescimento das casas de repouso nos Estados Unidos também não foi intencional. Quando o Medicare, o sistema de seguro de saúde americano para idosos e inválidos, foi aprovado em 1965, a lei especificava que ele só pagaria por cuidados em estabelecimentos que cumprissem os padrões básicos de saúde e segurança. Um número significativo de hospitais, especialmente no Sul do país, estava aquém dos padrões exigidos. Os legisladores temiam uma reação negativa por parte dos pacientes idosos em caso de recusa de seus cartões do Medicare nos hospitais locais. Então o Bureau of Health Insurance [Departamento de Seguro de Saúde] inventou o conceito de "cumprimento substancial" — se o hospital chegasse "perto" de cumprir os padrões e buscasse melhorar, seria aprovado. A categoria era uma completa fabricação sem nenhuma base legal, embora resolvesse um problema sem causar sérios danos — quase todos os hospitais de fato melhoraram. Mas a decisão ofereceu uma abertura para as casas de repouso, poucas das quais atendiam sequer aos padrões federais mínimos, como ter um enfermeiro no local e proteções contra incêndio. Alegando "cumprimento substancial", milhares delas foram aprovadas e o número de casas de repouso se multiplicou rapidamente — até 1970, em torno de 13 mil tinham sido construídas —, assim como os registros de negligência e maus-tratos. Naquele ano, em Ohio, o Estado que fazia fronteira com minha cidade natal, um incêndio em uma casa de repouso matou 32 residentes. Em Baltimore, uma epidemia de salmonela em outro estabelecimento custou 36 vidas.

Com o tempo, as regulamentações foram ficando mais rígidas. Os problemas de saúde e segurança foram finalmente considerados. O risco de se morrer em um incêndio em uma casa de repouso diminuiu de forma considerável. Mas o problema central persiste. Esse tipo de lugar, onde metade de nós provavelmente passará um ano ou mais de nossas vidas, não foi de fato feito para nós.

Certa manhã, no fim de 1993, Alice sofreu uma queda quando estava sozinha em seu apartamento. Só foi encontrada muitas horas depois, quando Nan, que ficou preocupada com o fato de a sogra não estar respondendo a seus telefonemas, enviou Jim para investigar. Ele encontrou Alice deitada ao lado do sofá da sala de estar, quase inconsciente. No hospital, a equipe médica lhe administrou soluções intravenosas e realizou uma série de testes e exames de raios X. Não encontraram nenhum osso quebrado nem fratura na cabeça. Tudo parecia bem. Mas também não encontraram nenhuma explicação para a queda, além de sua fragilidade geral.

Quando voltou para Longwood House, Alice foi incentivada a se mudar para o andar com assistência especializada. Resistiu com veemência. Não queria ir. A equipe cedeu. Visitavam-na com maior frequência, para ver se estava tudo bem. Mary passou a cuidar dela por mais horas. Mas não muito tempo depois, Jim recebeu uma ligação informando-o de que Alice havia sofrido outra queda. Tinha sido uma queda feia, disseram. Ela fora levada de ambulância para o hospital. Quando ele chegou lá, a mãe já tinha sido levada para a sala de cirurgia. Os raios X mostravam que ela havia quebrado o quadril — o topo do fêmur se partira como a haste de uma taça de vidro. Os cirurgiões ortopédicos repararam a fratura usando dois longos parafusos de metal.

Dessa vez, ela voltou para Longwood House em uma cadeira de rodas e precisando de ajuda com praticamente todas as suas atividades cotidianas — ir ao banheiro, tomar banho, se vestir. Alice não teve outra escolha senão se mudar para a unidade assistida. A esperança, disseram-lhe, era que com a fisioterapia ela conseguisse andar novamente e pudesse voltar a seu apartamento. Mas isso nunca aconteceu. Dali em diante, ficou confinada a uma cadeira de rodas e à rigidez da vida em uma casa de repouso.

Toda a sua privacidade e o seu controle se foram. Na maior parte do tempo, vestiam-na com roupas de hospital. Acordava quando lhe diziam para acordar e comia quando lhe diziam para comer. Morava com quem quer que decidissem que devia morar. Houve uma sucessão de colegas de quarto, nunca escolhidas com sua ajuda e todas com deficiências cognitivas. Algumas eram caladas. Uma delas não a deixava dormir durante noite. Alice sentia-se encarcerada, como se estivesse em uma prisão pelo crime da velhice.

Meio século atrás, o sociólogo Erving Goffman observou a semelhança entre prisões e casas de repouso em seu livro *Manicômios, prisões e conventos*.[10] Eram, juntamente com os campos de treinamento militares, orfanatos e manicômios, "instituições totais", locais em grande parte isolados do resto da sociedade. "Uma disposição básica da sociedade moderna é que o indivíduo tende a dormir, se divertir e trabalhar em diferentes lugares, com diferentes coparticipantes, sob diferentes autoridades e sem um plano racional geral",* escreveu. Em contraposição, as instituições totais rompem as barreiras que separam as diferentes esferas de nossas vidas de maneiras específicas enumeradas por Goffman:

> Em primeiro lugar, todos os aspectos da vida são realizados no mesmo local e sob uma única autoridade. Em segundo lugar, cada fase da atividade diária do participante é realizada na companhia imediata de um grupo relativamente grande de outras pessoas, todas elas tratadas da mesma forma e obrigadas a fazer as mesmas coisas em conjunto. Em terceiro lugar, todas as atividades diárias são rigorosamente estabelecidas em horários, pois uma atividade leva, em tempo predeterminado, à seguinte, e toda a sequência de atividades é imposta de cima, por um sistema de regras formais explícitas e um grupo de funcionários. Por fim, as várias atividades obrigatórias são reunidas num plano racional único, supostamente planejado para atender aos objetivos oficiais da instituição.

Em uma casa de repouso, o objetivo oficial da instituição é cuidar, mas a noção de cuidar, da maneira como evoluiu, não tinha nenhuma semelhança significativa com aquilo que Alice chamaria de vida. E ela certamente não era a única a se sentir assim. Certa vez, encontrei uma mulher de 89 anos que tinha, por vontade própria, se internado em uma casa de repouso em Boston. Normalmente, são os filhos que insistem que os pais aceitem a mudança, mas, nesse caso, ela mesma tomara a iniciativa. Sofria de insuficiência cardíaca congestiva e de uma artrite debilitante, e, após uma série de tombos, sentia que não lhe restava muita escolha senão deixar seu condomínio em Delray Beach, na Flórida. "Caí duas vezes em uma semana e disse a minha filha que minha casa já não era lugar para mim", contou-me.

---

* São Paulo: Editora Perspectiva, 1974. Tradução de Dante Moreira Leite.

Ela mesma escolheu o estabelecimento para onde iria se mudar. O lugar tinha excelentes avaliações, uma equipe simpática e sua filha morava bem perto. Ela havia se mudado para lá um mês antes de termos sido apresentados. Contou-me que se sentia contente de estar em um lugar seguro — se há uma coisa para a qual uma casa de repouso decente é feita é para oferecer segurança. No entanto, sentia-se completamente triste.

O problema era que ela esperava mais da vida do que apenas segurança. "Eu sei que não posso mais fazer tudo o que costumava", disse, "mas este lugar parece um hospital, não um lar."

É uma realidade quase universal. As prioridades das casas de repouso incluem evitar escaras e controlar o peso dos residentes — importantes objetivos médicos, sem dúvida, mas que são meios, não fins. A mulher havia trocado um apartamento arejado que ela mesma mobiliara por um cubículo bege que mais parecia um quarto de hospital e que ela dividia com uma estranha. Seus pertences foram limitados ao que cabia no pequeno armário e na prateleira que lhe alocaram. Questões básicas, como a hora de dormir, de acordar, de se vestir e de comer, estavam sujeitas à rígida programação da vida institucional. Ela não podia ter seus próprios móveis nem um coquetel antes do jantar, porque não era seguro.

Sentia que poderia estar fazendo muito mais de sua vida. "Quero ser útil, desempenhar um papel", disse. Costumava fazer suas próprias bijuterias e trabalhar como voluntária na biblioteca. Agora, suas principais atividades eram bingo, assistir a filmes e outras formas de entretenimento passivo em grupo. As outras coisas de que mais sentia falta, contou-me, eram as amigas, sua privacidade e uma finalidade para seus dias. As casas de repouso melhoraram muito em comparação ao que eram. Mas parecemos ter sucumbido à ideia de que, depois que alguém perde sua independência física, uma vida digna e livre torna-se simplesmente impossível.

Os idosos, porém, ainda não sucumbiram a essa noção. Muitos resistem. Em toda casa de repouso e estabelecimento de moradia assistida, travam-se batalhas a respeito das prioridades e dos valores de acordo com os quais as pessoas devem viver. Alguns, como Alice, resistem principalmente por meio da não cooperação — recusando-se a participar das atividades programadas ou a tomar seus medicamentos. São aqueles que chamamos de "ranzinzas". É uma das palavras mais usadas para descrever idosos. Fora de uma casa de repouso, normalmente utilizamos o adjetivo com um grau de admiração. Gostamos da maneira tenaz, às vezes birrenta, como os Harry Trumans da vida se impõem. Porém do lado de dentro, quando dizemos que alguém é ranzinza, a conotação é bem menos elogiosa. Os funcionários de casas de repouso aprovam e até simpatizam com os residentes "lutadores", que demonstram ter "dignidade e autoestima", até que essas características começam a interferir com as prioridades que a equipe tem para eles. Então passam a ser chamados de "ranzinzas".

Basta conversar com os funcionários para ficar sabendo das lutas diárias, como a mulher que pede ajuda para ir ao banheiro "de cinco em cinco minutos". Decidiram então colocá-la em um cronograma fixo, levando-a ao banheiro a cada duas horas, de acordo com os horários de seus turnos. Mas ela não segue o cronograma e às vezes faz xixi na cama dez minutos depois de ter ido ao banheiro. Então agora fazem com que use uma fralda geriátrica. Outro residente se recusa a usar o andador e faz caminhadas não autorizadas desacompanhado. Um terceiro fuma e bebe escondido.

A alimentação é a Guerra dos Cem Anos. Uma mulher com doença de Parkinson severa insiste em ignorar sua dieta restrita a alimentos pastosos, roubando de outros residentes comida que pode fazer com que engasgue. Um homem com Alzheimer mantém um estoque de lanche em seu quarto, violando as regras da casa. Um diabético é encontrado comendo biscoitos e pudim clandestinamente, levando seus níveis de glicose às alturas. Quem diria que o simples fato de comer um biscoito poderia ser considerado um ato de rebeldia?

Nos piores lugares, a batalha pelo controle vai se agravando até que o residente acaba sendo amarrado, preso na cadeira geriátrica ou quimicamente subjugado com medicamentos psicotrópicos. Nos melhores, um membro da equipe de funcionários faz uma piadinha, balança o dedo em um gesto carinhoso de reprovação e leva embora os brownies do infrator. Quase nenhum deles tem alguém que se sente com os residentes e tente entender o que para eles viver a vida significa de fato, dadas as circunstâncias, quanto menos alguém que os ajude a construir um lar onde essa vida seja possível.

Essa é a consequência de uma sociedade que lida com a fase final do ciclo da vida humana tentando não pensar a respeito dela. Acabamos em instituições que têm como objetivo resolver diversos problemas que afetam a sociedade de modo geral — liberar leitos hospitalares, tirar das famílias o fardo de cuidar de seus idosos, lidar com a pobreza entre os mais velhos —, mas nunca a meta que realmente importa para as pessoas que nelas residem: como fazer com que a vida continue valendo a pena mesmo quando estamos fragilizados, debilitados e não podemos mais nos virar sozinhos.

CERTO DIA, QUANDO Jim foi visitar Alice, ela lhe sussurrou algo no ouvido. Era o inverno de 1994, algumas semanas depois da queda que provocara a fratura em seu quadril e sua subsequente transferência para a unidade assistida e dois anos desde que Alice se mudara para Longwood House. Ele a levara na cadeira de rodas para um passeio pelo complexo. Encontraram um lugar confortável no lobby e pararam para descansar um pouco. Ambos eram pessoas caladas e estavam felizes em ficar ali sentados em silêncio, observando as pessoas que passavam. De repente, ela se inclinou em direção ao filho e sussurrou apenas duas palavras.

"Estou pronta", disse.

Ele olhou para ela. Ela olhou para ele. E Jim entendeu. Ela estava pronta para morrer.

"Está bem, mãe", respondeu.

Aquilo o entristeceu. Não sabia ao certo o que fazer a respeito. Mas, não muito tempo depois, os dois providenciaram para que uma ordem de não ressuscitação em caso de parada cardiorrespiratória fosse registrada junto à casa de repouso. Se seu coração ou sua respiração parasse, não tentariam resgatá-la da morte. Não fariam compressões torácicas, não usariam um desfibrilador nem inseririam um tubo em sua garganta. Deixariam que ela partisse.

Passaram-se meses. Ela aguardava e resistia. Em uma noite de abril, Alice começou a sentir dores abdominais. Mencionou-as brevemente a uma enfermeira, depois decidiu não dizer mais nada. Mais tarde, vomitou sangue. Não alertou ninguém. Não pressionou o botão de chamada nem disse nada a sua colega de quarto. Ficou na cama, em silêncio. Na manhã seguinte, quando os auxiliares de enfermagem foram acordar os residentes daquele andar, descobriram que ela se fora.

4 • *Assistência*

Seria de se imaginar que as pessoas teriam se rebelado, que teríamos incendiado as casas de repouso. Porém, nada disso aconteceu, pois temos dificuldade em acreditar que qualquer coisa melhor seja possível para pessoas fragilizadas e debilitadas a ponto de não conseguirem mais se virar sem ajuda. Faltou-nos imaginação para isso.

De modo geral, a família continua sendo a principal alternativa. As chances que uma pessoa tem de evitar uma casa de repouso estão diretamente relacionadas ao número de filhos que possui e, de acordo com as poucas pesquisas que foram feitas, ter pelo menos uma filha parece ser crucial para a quantidade de ajuda que receberá.[1] Porém, nossa maior longevidade coincide com o aumento da dependência das famílias de uma renda duplicada para conseguirem se sustentar, com resultados dolorosos e infelizes para todos os envolvidos.

Lou Sanders tinha 88 anos quando ele e a filha, Shelley, viram-se cara a cara com uma difícil decisão a respeito do futuro. Até então, ele vinha se virando bem. Nunca exigira muito da vida, nada além de alguns poucos prazeres modestos e a companhia da família e dos amigos. Filho de imigrantes judeus ucranianos, crescera em Dorchester, um bairro de classe trabalhadora em Boston. Durante a Segunda Guerra Mundial, servira na Força Aérea no Pacífico Sul e, ao voltar, casara-se e fixara residência em Lawrence, uma cidade industrial nos arredores de Boston. Ele a esposa, Ruth, tiveram um casal de filhos, e Lou começou a trabalhar no comércio de eletrodomésticos com um cunhado. Com seu salário, pôde comprar para a família uma casa de três quartos em uma boa área e pagar o ensino superior dos filhos.

Como todo mundo, Lou e Ruth enfrentaram dificuldades durante a vida. O filho, por exemplo, teve sérios problemas com drogas e álcool, além de dificuldades financeiras, e acabou recebendo um diagnóstico de distúrbio bipolar. Aos quarenta e poucos anos, cometera suicídio. E a loja de eletrodomésticos, que durante anos dera um bom lucro, acabou falindo com o aparecimento das grandes redes de varejo. Aos cinquenta anos, Lou precisou recomeçar do zero. Mesmo assim, apesar da idade, da falta de experiência e de não possuir um diploma universitário, conseguiu uma nova chance como técnico em eletrônica na Raytheon, onde acabou passando o resto de sua carreira. Aposentou-se aos 67 anos, após ter trabalhado dois anos extras para receber 3% a mais em sua pensão de aposentadoria.

Nesse meio-tempo, Ruth começou a desenvolver problemas de saúde. Após ter fumado durante toda a vida, recebeu um diagnóstico de câncer de pulmão, sobreviveu à doença e continuou fumando, o que Lou nunca conseguiu entender. Três anos depois de Lou ter se aposentado, ela sofreu um derrame do qual nunca se recuperou. Tornou-se cada vez mais dependente dele — para transportá-la, para fazer compras, para cuidar da casa, para tudo. Apareceu-lhe então um caroço debaixo do braço e uma biópsia confirmou se tratar de câncer metastático. Ela morreu em outubro de 1994, aos 73 anos. Lou, aos 76, ficou viúvo.

Shelley se preocupava com o pai. Não sabia como ele ficaria sem a esposa. Ter cuidado de Ruth durante seu declínio, porém, o forçara a aprender a se virar sozinho e, embora tivesse sofrido com a morte da esposa, aos poucos percebeu que não se importava em ficar só. Durante a década seguinte, levou uma vida feliz e satisfatória. Tinha uma rotina simples. Acordava cedo, preparava o café da manhã e lia o jornal. Dava uma caminhada, ia ao supermercado fazer as compras do dia e voltava para casa para preparar o almoço. Mais tarde, ia para a biblioteca municipal. Era um lugar bonito, silencioso e iluminado, onde passava algumas horas lendo suas revistas e jornais preferidos ou algum livro de suspense. Ao voltar para casa, lia um livro que tivesse pegado emprestado da biblioteca, assistia a um filme ou escutava música. Duas noites por semana, jogava *cribbage* com um de seus vizinhos do prédio.

"Meu pai fez amizades muito interessantes", me contou Shelley. "Ficava amigo de todo mundo."

Um dos novos amigos de Lou era um balconista iraniano que trabalhava em uma videolocadora a que ele ia com frequência. O balconista, que se chamava Bob, tinha pouco mais de vinte anos. Lou se sentava em um banco alto que Bob colocava em frente ao balcão para ele, e os dois — o jovem iraniano e o velho judeu — podiam passar horas juntos. Ficaram tão amigos que uma vez viajaram juntos para Las Vegas. Lou adorava cassinos e costumava viajar com diversos amigos.

Então, em 2003, aos 85 anos, sofreu um infarto. Teve sorte. Uma ambulância o levou rapidamente ao hospital e os médicos conseguiram abrir a tempo com um stent a artéria coronária entupida. Após algumas semanas em um centro de reabilitação cardíaca, era como se nada tivesse acontecido. Três anos mais tarde, porém, teve sua primeira queda: o arauto dos problemas intermináveis que estavam por vir. Shelley percebeu que o pai havia desenvolvido um tremor, e um neurologista descobriu que Lou estava com Parkinson. Os remédios controlavam os sintomas, mas ele também vinha tendo problemas de memória. Shelley observou que quando ele contava uma história longa, às vezes perdia o fio da meada. Outras vezes, parecia confuso a respeito de algo sobre o qual tinham acabado de falar. Na maior parte do tempo, ele parecia bem — muito bem até, considerando-se que tinha 88 anos. Ainda dirigia. Ainda vencia de todo mundo no *cribbage*. Ainda cuidava de sua casa e administrava sozinho as finanças. Mas então sofreu outra queda feia e ficou assustado. De repente, sentiu o peso de todas as mudanças que vinha acumulando. Disse a Shelley que estava com medo de um dia cair, bater a cabeça e morrer. Não era morrer que o assustava, disse, mas a possibilidade de morrer sozinho.

Ela lhe perguntou o que ele achava de procurar uma casa de repouso. Ele nem quis saber da ideia. Já tinha visto alguns de seus amigos naquele tipo de lugar.

"Elas são cheias de velhos", disse. Não era a maneira como ele queria viver. Fez Shelley prometer que nunca o colocaria em um lugar desses.

No entanto, Lou não podia mais se virar sozinho. A única escolha que lhe restava era se mudar para a casa da filha. E foi o que Shelley providenciou para que fosse feito.

Perguntei a ela e ao marido, Tom, como tinham se sentido a respeito da mudança. Bem, ambos disseram. "Eu não me sentia mais confortável com ele morando sozinho", disse Shelley, e Tom concordou. Lou tivera um infarto. Estava chegando aos noventa anos. Era o mínimo que podiam fazer por ele. Além disso, admitiram ter pensado: de qualquer maneira, por quanto tempo o teriam de fato?

Tom e Shelley viviam com razoável conforto em uma modesta casa colonial em North Reading, no subúrbio de Boston, mas nunca tiveram dinheiro sobrando. Shelley trabalhava como assistente pessoal. Tom acabara de passar um ano e meio desempregado após um corte de funcionários. Agora trabalhava para uma agência de viagens, com um salário inferior ao que costumava ganhar. Com dois filhos adolescentes em casa, não havia nenhum quarto disponível para Lou. Mas Shelley e Tom converteram a sala de estar em um quarto, colocando ali uma cama, uma poltrona, o armário de Lou e uma tv de tela plana. O resto dos móveis foi vendido ou colocado em um depósito.

Foram necessários ajustes para que a coabitação fosse possível. Todos logo descobriram as razões pelas quais as diferentes gerações preferem morar separadas. O pai e a filha tiveram seus papéis invertidos e Lou não gostava de não estar no controle de sua própria casa. Também se sentia mais sozinho do que havia esperado. Na rua sem saída onde moravam, ele ficava sem companhia durante boa parte do dia e não havia por perto nenhum lugar para onde pudesse ir a pé — nenhuma biblioteca, videolocadora ou supermercado.

Shelley tentou fazer com que ele participasse de um programa para idosos. Levou-o para um café da manhã que organizavam. Ele não gostou nem um pouco. Ela descobriu que faziam viagens ocasionais a Foxwoods, um cassino a duas horas de Boston. Não era o preferido de Lou, mas ele concordou em ir. Shelley ficou exultante. Esperava que o pai fosse fazer novas amizades.

"Parecia", ela me contou, "que eu estava colocando meu filho no ônibus", o que, com toda probabilidade, era exatamente a razão pela qual ele não gostava da situação. "Eu me lembro de ter dito, 'Oi, pessoal. Este é o Lou. Esta é a primeira vez que ele viaja com o grupo, então eu espero que vocês todos fiquem amigos dele.'" Quando ele voltou, Shelley perguntou se tinha feito algum amigo. Não, respondeu Lou. Ficara apostando sozinho.

Gradualmente, porém, ele encontrou maneiras de se adaptar. Shelley e Tom tinham uma yorkshire chamada Beijing, e Lou e a cadela viraram companheiros inseparáveis. Ela dormia na cama dele à noite e sentava-se a seu lado quando ele lia ou assistia à TV. Ele a levava para passear. Se ela estivesse ocupando sua poltrona reclinável, ele pegava outra cadeira da cozinha para não perturbá-la.

Também encontrou companheiros. Começou a cumprimentar o carteiro todos os dias e os dois acabaram ficando amigos. O carteiro também jogava *cribbage* e passou a visitar Lou toda segunda-feira na hora do almoço para jogarem juntos. Shelley contratou um rapaz chamado Dave para fazer companhia a Lou. Era o tipo de amizade pré-fabricada normalmente fadada ao fracasso, mas — vai entender — eles acabaram se dando bem. Lou também jogava *cribbage* com Dave, que vinha lhe fazer companhia duas tardes por semana.

Lou se adaptou e imaginou que aquela seria sua vida pelo resto de seus dias. Porém, embora ele tivesse conseguido se adaptar à situação, Shelley a considerava cada vez mais impossível. Trabalhava, cuidava da casa e estava sempre preocupada com os filhos, que tinham suas próprias dificuldades de adolescentes. E agora também tinha de tomar conta do pai, que apesar de muito querido, estava assustadoramente fragilizado e dependente. Era um fardo enorme. As quedas, por exemplo, nunca cessaram. Ele podia estar no quarto, no banheiro ou se levantando da mesa da cozinha e de repente desabar como uma árvore. Em um ano, fez quatro viagens de ambulância à emergência. Os médicos cortaram a medicação para o Parkinson, achando que talvez esse fosse o motivo. Mas isso só piorou os tremores e deixou seu equilíbrio ainda mais instável. Lou acabou sendo diagnosticado com hipotensão postural — uma doença da velhice que faz com que o corpo perca sua capacidade de manter a pressão arterial adequada para a função cerebral durante mudanças de posição, como se levantar de um assento. A única coisa que os médicos puderam fazer foi dizer a Shelley que fosse mais atenta a ele.

À noite, ela descobriu, Lou sofria de terror noturno. Tinha pesadelos com a guerra. Nunca estivera em combates corpo a corpo, mas em seus sonhos, um inimigo o atacava com uma espada, golpeando-o ou cortando-lhe o braço. Eram pesadelos vívidos e aterrorizantes. Ele se debatia, gritava e batia na parede a seu lado. A família podia ouvi-lo do outro lado da casa: "Nããão!" "Como assim?" "Seu filho da puta!".

"Nunca o tínhamos ouvido dizer algo assim antes", Shelley me contou. Durante muitas noites, Lou deixou a família sem dormir.

A pressão sobre Shelley só fazia aumentar. Aos noventa anos, Lou não tinha mais o equilíbrio e a destreza necessários para tomar banho sozinho. Seguindo o conselho de um programa de serviços para idosos, Shelley instalou barras de apoio no banheiro, um vaso sanitário mais alto e uma cadeira de chuveiro, mas isso não foi suficiente, então contratou um auxiliar de enfermagem que atendia em domicílio para ajudar o pai a se lavar e em outras tarefas. Mas Lou não queria tomar banho durante o dia, quando o auxiliar podia ajudá-lo. Queria tomar banho à noite, o que requeria a ajuda de Shelley. Então todos os dias ela passou a ter mais essa tarefa.

Era a mesma coisa para trocar as roupas quando ele fazia xixi na calça. Lou tinha problemas de próstata e, embora o urologista lhe tivesse prescrito remédios, ainda ocorriam pequenos gotejamentos e vazamentos antes de conseguir chegar ao banheiro. Shelley tentou convencê-lo a usar cuecas absorventes descartáveis, mas ele se recusava. "Aquilo são fraldas", dizia.

Os fardos eram de diferentes proporções, grandes e pequenos. Ele não gostava da comida que ela preparava para o resto da família. Nunca reclamava, mas simplesmente não comia. Então ela começou a preparar refeições separadas. Ele tinha problemas de audição e colocava o volume da televisão do quarto nas alturas. Tentavam fechar sua porta, mas Lou não gostava, porque assim a cadela não podia entrar ou sair. Shelley estava prestes a esganá-lo. Finalmente, ela encontrou fones de ouvido sem fio para TV. Lou os detestava, mas ela o forçou a usá-los. "Aquilo foi como uma boia salva-vidas", disse Shelley. Não tive certeza se ela quis dizer que os fones salvaram sua própria vida ou a do pai.

Cuidar de uma pessoa idosa e debilitada em nossa era altamente medicamentada é uma desgastante combinação de esforços tutelares e do uso de recursos tecnológicos. Lou tomava inúmeros medicamentos, que precisavam ser monitorados, organizados e reabastecidos. Quase toda semana tinha de visitar algum especialista, e os médicos estavam sempre marcando algum exame laboratorial, estudo de imagem e visitas a outros especialistas. Tinha um sistema eletrônico de alerta de quedas, que precisava ser testado mensalmente. E quase não havia quem ajudasse Shelley. Os fardos de um cuidador hoje em dia na verdade aumentaram em relação ao que costumavam ser um século atrás. Shelley se tornara assistente/motorista/supervisora de cronograma/solucionadora de problemas com medicamentos e tecnologia, além de cozinheira/empregada/atendente, sem falar em provedora. Cancelamentos de última hora por parte de auxiliares de enfermagem e mudanças de horários de consultas médicas arruinavam seu desempenho no trabalho e tudo isso arruinava suas emoções em casa. Até para fazer uma simples viagem de um dia para o outro com a família, precisava contratar alguém para ficar com Lou e, mesmo assim, de vez em quando acontecia alguma emergência para atrapalhar os planos. Certa vez, Shelley partiu em férias com o marido e os filhos para o Caribe, mas teve de voltar três dias depois. Lou precisava dela.

Shelley sentia que estava aos poucos perdendo a sanidade mental. Queria ser uma boa filha. Queria que o pai estivesse seguro e queria que se sentisse feliz. Mas também queria ter uma vida administrável. Certa noite, perguntou ao marido: "Será que a gente deveria procurar um lugar para ele?". Sentiu-se envergonhada pelo simples fato de estar verbalizando a ideia. Seria quebrar a promessa que fizera ao pai.

Tom não foi de grande ajuda. "Você vai dar conta", disse. "Quando tempo ele ainda tem?"

Muito, como se veio a constatar. "Eu fui insensível com ela", me disse Tom, em retrospecto, três anos depois. Shelley estava à beira de um colapso.

Ela tinha um primo que administrava uma organização de cuidados para idosos e que recomendou uma enfermeira para realizar uma avaliação de Lou e conversar com ele, para que Shelley não precisasse ser a vilã da história. A enfermeira disse a Lou que, devido a suas necessidades, ele precisava de mais ajuda do que poderia receber em casa. Ele não deveria ficar tão sozinho durante o dia, completou.

Ele se virou para Shelley com uma expressão de súplica, e ela logo soube o que o pai estava pensando. Será que ela não poderia simplesmente parar de trabalhar e ficar cuidando dele? A pergunta era como uma adaga fincada em seu peito. Shelley a arrancou e disse a Lou que não tinha como lhe oferecer os cuidados de que ele precisava — nem emocional nem financeiramente. Com certa relutância, ele concordou em deixá-la levá-lo para procurar um lugar. Parecia que, quando a velhice levava à debilidade, era impossível que alguém pudesse ser feliz.

O LUGAR QUE decidiram visitar não era uma casa de repouso, mas um estabelecimento de moradia assistida. Hoje, a moradia assistida é vista como um estágio intermediário entre a vida independente e a vida em uma casa de repouso. Mas quando Keren Brown Wilson, uma das criadoras do conceito, construiu seu primeiro estabelecimento de moradia assistida para idosos em Oregon, na década de 1980, estava tentando criar um lugar que eliminasse completamente a necessidade de casas de repouso. Queria construir uma alternativa, não um estágio intermediário. Wilson acreditava que poderia criar um lugar onde pessoas como Lou Sanders poderiam viver com liberdade e autonomia, não importando quão fisicamente limitados viessem a ficar. Acreditava que só porque alguém está velho e fragilizado, isso não significa que deveria ter de se submeter à vida em um asilo. Em sua mente, Wilson tinha uma visão de como conseguir viabilizar uma vida melhor. E essa visão fora formada pelas mesmas experiências — de dependência relutante e responsabilidade angustiante — que Lou e Shelley estavam enfrentando.[2]

Filha estudiosa de um mineiro de carvão da Virgínia Ocidental e de uma lavadeira, nenhum dos quais estudou além do oitavo ano, Wilson era uma radical improvável. Quando cursava o primário, seu pai morreu. Depois, quando tinha dezenove anos, a mãe, Jessie, sofreu um derrame devastador. Jessie tinha apenas 55 anos. O derrame a deixou permanentemente paralisada de um lado do corpo. Não podia mais andar nem ficar de pé. Não conseguia levantar o braço. Os músculos do rosto perderam o tônus. Sua fala se tornara confusa. Embora sua inteligência e percepção permanecessem inalteradas, Jessie não conseguia tomar banho sozinha, preparar suas refeições, ir ao banheiro sem ajuda ou lavar sua própria roupa suja, quanto menos realizar qualquer tipo de trabalho remunerado. Precisava de ajuda. Mas Wilson era estudante universitária. Não tinha renda, dividia um apartamento minúsculo com uma colega e não poderia tomar conta da mãe. Tinha irmãos, mas eles não estavam em situação muito melhor. Não havia outro lugar para Jessie senão uma casa de repouso. Wilson encontrou uma perto de onde estudava. Parecia um lugar seguro e simpático. Mas Jessie não parava de pedir à filha que a levasse para casa.

"Me tira daqui", repetia sem parar.

Wilson passou a se interessar por políticas voltadas para idosos. Depois de se formar, começou a trabalhar para o departamento de serviços ao idoso do estado de Washington. Com o passar dos anos, Jessie foi transferida para diferentes casas de repouso, sempre perto de um de seus filhos. Não gostou de nenhuma. Nesse meio-tempo, Wilson se casou, e seu marido, um sociólogo, a incentivou a dar continuidade a sua formação acadêmica. Ela foi aceita como doutoranda em gerontologia na Portland State University, em Oregon. Quando contou à mãe que ia estudar a ciência do envelhecimento, Jessie lhe fez uma pergunta que, segundo Wilson, mudou sua vida: "Por que você não faz alguma coisa para ajudar pessoas como eu?".

"Sua visão era simples", escreveu Wilson mais tarde.

Ela queria um lugarzinho com uma pequena cozinha e um banheiro. Ele teria todas as suas coisas preferidas, incluindo seu gato, seus projetos inacabados, seus Vick VapoRubs, uma cafeteira e cigarros. Haveria pessoas para ajudá-la a fazer as coisas que não conseguisse fazer sozinha. Nesse lugar imaginário, ela poderia trancar a porta, controlar seu termostato e ter seus próprios móveis. Ninguém a faria se levantar, desligaria a TV quando sua novela preferida estivesse passando nem estragaria suas roupas. Ninguém jogaria fora sua "coleção" de edições antigas de revistas nem suas velharias por serem vistas como riscos para a segurança. Poderia ter privacidade quando quisesse e ninguém a faria se vestir, tomar seus remédios ou participar de atividades das quais não gostasse. Ela voltaria a ser Jessie, uma pessoa vivendo em um apartamento em vez de uma paciente em um leito.

Wilson não sabia o que fazer quando a mãe lhe disse essas coisas. Os desejos de Jessie pareciam ao mesmo tempo razoáveis e — de acordo com as regras dos lugares onde ela vivera — impossíveis. Wilson sentia-se mal pelos funcionários da casa de repouso, que trabalhavam duro para cuidar de sua mãe e estavam apenas fazendo o que era esperado deles, e sentia-se culpada por não poder fazer mais para ajudar. Durante a pós-graduação, a pergunta incômoda da mãe não lhe saía da cabeça. Quanto mais estudava e investigava, mais se convencia de que as casas de repouso nunca aceitariam algo como o que Jessie idealizara. As instituições tinham sido concebidas nos mínimos detalhes para controlar seus residentes. O fato de esse controle supostamente ter como objetivo garantir a saúde e a segurança dos internos — em outras palavras, fora concebido em benefício dos mesmos — só aumentava a ignorância e a resistência à mudança nesses lugares. Wilson decidiu tentar pôr no papel uma alternativa que permitisse a idosos fragilizados manterem o máximo de controle possível sobre seus cuidados em vez de precisarem deixar que seus cuidados os controlassem.

A palavra chave em sua mente era *lar*. O lar é o único lugar onde nossas próprias prioridades prevalecem. Em seu lar, *você* decide como passar seu tempo, como compartilhar seu espaço e como administrar seus bens. Longe do lar, nada disso é possível. Essa perda de liberdade era o que pessoas como Lou Sanders e a mãe de Wilson, Jessie, mais temiam.

Wilson e o marido sentaram-se à mesa de jantar e começaram a esboçar as características de um novo tipo de lar para idosos, um lugar como aquele que sua mãe tanto desejava. Então tentaram conseguir alguém que o construísse e o testasse para ver se funcionaria. Abordaram comunidades de aposentados e incorporadoras. Nenhuma delas estava interessada. As ideias pareciam pouco práticas e absurdas. Então o casal decidiu construir seu próprio estabelecimento.

Eram dois acadêmicos que nunca haviam tentado nada do tipo. Mas foram aprendendo aos poucos, passo a passo. Trabalharam com um arquiteto que projetou a planta detalhada. Foram a vários bancos para tentar conseguir um empréstimo. Quando a tentativa fracassou, encontraram um investidor privado que concordou em financiar o projeto, mas que exigiu que lhe cedessem a participação majoritária e aceitassem responsabilidade civil por um eventual fracasso. Assinaram o contrato. Então o estado de Oregon ameaçou lhes tirar a licença de acomodação para idosos pois, de acordo com os planos do projeto, o local abrigaria também pessoas com deficiências. Wilson passou vários dias em diferentes repartições governamentais até conseguir uma isenção. Inacreditavelmente, ela e o marido conseguiram superar todos os obstáculos e, em 1983, seu novo "centro de moradia assistida" para idosos — chamado Park Place — foi inaugurado em Portland.

Quando chegou o momento da inauguração, Park Place havia se tornado muito mais do que um projeto piloto acadêmico. Era um importante empreendimento imobiliário, com 112 unidades, que foram ocupadas quase imediatamente. O conceito era tão atraente quanto radical. Embora alguns dos residentes tivessem sérias deficiências, nenhum deles era chamado de paciente. Eram todos apenas inquilinos e tratados como tais. Tinham apartamentos privados com banheiro, cozinha e uma porta principal que podia ser trancada (um detalhe que muitos haviam considerado especialmente difícil de imaginar). Podiam ter bichos de estimação e escolher seus próprios carpetes e mobiliário. Controlavam o termostato, sua alimentação, quem entrava em suas casas e quando. Eram apenas pessoas vivendo em apartamentos, insistia Wilson. Porém, como idosos com crescentes deficiências, também recebiam o tipo de ajuda a que meu avô tinha acesso tão facilmente com toda a família por perto. Tinham ajuda com o básico — alimentação, cuidados pessoais, medicamentos. Havia sempre um enfermeiro de plantão e os residentes tinham um botão para pedir auxílio urgente a qualquer momento do dia ou da noite. Também lhes era disponibilizada ajuda para que mantivessem uma qualidade de vida decente — tendo companhia, mantendo suas conexões com o mundo exterior, continuando a realizar as atividades que mais valorizavam.

Os serviços eram, de modo geral, idênticos aos oferecidos por casas de repouso. Mas ali, os funcionários entendiam que estavam entrando na casa de alguém e isso mudava as relações de poder de maneira fundamental. Os residentes tinham controle sobre seus horários, suas regras básicas e sobre os riscos que queriam ou não correr. Se quisessem ficar acordados a noite toda e dormir durante o dia, se quisessem receber um namorado ou uma namorada para passar a noite, se quisessem não tomar certos medicamentos que os faziam se sentir grogues, se quisessem comer pizza e M&M's apesar de terem dificuldades para engolir, dentes faltando e um médico que lhes tivesse dito que só deveriam comer alimentos pastosos, bem, podiam fazer tudo isso. E se suas mentes se deteriorassem ao ponto de não poderem mais tomar decisões racionais, então a família — ou quem quer que tivessem designado — poderia ajudar a negociar os termos dos riscos e das escolhas aceitáveis. Com a "moradia assistida",* como ficou conhecido o conceito de Wilson, a meta era que ninguém se sentisse institucionalizado.

O conceito foi logo atacado. Muitos advogados que trabalhavam havia muito tempo com a proteção dos idosos viam o projeto como fundamentalmente perigoso. Como os funcionários poderiam manter as pessoas em segurança se elas estivessem atrás de portas trancadas? Como se poderia permitir que pessoas com deficiências físicas e problemas de memória tivessem fogão, facas, álcool e coisas do tipo? Quem garantiria que os bichos de estimação escolhidos por elas seriam seguros? Como os carpetes seriam desinfetados e mantidos livres de odores de urina e bactérias? Como os funcionários saberiam se as condições de saúde de um residente haviam mudado?

Eram perguntas legítimas. Alguém que recusa serviços domésticos regulares, fuma e consome açúcar que lhe causa crises diabéticas, fazendo com que tenha de ser levado ao hospital, seria uma vítima da negligência ou o arquétipo da liberdade? Não há uma linha divisória clara, e Wilson não estava oferecendo respostas simples. Assumia, junto com seus funcionários, a responsabilidade por desenvolver meios de garantir a segurança dos residentes. Ao mesmo tempo, sua filosofia era oferecer um lugar onde os residentes mantivessem a autonomia e a privacidade de pessoas vivendo em suas próprias casas — incluindo o direito de recusar as restrições impostas por razões de segurança ou conveniência institucional.

O estado monitorava o experimento de perto. Quando o grupo se expandiu, abrindo um segundo estabelecimento em Portland — com 142 unidades e capacidade para idosos desfavorecidos que recebiam ajuda governamental — o estado exigiu que Wilson e o marido monitorassem a saúde, as capacidades cognitivas, as funções físicas e o nível de satisfação pessoal dos residentes. Em 1988, as descobertas foram publicadas.[3] Revelou-se que os residentes não tinham de fato trocado saúde por liberdade. Seu nível de satisfação pessoal aumentara e, ao mesmo tempo, sua saúde se mantivera inalterada. Suas funções físicas e cognitivas haviam melhorado.

---

* No original "assisted living". (N. E.)

O número de casos de depressão grave caiu. E o custo para aqueles que recebiam ajuda do governo era 20% inferior ao que teria sido em uma casa de repouso. O programa se mostrou um sucesso incontestável.

No cerne do trabalho de Wilson estava a tentativa de resolver um quebra-cabeça aparentemente simples: o que faz com que a vida valha a pena quando se está velho, fragilizado e incapaz de cuidar de si mesmo? Em 1943, o psicólogo Abraham Maslow publicou um artigo de grande influência, intitulado "A Theory of Human Motivation" [Uma teoria da motivação humana], no qual argumenta que as pessoas têm uma hierarquia de necessidades.[4] Essa hierarquia é frequentemente retratada como uma pirâmide. Na base, estão nossas necessidades básicas — tudo o que é essencial para a sobrevivência fisiológica (como comida, água e ar) e para nossa segurança (como leis, ordem e estabilidade). Acima delas, está a necessidade de ser amado e de fazer parte de algo maior. No nível seguinte, está nosso desejo de crescimento — a oportunidade de alcançar metas pessoais, dominar conhecimentos e habilidades e de sermos reconhecidos e recompensados por nossas realizações. Finalmente, no topo, está o desejo daquilo que Maslow chamou de "autorrealização" — a realização pessoal por meio da busca de ideais morais e da criatividade como fins em si mesmos.

Segundo Maslow, a segurança e a sobrevivência permanecem como nossas metas primárias e fundamentais na vida, e não se tornam menos importantes quando nossas opções e capacidades se tornam limitadas. Se isso é verdade, o fato de as políticas públicas e a preocupação a respeito dos lares para os idosos enfocarem a saúde e a segurança é um reconhecimento e uma manifestação dessas metas. Pressupõe-se que são as prioridades de qualquer pessoa.

A realidade, porém, é mais complexa. As pessoas muitas vezes não relutam em sacrificar sua segurança e sobrevivência em favor de algo além de si mesmas, como a família, o país ou a justiça. E isso independe da idade.

Além disso, as motivações que nos movem na vida, em vez de permanecerem constantes, sofrem grandes mudanças com o passar do tempo, de maneiras que não se encaixam exatamente na hierarquia clássica de Maslow. No início da vida adulta, as pessoas buscam uma vida de crescimento e autorrealização, como sugeriu Maslow. Crescer implica uma expansão. Buscamos novas experiências, conexões sociais mais amplas e maneiras de deixar nossa marca no mundo. Quando as pessoas chegam à segunda metade da vida adulta, porém, suas prioridades mudam drasticamente. A maioria reduz o tempo e o esforço que dedica à busca de realizações pessoais e da ampliação de redes sociais. Restringem seu foco. Pessoas mais jovens normalmente preferem conhecer pessoas novas a passar tempo com um irmão ou uma irmã, por exemplo; as mais velhas preferem o oposto. Estudos mostram que, conforme envelhecemos, passamos a interagir com um número menor de pessoas e nos concentramos mais em passar tempo com nossa família e os amigos já próximos.[5] Enfocamos o "ser" em vez de o "fazer" e o presente mais do que o futuro.

Entender essa mudança é essencial para compreender a velhice. Várias teorias tentaram explicar por que a mudança ocorre. Algumas argumentam que ela reflete a sabedoria obtida com a longa experiência de vida. Outras sugerem ser o resultado cognitivo de mudanças no tecido cerebral em envelhecimento. E há ainda aquelas que argumentam que a mudança no comportamento é imposta aos idosos e não reflete de fato o que no fundo querem. Eles se restringem porque as limitações decorrentes do declínio físico e cognitivo os impedem de buscar as metas que tinham ou porque o mundo os inibe pelo simples motivo de serem velhos. Em vez de lutar, se adaptam — ou, para usar um termo mais triste, desistem.

Nas últimas décadas, poucos pesquisadores fizeram um trabalho mais criativo ou importante de análise desses argumentos do que a psicóloga Laura Carstensen, da Universidade de Stanford. Em um de seus estudos mais influentes, Carstensen e sua equipe acompanharam as experiências emocionais de quase duzentas pessoas durante vários anos de suas vidas.[6] Os participantes tinham origens e idades das mais variadas (entre dezoito e 94 anos quando a pesquisa começou). No início do estudo e depois a cada cinco anos, os participantes receberam um pager para carregar consigo 24 horas por dia durante uma semana. Receberam aleatoriamente mensagens 35 vezes no decorrer daquela semana pedindo-lhes que escolhessem em uma lista todas as emoções que estavam sentindo naquele exato momento.

Se a hierarquia de Maslow estivesse correta, a limitação da vida iria de encontro às maiores fontes de realização das pessoas e poderíamos esperar que os indivíduos se tornassem mais infelizes conforme envelhecessem. Porém a pesquisa de Carstensen revelou exatamente o oposto. Os resultados foram inequívocos. Longe de se tornarem mais infelizes, as pessoas exibiam emoções mais positivas conforme envelheciam. Ficavam menos propensas à ansiedade, à depressão e à raiva. Passavam por muitas provações, sem dúvida, e tinham mais momentos de aflição, em que emoções positivas e negativas se misturavam. Mas, de modo geral, enxergavam a vida como uma experiência mais estável e emocionalmente satisfatória com o passar do tempo, ainda que limitada pela velhice.

As descobertas levantaram mais uma questão. Se conforme envelhecemos tendemos a dar mais valor aos relacionamentos e aos prazeres cotidianos do que ao sucesso, ao material e à realização, e se consideramos os primeiros mais gratificantes, por que essa tendência leva tanto tempo para ocorrer? Por que esperamos até estarmos velhos? A visão comum era de que essas lições são difíceis de ser aprendidas. Viver é uma espécie de habilidade. A calma e a sabedoria da idade avançada só podem ser alcançadas com o tempo.

Carstensen acreditava em uma explicação diferente. E se a mudança nas necessidades e nos desejos não tivesse nada a ver com a idade em si, mas simplesmente com nossa perspectiva, com nossa noção pessoal de quão limitado é nosso tempo neste mundo? Essa ideia era vista em círculos científicos como um tanto estranha. Mas Carstensen tinha suas próprias razões para acreditar que a perspectiva pessoal poderia ter uma importância central: uma experiência de quase morte que mudara radicalmente seu ponto de vista a respeito de sua própria vida.

Era 1974. Ela tinha 21 anos, um bebê em casa e um casamento já em processo de divórcio. Só havia completado o ensino médio e levava uma vida que ninguém — principalmente ela — teria previsto que poderia conduzi-la a uma eminente carreira científica. Entretanto, certa noite, Carstensen deixou o bebê com os avós e saiu com um grupo de amigos para assistir a um show da banda Hot Tuna. Na volta, amontoaram-se dentro de uma Kombi e, em uma estrada nos arredores de Rochester, Nova York, o motorista, bêbado, jogou o veículo em uma barragem.

Carstensen sobreviveu por pouco. Sofreu uma séria lesão na cabeça, hemorragia interna e quebrou vários ossos. Passou meses no hospital. "Parecia uma cena de desenho animado: eu, deitada na cama do hospital, com a perna suspensa no ar", contou-me. "Tive muito tempo para pensar após as primeiras três semanas, quando ainda estava tudo muito incerto e eu alternava entre períodos de consciência e inconsciência.

"Melhorei o suficiente para perceber como estive perto de perder minha vida e comecei a enxergar de um jeito muito diferente o que era importante para mim. O que importava eram as outras pessoas da minha vida. Eu tinha 21 anos. Tudo em que eu pensava antes daquele acidente era: o que eu faria a seguir? E como eu me tornaria bem-sucedida ou malsucedida? Será que encontraria minha alma gêmea? Muitas perguntas como essas, que eu acho típicas de jovens de 21 anos.

"De repente, era como se tudo tivesse sido colocado em suspenso. Quando parei para pensar no que me era importante, percebi que eram coisas muito diferentes."

Carstensen não reconheceu de imediato o paralelo entre sua nova perspectiva e aquela tida comumente pelos idosos. Mas as quatro outras pacientes na ala onde estava internada eram todas mulheres idosas — as pernas suspensas no ar após fraturas nos quadris — e Carstensen começou a se sentir conectada com elas.

"Eu estava lá deitada, cercada por pessoas idosas", contou. "Acabei conhecendo-as, vendo o que estava acontecendo com elas." Percebeu como eram tratadas de maneira diferente. "Eu basicamente tinha médicos e terapeutas que vinham e trabalhavam comigo o dia inteiro e meio que só acenavam para Sadie, a senhora na cama ao lado, quando estavam de saída, dizendo, 'Continue firme, querida!'" A mensagem que aquelas senhoras recebiam era: a vida daquela jovem tinha possibilidades; a delas, não.

"Foi essa experiência que me levou a estudar o envelhecimento", disse Carstensen. Mas na época, não sabia que isso aconteceria. "Naquele ponto da minha vida, eu não estava de forma alguma numa trajetória que me levaria a virar professora de Stanford." Seu pai, porém, percebeu quão entediada estava de ficar ali deitada, e aproveitou a oportunidade para inscrevê-la em um curso em uma universidade local. Ele ia a todas as aulas, as gravava e levava as fitas cassetes para a filha. Ela acabou cursando sua primeira disciplina da faculdade em um hospital, na ala feminina de ortopedia.

E que disciplina foi essa? Introdução à Psicologia. Deitada ali naquele leito hospitalar, descobriu que estava vivendo os próprios fenômenos que estudava. Desde o começo, pôde enxergar em que pontos os especialistas estavam acertando e em quais estavam errando.

Quinze anos mais tarde, já uma acadêmica, a experiência levou-a a formular uma hipótese: a maneira como buscamos usar nosso tempo pode depender da percepção que temos a respeito de quanto tempo nos resta. Quando somos jovens e saudáveis, acreditamos que vamos viver para sempre. Não nos preocupamos com a possibilidade de perder nossas capacidades. As pessoas nos dizem "o mundo lhe pertence", "o céu é o limite" e assim por diante. E estamos dispostos a adiar nossa gratificação — a investir anos, por exemplo, na obtenção de qualificações e recursos para conseguir um futuro melhor. Buscamos nos conectar a fluxos maiores de conhecimento e informação. Ampliamos nossas redes de amigos e nossas conexões em vez de passar mais tempo com nossa mãe, por exemplo. Quando o horizonte é medido em décadas — algo que nós, seres humanos, tendemos a encarar quase como infinito — o que mais desejamos é aquilo que está no topo da pirâmide de Maslow: realização, criatividade e outros atributos da "autorrealização". Mas conforme nosso horizonte se contrai — conforme começamos a enxergar o futuro como algo finito e incerto — nosso foco muda para o aqui e agora, para os prazeres cotidianos e para as pessoas mais próximas.

Carstensen deu a sua hipótese o nome impenetrável de "teoria da seletividade socioemocional". Uma maneira mais simples de descrevê-la seria dizer que a perspectiva é importante. Ela produziu uma série de experimentos para testar a ideia.[7] Em um deles, ela e a equipe estudaram um grupo de homens adultos com idades entre 23 e 66 anos. Alguns deles eram saudáveis, mas outros eram doentes terminais, portadores do vírus HIV e vítimas da aids. Os participantes receberam um baralho com descrições de pessoas que conheciam e com as quais tinham diferentes graus de vínculo emocional, desde familiares até o autor de um livro que tivessem lido. Tinham então de ordenar as cartas levando em conta como se sentiam em relação a passar meia hora com cada uma daquelas pessoas. De modo geral, quanto mais jovens os participantes, menos valorizavam o tempo com pessoas com as quais tinham fortes vínculos emocionais e mais com aquelas que eram possíveis fontes de informação ou de novas amizades.

Porém, entre os doentes, as diferenças de idade desapareciam. As preferências de um jovem com aids eram as mesmas que as de uma pessoa idosa.

Carstensen tentou encontrar furos em sua teoria. Em outro experimento, ela e a equipe estudaram um grupo de pessoas saudáveis com idades entre oito e 93 anos. Quando questionados a respeito de como gostariam de passar meia hora de seu tempo, as diferenças de idade em suas preferências mais uma vez foram claras. Mas quando lhes pediram para imaginar que estavam prestes a se mudar para um lugar longínquo, as diferenças novamente desapareceram. Os mais jovens escolheram como os idosos. Em seguida, os pesquisadores pediram aos participantes que imaginassem que fora feita uma descoberta científica que acrescentaria vinte anos a suas vidas. Mais uma vez, as diferenças entre as idades desapareceram, mas dessa vez, os mais velhos escolheram como os mais jovens.

As diferenças culturais também não foram muito significativas. As descobertas em uma população de Hong Kong foram idênticas àquelas com participantes norte-americanos. A perspectiva era tudo o que importava. Por coincidência, um ano depois de a equipe ter concluído seu estudo em Hong Kong, veio a notícia de que o controle político do país seria transferido para a China. As pessoas desenvolveram uma tremenda ansiedade a respeito do que aconteceria consigo e suas famílias sob o governo chinês. Os pesquisadores reconheceram uma oportunidade e repetiram o estudo. Como previsto, descobriam que as pessoas haviam estreitado suas redes sociais a ponto de fazer com que as diferenças entre as metas de jovens e velhos desaparecessem. Um ano após a transferência, quando as incertezas haviam se acalmado, a equipe repetiu a pesquisa. As diferenças entre as idades reapareceram. Repetiram o estudo ainda outra vez após os ataques de 11 de setembro de 2001 nos Estados Unidos e durante a epidemia de SARS [Síndrome respiratória aguda grave] que se espalhou por Hong Kong na primavera de 2003, matando trezentas pessoas em poucas semanas. Em ambos os casos, os resultados foram coerentes. Quando, como definiram os pesquisadores, "a fragilidade da vida se faz sentir", as metas e os motivos das pessoas em suas vidas cotidianas mudam completamente. É a perspectiva, não a idade, que mais importa.

Tolstói reconheceu isso. Conforme a saúde de Ivan Ilitch se deteriora e ele começa a perceber que seu tempo é limitado, sua ambição e vaidade desaparecem. Tudo o que deseja é conforto e companhia. Porém quase ninguém o entende — nem a família, nem os amigos, nem nenhum dos eminentes médicos pagos por sua esposa para examiná-lo.

Tolstói enxergava o abismo entre a perspectiva daqueles que precisam lidar com a fragilidade da vida e daqueles que não precisam. Captava a angústia específica de ter de carregar sozinho tanto conhecimento. Porém, também enxergava algo mais: mesmo quando a percepção de nossa condição mortal provoca um reordenamento de nossos desejos, esses desejos não são impossíveis de ser satisfeitos. Embora nenhum dos parentes, amigos ou médicos de Ivan Ilitch compreenda suas necessidades, seu criado Gerasim as compreende. Gerasim vê que Ivan Ilitch é um homem amedrontado, solitário, que está sofrendo, então sente pena dele, consciente de que, algum dia, ele mesmo compartilharia do destino de seu patrão. Enquanto os outros evitam Ivan Ilitch, Gerasim conversa com ele. Quando Ivan Ilitch descobre que a única posição capaz de aliviar sua dor é mantendo suas pernas macilentas apoiadas sobre os ombros de Gerasim, o criado fica sentado durante toda a noite para lhe confortar. Ele não se importa de desempenhar esse papel, mesmo quando precisa levantar Ilitch da cama e limpar o patrão. Oferece os cuidados de maneira deliberada e sincera e não impõe nenhuma meta além do que deseja Ivan Ilitch. Isso faz toda a diferença na vida decadente de Ivan Ilitch:

> Gerasim fazia tudo aquilo com facilidade, simplicidade, de bom grado e com uma bondade que tocava Ivan Ilitch. A saúde, a força e a vitalidade em outras pessoas lhe eram ofensivas, mas a força e a vitalidade de Gerasim não o mortificavam, pelo contrário, o acalmavam.

Esse serviço simples, porém profundo — compreender a necessidade de um homem moribundo de confortos diários, de companhia e de ajuda para alcançar seus modestos objetivos —, é o tipo de serviço do qual, mais de um século depois, ainda sofremos uma carência devastadora. Era o que Alice Hobson necessitava, mas não conseguiu encontrar. E era o que a filha de Lou Sanders, durante quatro anos cada vez mais exaustivos, descobriu que não conseguia mais oferecer por conta própria. No entanto, com o conceito da moradia assistida, Keren Brown Wilson conseguira incorporar essa ajuda vital a um lar para idosos.

A IDEIA SE propagou com uma rapidez impressionante. Por volta de 1990, inspirado no sucesso de Wilson, o estado de Oregon lançou uma iniciativa para incentivar a construção de mais lares para idosos como os dela. Wilson trabalhou com o marido para replicar o modelo e ajudar outros a fazerem o mesmo. Encontraram um mercado receptivo. As pessoas se mostravam dispostas a pagar quantias consideráveis para não ir parar em uma casa de repouso tradicional, e diversos estados concordaram em cobrir os custos para os idosos desfavorecidos.

Não muito tempo depois, Wilson foi a Wall Street tentar conseguir capital para construir mais estabelecimentos. Sua empresa, a Assisted Living Concepts, tornou-se uma companhia de capital aberto. Outras empresas semelhantes surgiram, como a Sunrise, a Atria, a Sterling e a Karrington, e a moradia assistida passou a ser a forma de alojamento para idosos que mais crescia no país. Até 2000, Wilson expandira o número de funcionários da Assisted Living Concepts de menos de cem para mais de 3 mil. Em 2010, o número de pessoas vivendo em estabelecimentos de moradia assistida se aproximava do número de pacientes em casas de repouso tradicionais.[8]

Porém, algo perturbador aconteceu no decorrer do processo. O conceito de moradia assistida se tornou tão popular que as incorporadoras imobiliárias começaram a aplicá-lo a praticamente qualquer coisa. A ideia se transformou de uma alternativa radical às casas de repouso em uma coleção de versões diluídas com menos serviços. Wilson testemunhou perante o Congresso e falou por todo o país a respeito de sua crescente preocupação em relação à maneira como a ideia estava evoluindo.

"Com todo mundo querendo adotar o nome, de repente a moradia assistida se transformou em uma ala redecorada de uma casa de repouso ou em uma pensão buscando atrair clientes", denunciou. Por mais que ela tentasse manter a filosofia original do projeto, não havia muitos outros que compartilhassem de seu compromisso.

A moradia assistida se tornara com frequência uma mera escala no trajeto entre a moradia independente e uma casa de repouso. Tornou-se parte da ideia agora amplamente difundida de uma "continuidade nos cuidados", o que soa como algo perfeitamente bom e lógico, mas acaba perpetuando as condições que tratam os idosos como crianças em idade pré-escolar. As preocupações a respeito da segurança e de possíveis processos judiciais foram cada vez mais limitando o que as pessoas podiam ter em seus apartamentos de moradia assistida, determinando as atividades das quais deveriam participar e definindo condições cada vez mais rígidas de transferência obrigatória dos residentes para casas de repouso. A linguagem da medicina, com suas prioridades de segurança e sobrevivência, estava mais uma vez assumindo o controle. Wilson ressaltou, irritada, que até as crianças têm permissão para assumir mais riscos do que os idosos. Elas pelo menos podem brincar em balanços e trepa-trepas.

Um levantamento de 15 mil estabelecimentos de moradia assistida publicado em 2003 identificou que apenas 11% deles oferecia privacidade e serviços suficientes a fim de permitir que pessoas fragilizadas permanecessem como residentes.[9] A ideia da moradia assistida como uma alternativa às casas de repouso tradicionais estava praticamente morta. Até o conselho administrativo da empresa de Wilson — tendo observado que inúmeras outras empresas estavam tomando uma direção mais fácil e mais barata — começou a questionar os padrões e a filosofia da fundadora. Ela queria construir prédios menores, em cidades menores onde os idosos não tivessem nenhuma opção senão as casas de repouso tradicionais e queria unidades para idosos de baixa renda segurados pela Medicaid. Porém, a orientação mais lucrativa seria construir prédios maiores, em cidades maiores e sem clientes de baixa renda nem serviços avançados. Wilson criara a moradia assistida para ajudar pessoas como sua mãe, Jessie, a terem uma vida melhor, e provara que o conceito podia ser lucrativo. Porém seu conselho administrativo e a bolsa de valores queriam tomar caminhos que levassem a lucros ainda maiores. A batalha foi se acirrando ainda mais até que, em 2000, ela deixou o cargo de CEO e vendeu todas as suas ações na empresa que fundara.

Mais de uma década se passou desde então. Keren Wilson agora é uma senhora de meia-idade. Quando conversei com ela, não muito tempo atrás, seu sorriso de dentes tortos, os ombros caídos, os óculos de leitura e os cabelos brancos lhe davam uma aparência mais de uma vovó apaixonada pela leitura do que a da empreendedora revolucionária que havia fundado um ramo de atividade internacional. Como boa gerontóloga, fica animada quando a conversa se volta para perguntas voltadas para a pesquisa e é precisa ao falar. Não obstante, continua sendo o tipo de pessoa que está sempre interessada em grandes problemas, aparentemente impossíveis de ser resolvidos. Wilson e o marido ficaram ricos com a empresa e, com o dinheiro que ganharam, criaram a Fundação Jessie F. Richardson, nomeada em homenagem à mãe de Keren, a fim de continuar o trabalho de transformação dos cuidados para idosos.

Wilson passa a maior parte de seu tempo nas regiões carvoeiras da Virginia Ocidental, onde nasceu — lugares como Boone, Mingo e McDowell. O estado da Virginia Ocidental tem uma das populações mais velhas e mais pobres do país. Assim como em grande parte do mundo, é um lugar de onde os jovens partem em busca de melhores oportunidades e os idosos são deixados para trás. Ali, nos vazios demográficos onde cresceu, Wilson ainda está tentando entender como pessoas comuns podem envelhecer sem precisar escolher entre o abandono e a institucionalização. Essa continua sendo uma das questões mais desconfortáveis que enfrentamos.

"Eu quero que você saiba que eu ainda amo a moradia assistida", ela me disse, depois repetiu para si mesma, "Eu *amo* a moradia assistida". O conceito criara uma crença e uma expectativa de que pudesse haver algo melhor do que as tradicionais casas de repouso, disse Wilson, e essa crença e expectativa ainda persistem. Nenhum projeto bem-sucedido se torna exatamente o que o criador gostaria que fosse. Assim como uma criança, cresce, porém nem sempre na direção esperada. Mas Wilson continua encontrando lugares onde sua intenção original permanece viva.

"Eu amo quando a moradia assistida funciona", disse.

O problema é que, na maioria dos lugares, não funciona.

PARA LOU SANDERS, não funcionou. Shelley acreditava ter tido sorte ao encontrar um estabelecimento de moradia assistida perto de casa que aceitasse seu pai, mesmo com sua limitada condição financeira. As economias de Lou haviam praticamente se esgotado e a maioria dos outros lugares exigia um pagamento adiantado de centenas de milhares de dólares. O estabelecimento encontrado por Shelley recebia subsídios do governo, o que o tornava mais acessível. O lugar tinha uma linda varanda, um lobby bem-iluminado, acabara de ser pintado e dispunha de uma bela biblioteca e de apartamentos razoavelmente espaçosos. Parecia convidativo e profissional. Shelley gostou de lá desde a primeira visita. Porém, Lou resistiu. Olhou a sua volta e não viu uma única pessoa sem um andador.

"Eu vou ser o único aqui usando meus próprios pés para andar", disse. "Não é para mim." Voltaram para casa.

Não muito tempo depois, porém, Lou sofreu mais uma queda. Caiu feio em um estacionamento e bateu a cabeça com força no asfalto. Levou um tempo para voltar a si. Foi internado para ficar em observação. Depois disso, reconheceu que as coisas tinham mudado. Deixou que Shelley o colocasse na lista de espera do estabelecimento de moradia assistida. Uma vaga foi aberta logo antes de seu aniversário de 92 anos. Se ele não a pegasse, lhe disseram, voltaria para o fim da lista. Foi obrigado a aceitar.

Depois que se mudou, ele não ficou com raiva de Shelley. Mas talvez ela tivesse achado mais fácil lidar com um pai raivoso. Lou estava simplesmente deprimido. E o que um filho pode fazer em uma situação dessas?

Parte do problema, Shelley sentia, era a dificuldade de lidar com a mudança. Em sua idade, Lou não se adaptava facilmente a mudanças. Mas a filha sentia que havia algo mais. Lou parecia perdido. Não conhecia ninguém naquele lugar e quase não havia outros homens. Ele olhava à sua volta, pensando: "O que um cara como eu está fazendo preso num lugar como este — com oficinas de miçanga, tardes de decoração de bolos e uma péssima biblioteca, cheia de livros de Danielle Steel?". Onde estava sua família, seu amigo carteiro ou Beijing, sua cadela amada? Não pertencia àquele lugar. Shelley perguntou à diretora de atividades se ela não poderia planejar algumas atividades mais voltadas para o público masculino ou talvez criar um clube do livro. Mas, pff, como se isso fosse ajudar...

O que mais incomodava Shelley era a falta de curiosidade dos funcionários do estabelecimento a respeito daquilo que era importante para Lou em sua vida e do que ele fora forçado a abrir mão. Não pareciam sequer reconhecer sua ignorância a esse respeito. Embora chamassem o serviço que ofereciam de moradia assistida, ninguém parecia enxergar como parte de seu trabalho de fato prestar assistência a Lou — tentar encontrar uma maneira de manter as conexões e os prazeres que mais lhe importavam. A atitude dos funcionários parecia ser movida não pela crueldade, mas pela incompreensão. Porém, como teria dito Tolstói, que diferença faz no fim das contas?

Lou e Shelley chegaram a um acordo. Todo domingo, ela o levaria para casa, onde ele ficaria até terça. Assim, pelo menos teria alguns dias por semana da vida que costumava ter e Shelley também se sentiria melhor.

Perguntei a Wilson por que a moradia assistida ficava com tanta frequência aquém das expectativas. Em sua opinião havia diversas razões. Primeiramente, ajudar de verdade as pessoas em suas vidas cotidianas "é algo mais difícil de se fazer na prática do que na teoria", e é complicado fazer com que aqueles que prestam os serviços de cuidados pensem a respeito do que isso realmente envolve. Deu o exemplo de ajudar alguém a se vestir. De preferência, você deixa a pessoa fazer o que pode sozinha, ajudando-a assim a manter suas capacidades e seu senso de independência. Porém, explicou Wilson, "vestir alguém é mais fácil do que deixar que a pessoa se vista sozinha. Leva menos tempo. É menos irritante". Então, a menos que o apoio às capacidades da pessoa seja estipulado como prioridade, os funcionários acabam vestindo os residentes como se fossem bonecas de pano. Gradualmente, tudo começa a ser feito assim. As tarefas passam a importar mais do que as pessoas.

Para piorar a situação, não temos nenhuma maneira confiável de medir se um estabelecimento está de fato assistindo as pessoas em suas vidas cotidianas. Por outro lado, temos avaliações bem precisas para critérios como saúde e segurança. Então é fácil adivinhar o que mais recebe atenção dos administradores desses estabelecimentos: se o papai está perdendo peso, esquecendo-se de tomar seus remédios ou sofrendo quedas, não se ele está se sentindo sozinho.

O mais frustrante e importante, disse Wilson, é o fato de que a moradia assistida não é construída tendo em mente os idosos, mas sim seus filhos. São os filhos que com frequência decidem onde os idosos vão morar e isso fica visível na maneira como os estabelecimentos se promovem. Tentam criar o que os marqueteiros chamam de "apelo visual" — a bela recepção em estilo de hotel, por exemplo, que chamou a atenção de Shelley. Alardeiam seu laboratório de computação, sua academia e os passeios que oferecem a concertos e museus — coisas que refletem muito mais o que uma pessoa de meia-idade deseja para os pais do que o que os próprios pais desejam para si. Acima de tudo, esses estabelecimentos se vendem como lugares seguros, quase nunca como lugares que priorizam as escolhas de seus residentes a respeito de como querem viver. Porque, com frequência, é exatamente a teimosia e a rabugice dos pais a respeito de suas escolhas que fazem com que os filhos os levem para esse tipo de lugar, para começo de conversa. A moradia assistida, nesse sentido, deixou de apresentar qualquer diferença em relação às casas de repouso tradicionais.

Certa vez, me contou Wilson, uma colega lhe disse: "Queremos autonomia para nós mesmos e segurança para aqueles que amamos". Esse continua sendo o maior problema e o maior paradoxo para os indivíduos fragilizados. "Muitas das coisas que queremos para aqueles que amamos são as mesmas a que nos opomos firmemente para nós mesmos porque infligiriam nosso senso de identidade."

Ela culpa em parte os idosos. "As pessoas mais velhas têm parte da responsabilidade, pois delegam a tomada de decisões aos filhos. Isso se deve em parte a pressuposições a respeito da idade e da fragilidade, mas é também uma coisa que reforça o vínculo afetivo e que é transferida dos mais velhos para os filhos. É como se dissessem: 'Bem, você está no comando agora.'"

Porém, continuou Wilson, "são raros os filhos que param para pensar: 'Será que este é o lugar que minha mãe quer, gosta ou necessita?' Normalmente, enxergam as coisas de seu próprio ponto de vista". O filho pergunta: "Será que este é um lugar onde *eu* me sentiria a vontade para deixar minha mãe?".

Lou estava no estabelecimento de moradia assistida havia menos de um ano quando o lugar se tornou inadequado para ele. Inicialmente, se adaptara da melhor maneira possível. Descobrira o único outro homem judeu que morava lá, chamado George, e os dois ficaram amigos. Jogavam *cribbage* e todo sábado iam à sinagoga, uma rotina que Lou tentara evitar durante toda a vida. Várias das residentes demonstravam interesse em Lou, e ele normalmente as ignorava. Mas nem sempre. Certa noite, resolveu dar uma festinha em seu apartamento. Convidou duas de suas admiradoras e abriu uma garrafa de conhaque que ganhara de presente.

"Então meu pai desmaiou, bateu com a cabeça no chão e acabou indo parar na emergência", contou Shelley. Mais tarde, quando já estava recuperado, ria ao se lembrar do que ocorrera. "Veja só", a filha se recorda de ouvi-lo dizer, "eu convido as mulheres, aí tomo um drinquezinho e desmaio."

Com os três dias na casa de Shelley toda semana e a vida que construiu para si durante os outros dias — apesar da ineficácia do estabelecimento —, Lou estava se virando. Levara meses para conseguir se adaptar. Aos 92 anos de idade, aos poucos reconstruiu uma vida cotidiana que lhe parecia tolerável.

Seu corpo, porém, não cooperava. Sua hipotensão postural estava piorando. Desmaiava com uma frequência cada vez maior — não apenas quando bebia conhaque. Poderia ser durante o dia ou à noite, caminhando ou ao se levantar da cama. Houve várias viagens de ambulância ao hospital para fazer radiografias. As coisas chegaram a tal ponto que ele não conseguia mais atravessar o longo corredor e tomar o elevador para o refeitório sem ajuda. Porém, Lou se recusava a usar um andador. Era uma questão de honra. Shelley teve de encher a geladeira do pai com pratos que ele pudesse simplesmente esquentar no micro-ondas.

Mais uma vez, estava preocupada com ele. Lou não estava se alimentando direito, sua memória estava piorando e, ainda que recebesse visitas regulares de auxiliares de enfermagem e que todas as noites alguém passasse para ver como ele estava, durante a maior parte do tempo ficava sentado sozinho no quarto. Shelley sentia que, considerando o estado de crescente fragilidade em que o pai se encontrava, era necessária uma maior supervisão. Teria de transferi-lo para um lugar que oferecesse cuidados 24 horas.

Visitou uma casa de repouso próxima. "Na verdade, era uma das melhores", disse. "Era limpa." Mas era uma casa de repouso. "Tinha pessoas em cadeiras de rodas, todas curvadas e enfileiradas nos corredores. Era horrível." Era o tipo de lugar, disse Shelley, que seu pai temia mais do que tudo. "Ele não queria que sua vida ficasse reduzida a uma cama, uma penteadeira, uma TV minúscula e metade de um quarto, com uma cortina entre ele e outra pessoa."

Porém, ao sair do lugar, Shelley pensou: "É o que eu tenho que fazer". Por mais horrível que parecesse, era para lá que precisava levar o pai.

"Por quê?", perguntei.

"Para mim, a segurança era o mais importante. Vinha antes de tudo. Eu precisava pensar na segurança dele", ela respondeu. Keren Wilson estava certa a respeito da maneira como o processo se desenvolve. Devido ao amor e à devoção que tinha pelo pai, Shelley sentia que não tinha outra escolha senão colocá-lo no lugar que ele mais temia.

Resolvi insistir. Mas por quê? Ele tinha se adaptado ao lugar onde estava. Tinha conseguido reunir as peças para reconstruir sua vida: um amigo, uma rotina, algumas coisas que ainda gostava de fazer. Era verdade que não estava tão seguro quanto estaria em uma casa de repouso. Ainda tinha medo de sofrer uma queda séria e de não ser encontrado até que fosse tarde demais. Mas estava mais feliz. E se lhe fosse dada a escolha, ele optaria pelo lugar mais feliz. Então por que escolher a outra opção?

Ela não sabia como responder. Tinha dificuldade de enxergar a situação de qualquer outra maneira. Lou precisava de alguém que cuidasse dele. Não estava seguro. Como poderia simplesmente deixá-lo lá?

Então é assim que as coisas se desenrolam. Na ausência de algo como o que tinha meu avô — uma grande família constantemente à disposição para permitir que ele fizesse suas próprias escolhas —, tudo o que resta a nossos idosos é uma existência institucional, controlada e supervisionada, uma resposta desenvolvida clinicamente para problemas incorrigíveis, uma vida projetada para ser segura, porém vazia de tudo aquilo que lhes é importante.

5 • *Uma vida melhor*

Em 1991, na minúscula cidade de New Berlin, no estado de Nova York, um jovem médico chamado Bill Thomas realizou um experimento. Não sabia ao certo o que estava fazendo. Tinha 31 anos, terminara sua residência em medicina de família havia menos de dois anos e acabara de ser contratado como diretor médico da Chase Memorial Nursing Home, uma casa de repouso com oitenta residentes idosos com sérias deficiências. Cerca de metade deles tinha deficiências físicas; quatro entre cinco sofria de Alzheimer ou de outras formas de deficiência cognitiva.

Até então, Thomas havia trabalhado como médico de emergência em um hospital próximo, quase o oposto de uma casa de repouso. As pessoas chegavam à emergência com problemas pequenos e reparáveis — uma perna quebrada, digamos, ou uma frutinha enfiada no nariz. Se o paciente tivesse problemas maiores subjacentes — se, por exemplo, a perna quebrada tivesse sido resultado da demência — o trabalho de Thomas era ignorar esse problema maior ou encaminhá-lo para algum outro lugar que pudesse lidar com ele, como uma casa de repouso. Enxergou em seu novo trabalho como diretor médico uma oportunidade de fazer algo diferente.

A equipe de funcionários do estabelecimento não via nada de especialmente problemático no lugar, mas Thomas, com o olhar do recém-chegado, via desespero em todos os quartos. A casa de repouso o deprimia. Queria melhorá-la. A princípio, tentou fazê-lo da melhor maneira que ele, como médico, conhecia. Ao ver os residentes tão desanimados e sem energia, suspeitou que estivessem sofrendo de alguma enfermidade não reconhecida ou de uma combinação indevida de remédios. Então começou a realizar exames físicos nos residentes, a pedir ressonâncias e testes e a mudar suas medicações. Porém, após várias semanas de investigações e alterações, obteve poucos resultados além de aumentar consideravelmente as despesas médicas e de levar a equipe de enfermagem à loucura. A diretora de enfermagem conversou com ele e lhe disse que desistisse.

"Eu estava confundindo cuidados com tratamento", contou-me Thomas.

Porém, ele não desistiu. Começou a achar que o ingrediente que faltava àquela casa de repouso era a própria vida, e decidiu tentar um experimento para injetar um pouco dela no lugar. A ideia que teve era tão louca e ingênua quanto brilhante. O fato de ter conseguido convencer os residentes e a equipe de enfermagem a abraçá-la foi um pequeno milagre.

No entanto, para entender a ideia — incluindo como surgiu e como ele conseguiu colocá-la em prática — é preciso antes entender algumas coisas a respeito de Bill Thomas. A primeira é que, quando criança, Thomas ganhou todas as competições de vendas realizadas por sua escola. Mandavam os alunos venderem velas, revistas ou chocolates de porta em porta em prol dos escoteiros ou de uma equipe esportiva, e ele invariavelmente voltava para casa com o prêmio de melhor vendedor. Também venceu a eleição para presidente do grêmio estudantil da escola durante o ensino médio e foi escolhido como capitão da equipe de corrida. Quando queria, conseguia vender praticamente qualquer coisa, incluindo a si mesmo.

Ao mesmo tempo, era péssimo aluno. Tinha notas baixíssimas e constantes discussões com os professores por nunca fazer os deveres que lhe passavam. Não que não conseguisse fazer os deveres. Era um leitor voraz e autodidata, o tipo de menino que poderia aprender trigonometria sozinho para construir um barco (o que fez). Simplesmente não se interessava em fazer os deveres que os professores pediam e não hesitava em lhes dizer isso. Hoje em dia, é provável que recebesse o diagnóstico de transtorno desafiador opositivo. Na década de 1970, porém, era visto apenas como um garoto-problema.

As duas personas — o vendedor e o desafiador — pareciam vir do mesmo lugar. Perguntei a Thomas qual era sua técnica especial de vendas quando criança. Respondeu que não tinha nenhuma. Era simplesmente o fato de que "eu estava disposto a ser rejeitado. É isso que permite que alguém seja um bom vendedor. Você precisa estar disposto a ser rejeitado". Era uma característica que lhe permitia persistir até conseguir o que queria e evitar o que não queria.

Por muito tempo, porém, Thomas não sabia o que queria. Crescera no condado vizinho ao de New Berlin, em um vale próximo à cidade de Nichols. Seu pai era operário de fábrica e a mãe, telefonista. Nenhum dos dois frequentara a faculdade e ninguém esperava de Bill Thomas que o fizesse. Perto de terminar o ensino médio, Thomas parecia estar com tudo encaminhado para cursar um dos programas de treinamento oferecidos pelos sindicatos dos trabalhadores. Porém uma conversa fortuita com o irmão mais velho de um amigo, que, de férias da faculdade, estava visitando a família e lhe contou tudo sobre cerveja, garotas e a diversão do mundo universitário, levaram Thomas a repensar sua decisão.

Ele se inscreveu em uma faculdade estadual perto de onde morava, a SUNY Cortland. Ali, algo o despertou. Talvez tenha sido o professor do ensino médio que previra que antes das festas de fim de ano ele estaria de volta a sua cidade natal, trabalhando em um posto de gasolina. O que quer que tenha sido, Thomas alcançou um sucesso que superou de longe as expectivas de todos, devorando as matérias, mantendo o coeficiente de rendimento máximo e tornando-se mais uma vez presidente do diretório acadêmico. Entrara pensando em se formar professor de educação física, porém, nas aulas de biologia, começou a pensar que talvez a medicina fosse para ele. Acabou se tornando o primeiro aluno da SUNY Cortland a ser aceito para a Faculdade de Medicina de Harvard.

Ele amava Harvard. Poderia ter chegado lá com certo constrangimento — o rapaz de classe trabalhadora disposto a provar que não era como aqueles esnobes, com seus diplomas de escolas de elite e seus fundos de investimento. Mas não foi o caso. Para ele, o lugar foi uma revelação. Amava estar entre pessoas tão motivadas e apaixonadas pela ciência, pela medicina, por tudo.

"Uma das minhas partes preferidas da faculdade de medicina era ir jantar todas as noites com amigos na cantina do Beth Israel Hospital", contou-me. "E a gente passava duas horas e meia discutindo casos — era intenso, realmente incrível."

Ele também amava estar em um lugar onde as pessoas acreditavam que ele era capaz de alcançar grandes feitos. Vencedores do prêmio Nobel vinham dar aulas, até nas manhãs de sábado, pois esperavam que ele e os outros aspirassem à grandeza.

Nunca sentiu, contudo, a necessidade de obter a aprovação de ninguém. Os membros do corpo docente tentaram recrutá-lo para seus programas de treinamento especializados em hospitais renomados ou para seus laboratórios de pesquisa. Em vez disso, Thomas optou por uma residência em medicina de família em Rochester, Nova York. Não era exatamente a ideia que se tinha em Harvard de aspirar à grandeza.

Voltar para casa, para o estado de Nova York, sempre fora sua meta. "Eu sou um cara local", me disse. Na verdade, seus quatro anos em Harvard foram a única época em que viveu fora da região onde nasceu. Durante as férias, costumava fazer de bicicleta o percurso de ida e volta entre Boston e Nichols — 530 quilômetros em cada direção. Gostava da autossuficiência, de armar sua barraca em pomares e campos aleatórios pelo caminho e encontrar comida onde pudesse. A medicina de família o atraía pelo mesmo motivo: poderia ser independente, trilhar seu próprio caminho.

Em determinado ponto durante sua residência, depois que conseguira economizar algum dinheiro, comprou um terreno rural perto de New Berlin pelo qual passava com frequência em suas viagens de bicicleta e que imaginava que um dia seria seu. Quando sua formação médica chegou ao fim, trabalhar com a terra havia se tornado seu verdadeiro amor. Começou a exercer a função de clínico geral, mas logo se voltou para a medicina de emergência, pois oferecia um horário mais previsível, em turnos, o que lhe permitia dedicar o resto de seu tempo à fazenda. Estava comprometido com a ideia de se tornar totalmente autossuficiente. Construiu sua casa com as próprias mãos, com a ajuda de amigos. Cultivava a maior parte do que comia. Usava energia eólica e solar para gerar eletricidade. Estava completamente fora da rede. Vivia de acordo com o clima e com as estações. Thomas e Jude, a enfermeira com quem se casou, acabaram expandindo a fazenda para mais de 160 hectares. Criavam gado, cavalos, galinhas, tinham um celeiro, um moinho e uma cabana de produção de açúcar, sem falar em cinco filhos.

"Eu realmente sentia que a vida que eu estava levando era a mais autêntica e verdadeira que eu poderia levar", explicou Thomas.

Àquela altura, era mais fazendeiro do que médico. Tinha barba e estava mais propenso a vestir um macacão debaixo do jaleco branco do que uma gravata. Porém as horas no atendimento de emergência eram exaustivas. "Basicamente, cansei de trabalhar durante todas aquelas noites", disse. Decidiu então aceitar o trabalho na casa de repouso. Era um trabalho diurno. O horário era previsível. Quão difícil poderia ser?

DESDE O PRIMEIRO dia na casa de repouso, Thomas sentiu o claro contraste entre a vertiginosa e próspera abundância de vida que experimentava em sua fazenda e a confinada e institucionalizada ausência de vida com que se deparava toda vez que ia trabalhar. Aquilo o atormentava. Os enfermeiros diziam que ele acabaria se acostumando, mas Thomas sentia que não poderia e não queria aceitar o que via. Alguns anos se passaram antes que ele conseguisse articular exatamente por que, mas no fundo reconhecia que as condições na Chase Memorial Nursing Home contradiziam de maneira fundamental seu ideal de autossuficiência.

Thomas acreditava que uma boa vida era uma vida de independência máxima. Mas isso era exatamente o que era negado aos residentes da casa de repouso. Tinham sido professores, vendedores, donas de casa e operários de fábrica, como as pessoas que ele conhecera durante a infância e adolescência. Estava certo de que deveria haver a possibilidade de algo melhor para eles. Então, agindo com base em não muito mais do que seus próprios instintos, decidiu tentar dar alguma vida à casa de repouso, da maneira que fizera em sua própria casa: literalmente colocando vida nela. Se conseguisse introduzir plantas, animais e crianças na vida dos residentes — encher a casa de repouso desses elementos — o que aconteceria?

Foi conversar com a gerência do estabelecimento. Sugeriu que poderiam financiar a ideia se candidatando a um pequeno financiamento oferecido pelo estado de Nova York para projetos inovadores. Roger Halbert, o administrador que contratara Thomas, em princípio gostou da ideia. Estava disposto a tentar algo novo. Durante os vinte anos em que estivera trabalhando na Chase, certificara-se de que o estabelecimento mantivesse uma excelente reputação e expandira continuamente a gama de atividades disponíveis para os residentes. A nova ideia de Thomas parecia estar em sintonia com as melhorias anteriores. Então a equipe de gerência sentou-se para elaborar o projeto de candidatura ao financiamento. Thomas, porém, parecia ter em mente algo mais amplo do que Halbert imaginara.

Thomas expôs o raciocínio por trás de sua proposta. A meta, disse, era atacar o que ele chamava as "três pragas da existência em uma casa de repouso": o tédio, a solidão e a sensação de impotência. Para combatê-las, precisavam dar vida ao lugar. Colocariam plantas em todos os quartos. No lugar do gramado, criariam um jardim e uma horta. E trariam animais.

Até aí, tudo parecia bem. Um animal às vezes podia ser complicado, devido a questões de saúde e segurança. Porém os regulamentos para casas de repouso no estado de Nova York permitiam um cachorro ou um gato. Halbert disse a Thomas que já tinham tentado um cachorro duas ou três vezes, mas não tinha dado certo. Os animais não tinham a personalidade adequada e tinha sido difícil providenciar os cuidados necessários. Mas ele estava disposto a tentar novamente.

Então Thomas disse: "Vamos tentar dois cachorros".

"O regulamento não permite mais de um cachorro", respondeu Halbert.

Mas Thomas insistiu: "Vamos só pôr no papel".

Houve um silêncio momentâneo. Mesmo esse pequeno passo ia contra os valores centrais não apenas dos regulamentos das casas de repouso, mas também daquilo que esses estabelecimentos acreditavam ser as principais razões pelas quais existiam: a saúde e a segurança dos idosos. Halbert teve dificuldade em aceitar a ideia. Quando conversei com ele, há não muito tempo, ainda recordava vividamente a cena.

A diretora de enfermagem, Lois Greising, estava na sala, além do coordenador de atividades e da assistente social... Eu estou vendo os três ali sentados, olhando uns para os outros, revirando os olhos e dizendo: "Isso vai ser interessante".

Eu disse: "Tudo bem, vou colocar no papel". Eu estava começando a pensar: "Não estou tão entusiasmado com essa ideia quanto você, mas vou colocar dois cachorros".

Aí ele disse: "E que tal dois gatos?".

E eu respondi: "Como assim, dois gatos? Já temos dois cachorros no papel".

Ele continuou: "Algumas pessoas não são chegadas em cachorros. Algumas gostam de gatos".

Eu perguntei: "Você quer cachorros *e* gatos?".

Ele disse: "Vamos colocar no papel, para efeito de discussão".

Eu respondi: "Está bem, vou colocar um gato".

"Não, não, não. Nós temos dois andares. E se a gente botasse dois gatos em cada andar?"

Eu disse: "Nós vamos propor ao departamento de saúde dois cachorros e quatro gatos?".

Ele respondeu: "É, coloca aí".

Eu disse: "Tudo bem, vou colocar. Acho que a gente não está sendo realista. Eles nunca vão concordar com isso".

Então ele disse: "Mais uma coisa. E que tal uns passarinhos?".

Eu disse que os regulamentos eram claros: "Nenhum tipo de pássaro é permitido em casas de repouso".

Ele continuou: "Mas que tal uns passarinhos?".

Eu perguntei: "Como assim, que tal uns passarinhos?".

Ele respondeu: "Imagina só: olha por essa janela aí ao seu lado. Imagina que nós estamos em janeiro ou fevereiro. Tem quase um metro de neve lá fora. Que sons a gente escuta aqui dentro da casa de repouso?".

Eu disse: "Bem, a gente escuta alguns residentes resmungando. Talvez algumas risadas. Televisões ligadas em diferentes áreas, talvez um pouco mais do que a gente gostaria". Continuei: "Escuta um ou outro anúncio no alto-falante".

"Que outros sons você está ouvindo?"

Eu disse: "Bem, eu ouço os funcionários interagindo uns com os outros e com os residentes".

E ele insistiu: "Certo, mas o que são aqueles sons de vida — de vida positiva?".

"Você está falando de passarinhos cantando."

"Isso!"

Eu perguntei: "Em quantos passarinhos você está pensando para criar essa cantoria?".

E ele respondeu: "Vamos colocar cem".

"CEM PASSARINHOS? AQUI DENTRO?", eu disse. "Você só pode estar louco! Você já morou em uma casa com dois cachorros, quatro gatos e cem passarinhos?"

E ele disse: "Não, mas não valeria a pena tentar?".

Agora, aí é que está a diferença crucial entre mim e o dr. Thomas.

Os outros três que estavam ali sentados na sala estavam com os olhos arregalados e dizendo: "Ai, meu Deus. Será que isso é uma boa ideia?".

Eu disse: "Dr. Thomas, eu gosto da ideia. Eu quero inovar. Mas não sei se quero que este lugar fique parecendo um zoológico ou, pior, cheirando como um zoológico. Não consigo imaginar fazer isso".

Ele disse: "Confie em mim".

E eu respondi: "Você precisa me provar que isso tem algum mérito".

Era a abertura de que Thomas precisava. Halbert não dissera não. Durante as reuniões seguintes, Thomas conseguiu vencê-los pelo cansaço. Lembrou-os das "três pragas", do fato de que as pessoas em casas de repouso estavam morrendo de tédio, solidão e por se sentirem impotentes e de que eles estavam tentando encontrar a cura para essas aflições. Será que não valeria a pena tentar qualquer coisa para alcançar esse objetivo?

Enviaram o projeto. Não teriam a menor chance, concluíra Halbert. Mas Thomas levou uma equipe até a capital do estado para tentar convencer pessoalmente os funcionários do governo. E conseguiram a verba e todas as isenções regulamentares necessárias para implementar o projeto.

"Quando recebemos a notícia", recorda Halbert, "eu disse, 'Meu Deus! Vamos ter mesmo que fazer isso.'"

A responsabilidade de fazer com que o projeto funcionasse recaiu sobre Lois Greising, a diretora de enfermagem. Estava na casa dos sessenta anos e havia anos que trabalhava em casas de repouso. A chance de tentar uma nova maneira de melhorar a vida dos idosos lhe parecia muito atraente. Contou-me que enxergava aquilo como "um grande experimento" e que decidiu que sua tarefa seria mediar o otimismo de Thomas, às vezes abstraído da realidade, e as apreensões e a inércia dos membros da equipe.

Não era uma tarefa simples. Todo estabelecimento possui uma cultura profundamente arraigada que dita como as coisas são feitas. "A cultura é a soma total dos hábitos e das expectativas compartilhados", me explicou Thomas. A seu ver, os hábitos e as expectativas haviam feito da segurança e das rotinas institucionais prioridades maiores do que viver uma vida agradável e impediram a casa de repouso de trazer com sucesso sequer um cachorro para viver com os residentes. Ele queria trazer animais, plantas e crianças suficientes para fazer com que se tornassem parte da vida de cada um dos residentes. Inevitavelmente, isso atrapalharia a rotina a que a equipe estava acostumava, mas não seria isso parte da meta?

"A cultura cria uma tremenda inércia", disse. "É por isso que é cultura. Funciona porque perdura. A cultura sufoca a inovação ainda no berço."

Para combater a inércia, Thomas decidiu que deveriam lutar diretamente contra a resistência — "atacar com força total", disse. Chamou a estratégia de Big Bang. Não trariam um cachorro, um gato ou um pássaro e esperariam para ver como as pessoas reagiriam. Trariam todos os animais mais ou menos de uma vez só.

Naquele outono, levaram para a casa um galgo chamado Target, uma cadelinha de colo chamada Ginger, os quatro gatos e os passarinhos. Jogaram fora todas as plantas artificiais e colocaram plantas naturais em todos os quartos. Os membros da equipe começaram a trazer os filhos para passar algum tempo por lá depois da escola; amigos e familiares fizeram um jardim nos fundos da casa de repouso e um parquinho para as crianças. Foi uma terapia de choque.

Um exemplo da amplitude do empreendimento: encomendaram os cem periquitos para entrega no mesmo dia. Mas tinham pensado em como fariam para manter cem periquitos dentro de uma casa de repouso? Não, não tinham. Quando o caminhão de entrega chegou, ainda não havia gaiolas. O entregador então os soltou no salão de beleza no térreo, fechou a porta e saiu. As gaiolas chegaram mais tarde naquele dia, mas desmontadas.

Foi um "completo pandemônio", disse Thomas. A recordação ainda o faz sorrir. Ele é desse tipo de pessoa.

Ele, a esposa Jude, a diretora de enfermagem Greising e algumas outras pessoas passaram horas montando as gaiolas, correndo atrás dos periquitos pelo salão, no meio de uma nuvem de penas, e entregando pássaros ao quarto de cada um dos residentes. Os idosos se reuniram do lado de fora do salão para assistir à cena.

"Eles riram até não poder mais", contou Thomas.

Agora, Thomas se admira da incompetência da equipe. "Nós não sabíamos o que estávamos fazendo. Não fazíamos *a menor ideia.*" E era aí que estava a beleza da coisa. Era tão óbvio que eram incompetentes que quase todo mundo baixou a guarda e simplesmente começou a ajudar, incluindo os residentes. Quem pudesse, ajudava cobrindo o fundo das gaiolas com jornal, acomodando os cachorros e os gatos e chamando as crianças para participarem. Foi uma espécie de caos glorioso — ou, nas palavras diplomáticas de Greising, "um ambiente intenso".

Tiveram de resolver inúmeros problemas às pressas — como alimentar os animais, por exemplo. Decidiram criar "turnos de alimentação" diários. Jude conseguiu um carrinho de medicamentos de um hospital psiquiátrico que tinha sido fechado e transformou-o no que ficou conhecido como "passaromóvel". O passaromóvel foi carregado com alpiste, biscoitos caninos e ração para gatos, e um membro da equipe passava com ele por cada quarto para trocar o jornal das gaiolas e alimentar os animais. Havia algo lindamente subversivo, disse Thomas, em usar um carrinho de remédios que antes distribuíra toneladas de clorpromazina para distribuir Biscroks.

Tiveram todo tipo de crise, e cada uma delas poderia ter resultado no fim do experimento. Certa vez, às três da manhã, Thomas recebeu um telefonema de uma enfermeira. Isso não era incomum. Afinal, ele era o diretor médico da casa de repouso. Mas a enfermeira não queria falar com ele. Queria falar com Jude. Ele passou o telefone para a esposa.

"O cachorro fez cocô no chão", disse a enfermeira a Jude. "Você vai vir limpar?" Para a enfermeira, aquela tarefa estava muito abaixo de sua posição. Não tinha se formado em Enfermagem para acabar limpando cocô de cachorro.

Jude se recusou. "Tivemos problemas", disse Thomas. Na manhã seguinte, ao chegar ao trabalho, descobriu que a enfermeira havia colocado uma cadeira sobre o cocô, para que ninguém pisasse nele, e tinha ido embora.

Alguns dos funcionários achavam que deveriam contratar adestradores de animais; cuidar dos animais não era parte do trabalho da equipe de enfermagem e ninguém estava lhes pagando mais para que o fizessem. Na verdade, havia dois ou três anos que não recebiam um aumento decente devido aos cortes no orçamento do estado para reembolsos de casas de repouso. Porém, o mesmo governo estadual destinara verbas para a compra de um monte de plantas e animais. Outros acreditavam que, assim como em casa, os animais eram uma responsabilidade que deveria ser compartilhada entre todos. Quando se tem animais, certas coisas acontecem e quem quer que esteja lá na hora faz o que precisa ser feito, seja o diretor da casa de repouso ou um auxiliar de enfermagem. Era uma batalha a respeito de visões de mundo fundamentalmente diferentes: estavam administrando uma instituição ou oferecendo um lar?

Greising esforçava-se para incentivar a segunda visão. Ajudava os funcionários a equilibrar as responsabilidades. Gradualmente, as pessoas começaram a aceitar que encher a Chase de vida era tarefa de todos. E isso aconteceu não porque lhes foi apresentado um conjunto de argumentos racionais ou porque foram feitas concessões, mas porque o efeito sobre os residentes logo se tornou impossível de ignorar: começaram a despertar e a ganhar vida.

"Pessoas que acreditávamos que não pudessem falar começaram a falar", disse Thomas. "Pessoas que antes eram completamente reclusas, que não andavam, começaram a ir até o posto de enfermagem e dizer: 'Vou levar o cachorro para passear.'" Todos os periquitos foram adotados pelos residentes, todos receberam nomes. O brilho voltou aos olhos das pessoas. Em um livro que escreveu sobre a experiência, Thomas citou passagens de diários escritos pelos funcionários, nos quais descreviam quão insubstituíveis os animais haviam se tornado na vida cotidiana dos residentes, mesmo daqueles com casos avançados de demência:[1]

> Gus adora seus passarinhos. Fica os escutando cantar e pergunta se podem beber um pouco de seu café.

> Os residentes estão realmente tornando meu trabalho mais fácil; muitos me fornecem um relatório diário sobre seus passarinhos (por exemplo: "canta o dia todo", "não come", "parece mais animado").

M.C. fez os turnos de alimentação dos pássaros comigo hoje. Normalmente, ela fica sentada ao lado da porta do depósito, me observando ir e vir, mas hoje de manhã perguntei se ela queria vir comigo. Ela concordou, muito entusiasmada, e lá fomos nós. Enquanto eu alimentava e molhava os pássaros, M.C. segurava o recipiente de comida para mim. Expliquei-lhe cada passo e, quando eu borrifava água nos pássaros, ela ria sem parar.

Os residentes da Chase Memorial Nursing Home agora incluem cem periquitos, quatro cachorros, dois gatos e mais uma colônia de coelhos e um bando de galinhas poedeiras. Há também centenas de plantas de interior, além de um jardim e de uma horta prósperos. O estabelecimento conta também com uma creche para os filhos dos funcionários e um novo programa de atividades extracurriculares para as crianças maiores.

Pesquisadores estudaram os efeitos desse programa durante um período de dois anos, comparando várias das medidas implementadas na Chase àquelas usadas em outra casa de repouso próxima. O estudo concluiu que o número de medicamentos receitados por cada residente caiu para a metade. Os medicamentos psicotrópicos para agitação, como o Haldol, foram os que tiveram o uso mais reduzido. Os custos totais com medicamentos caíram para 38%. O número de mortes diminuiu em 15%.

O estudo não conseguiu determinar a razão para a queda no número de mortes, mas Thomas acreditava ter a explicação. "Acho que a diferença nas taxas de mortalidade estão ligadas à necessidade humana fundamental de ter uma razão para viver." E os resultados de outra pesquisa confirmaram a conclusão de Thomas.[2] No início da década de 1970, as psicólogas Judith Rodin e Ellen Langer realizaram um experimento no qual conseguiram que uma casa de repouso em Connecticut desse uma planta a cada um de seus residentes. Metade deles foi encarregada de regar as plantas e assistiu a uma palestra sobre os benefícios de assumir responsabilidades. A outra metade teve suas plantas regadas por outras pessoas e assistiu a uma palestra a respeito de como a equipe de funcionários era responsáel pelo bem-estar dos residentes. Após um ano e meio, o grupo que foi incentivado a assumir mais responsabilidades — mesmo por algo tão pequeno quanto uma planta — demonstrou estar mais ativo e alerta e pareceu viver por mais tempo.

Em seu livro, Thomas contou a história de um homem a quem chamou sr. L. Três meses antes de o sr. L. ter se mudado para a casa de repouso, sua esposa, com quem fora casado por mais de sessenta anos, havia morrido. Ele perdera o interesse em comer, e seus filhos precisavam ajudá-lo cada vez mais com as necessidades diárias. Certo dia, ele caiu com o carro em um canal e a polícia levantou a possibilidade de que tivesse sido uma tentativa de suicídio. Quando o sr. L. recebeu alta do hospital, a família o colocou na Chase.

Thomas recorda-se do dia em que o conheceu. "Fiquei me perguntando como aquele homem conseguira sobreviver. Os acontecimentos dos três meses anteriores haviam destruído completamente seu mundo. Perdera a esposa, a casa, a liberdade e, talvez o pior de tudo, a sensação de que sua existência tinha algum significado. A alegria de viver para ele se fora."

Na casa de repouso, apesar dos medicamentos antidepressivos e dos esforços para animá-lo, ele começou a se afundar cada vez mais. Passava o dia na cama e se recusava a comer. Por volta dessa época, porém, o novo programa começou a ser implementado e foram oferecidos ao sr. L. dois periquitos.

"Ele aceitou, com a indiferença de alguém que sabe que não vai durar muito tempo", disse Thomas. Mas o sr. L. começou a mudar. "As mudanças foram sutis a princípio. Ele se posicionava na cama de modo a poder observar as atividades de seus novos protegidos." Começou a informar os funcionários que vinham cuidar dos pássaros a respeito do que os animais gostavam e de como estavam. Os pássaros o estavam tirando do casulo. Para Thomas, era a demonstração perfeita de sua teoria a respeito do que os seres vivos podem oferecer. No lugar do tédio, oferecem a espontaneidade. No lugar da solidão, oferecem companhia. No lugar da sensação de impotência, oferecem a chance de cuidar de outro ser.

"[O sr. L.] começou a comer novamente, a se vestir e a sair do quarto", relatou Thomas. "Os cachorros precisavam passear todas as tardes, e ele nos disse que era a pessoa ideal para a tarefa." Três meses depois, ele voltou para casa. Thomas está convencido de que o programa lhe salvou a vida.

Se salvou mesmo ou não talvez não seja tão relevante. A descoberta mais importante do experimento de Thomas foi que ter uma razão para viver poderia reduzir as taxas de mortalidade de idosos debilitados. O mais importante foi descobrir que é possível dar a essas pessoas razões para viver, ponto. Mesmo residentes que sofrem de demência tão séria que haviam perdido a capacidade de entender muito do que estava acontecendo podiam experimentar uma vida com muito mais sentido, uma vida muito mais prazerosa e satisfatória. É muito mais difícil medir quão mais importante é para as pessoas se sentirem vivas do que quantos remédios a menos precisam tomar ou por quanto mais tempo podem viver. Mas será que existe alguma coisa mais importante do que isso?

Em 1908, um filósofo de Harvard chamado Josiah Royce escreveu um livro intitulado *The Philosophy of Loyalty* [A filosofia da lealdade].[3] Royce não estava interessado nas tribulações do envelhecimento, mas sim em um quebra-cabeça fundamental para todos aqueles que contemplam a própria mortalidade. Queria entender por que o simples fato de existirmos — de termos um lugar para morar, o que comer, de estarmos seguros e vivos — nos parece vazio e desprovido de sentido. Do que mais precisamos para sentir que a vida vale a pena?

A resposta, ele acreditava, é que todos buscamos uma causa além de nós mesmos. Essa era, para Royce, uma necessidade humana intrínseca. A causa poderia ser grande (família, país, princípios) ou pequena (um projeto de construção, um bicho de estimação). O importante, segundo ele, era que, ao atribuirmos valor à causa e a enxergarmos como digna de sacrifícios de nossa parte, damos sentido a nossas vidas.

Royce chamou essa dedicação a uma causa além de nós mesmos de lealdade. Para ele, era o oposto do individualismo. O individualista coloca seus interesses pessoais em primeiro lugar, vendo a própria dor, prazer e existência como suas principais preocupações. Para um individualista, a lealdade a causas que não têm nada a ver com interesses próprios é algo estranho. Quando essa lealdade incentiva o sacrifício pessoal, pode até ser vista como alarmante, uma tendência equivocada e irracional que deixa as pessoas abertas à exploração por tiranos. Nada poderia ser mais importante do que o interesse próprio e, como ao morrermos deixamos de existir, o sacrifício pessoal não faz nenhum sentido.

Royce não tinha a menor simpatia pela visão individualista. "Sempre tivemos o egoísmo em nós", escreveu. "Mas o direito divino de ser egoísta nunca foi defendido com tanta engenhosidade." Na verdade, argumentou, os seres humanos *precisam* de lealdade. Ela não produz necessariamente a felicidade e pode até ser dolorosa, mas todos precisamos nos dedicar a algo além de nós mesmos para que nossas vidas sejam suportáveis. Sem isso, somos guiados exclusivamente por nossos desejos, que são transitórios, caprichosos e insaciáveis. No fim das contas, só nos causam tormentos. "Por natureza, sou uma espécie de ponto de encontro de incontáveis correntes de tendência ancestral. A cada instante... sou uma coleção de impulsos", observou Royce. "Não podemos enxergar a luz interior. Tentemos então a exterior."

E assim fazemos. Considere o fato de que nos preocupamos profundamente com o que vai acontecer com o mundo depois de morrermos. Se o interesse próprio fosse a principal fonte do sentido da vida, as pessoas não se importariam se uma hora depois que morressem todos aqueles que conheciam fossem varridos da face da Terra. No entanto, isso é algo de grande importância para a maioria de nós. Sentimos que uma ocorrência como essa tiraria o sentido de nossas vidas.

A única maneira de dar sentido à morte é nos enxergando como parte de algo maior: uma família, uma comunidade, uma sociedade. Se não o fazemos, a mortalidade é simplesmente algo terrível. Porém se o fazemos, deixa de ser. A lealdade, sugeriu Royce, "resolve o paradoxo de nossa existência ordinária, fazendo com que enxerguemos fora de nós a causa a ser servida e dentro de nós a vontade que tem prazer em fazer esse serviço e que não é frustrada, mas sim enriquecida e manifesta em tal serviço". Mais recentemente, alguns psicólogos vêm usando o termo "transcendência" para expressar uma versão dessa ideia. Acima do nível da autorrealização na hierarquia de necessidades de Maslow, sugerem a existência de um desejo transcendental de ver e ajudar as outras pessoas a alcançarem seu potencial. Conforme nosso tempo vai se encurtando, começamos a buscar conforto nos prazeres simples — no companheirismo, nas rotinas do dia a dia, no gosto dos alimentos, no calor da luz do sol batendo em nossos rostos. Passamos a nos interessar menos pelas recompensas do alcançar e do acumular e mais por aquelas do simplesmente ser. Porém, apesar de passarmos a nos sentir menos ambiciosos, também passamos a nos preocupar com nosso legado. E temos uma profunda necessidade de identificar propósitos fora de nós mesmos que deem sentido e valor à vida.

Com os animais, as crianças e as plantas que ajudara a levar à Chase Memorial no programa a que chamou Alternativa Éden, Bill Thomas ofereceu uma pequena abertura para que os residentes expressassem a lealdade — uma oportunidade limitada, porém real, de se agarrarem a algo além da mera existência. E eles se agarraram a ela com afinco.

"Se você é um médico jovem e leva todos esses animais, essas crianças e essas plantas para dentro de uma instituição estéril por volta de 1992, basicamente vê a magia acontecer bem na frente dos seus olhos", me contou Thomas. "Você vê as pessoas ganharem vida. Vê as pessoas começando a interagir com o mundo, começando a amar, a cuidar e a rir. É uma experiência incrível."

O problema com a medicina e as instituições por ela geradas para cuidar dos doentes e dos idosos não é o fato de terem uma visão incorreta daquilo que dá sentido à vida. O problema é que praticamente não têm visão nenhuma. O foco da medicina é estreito. Os profissionais da área médica concentram-se na reparação da saúde, não no sustento da alma. Porém — e esse é o doloroso paradoxo —, decidimos que são esses os profissionais que devem definir a maneira como vivemos nossos últimos dias. Por mais de meio século, tratamos as provações da doença, do envelhecimento e da mortalidade como questões médicas. Tem sido um experimento de engenharia social, colocando nossos destinos nas mãos de pessoas valorizadas mais por suas capacidades técnicas do que por sua compreensão das necessidades humanas.

Esse experimento vem fracassando. Se a segurança e a proteção fossem tudo o que buscamos na vida, talvez pudéssemos chegar a uma conclusão diferente. Porém, como buscamos uma vida de valor e propósito, mas ainda assim somos rotineiramente privados das condições que poderiam torná-la possível, não há outra maneira de enxergar o que a sociedade moderna fez.

BILL THOMAS QUERIA recriar a casa de repouso. Keren Wilson queria se desfazer completamente dela e oferecer em seu lugar instalações de moradia assistida. Mas ambos estavam correndo atrás da mesma ideia: ajudar as pessoas em um estado de dependência a manter valor da existência. O primeiro passo de Thomas foi dar às pessoas um ser vivo de que pudessem cuidar; o de Wilson foi lhes dar uma porta que pudessem trancar e sua própria cozinha. Os projetos se complementaram e transformaram a maneira de pensar das pessoas envolvidas nos cuidados de idosos. A questão não era mais se seria possível oferecer uma vida melhor a pessoas incapacitadas pela deterioração física; estava claro que sim. A questão agora era quais seriam os ingredientes essenciais para fazê-lo. Profissionais em instituições de todo o mundo começaram a encontrar as respostas. Em 2010, quando a filha de Lou Sanders, Shelley, saiu à procura de uma casa de repouso para o pai, não tinha a menor ideia dessa tendência. A vasta maioria dos lugares que existiam para alguém como ele continuava a ter uma atmosfera deprimente, um ar de penitenciária. No entanto, novos lugares e programas que tentavam recriar o conceito de moradia assistida haviam começado a surgir por todo o país e pela cidade.

Nos subúrbios de Boston, a apenas vinte minutos de carro de minha casa, havia uma nova comunidade de aposentados chamada NewBridge on the Charles. Fora construída com base no conceito de continuidade dos cuidados, oferecendo moradia independente, moradia assistida e uma ala com cuidados de enfermagem, como em uma casa de repouso. No entanto, a casa de repouso que encontrei em uma visita não muito tempo atrás não se parecia em nada com aquelas com que eu estava familiarizado. Em vez de alojar sessenta pessoas em um mesmo andar em quartos compartilhados ao longo de intermináveis corredores hospitalares, a NewBridge era dividida em unidades menores que alojavam no máximo dezesseis pessoas. Cada unidade era chamada de "domicílio" e deveria funcionar como um. Os quartos eram individuais e tinham sido construídos em torno de uma área de convivência comum, com uma sala de jantar, uma cozinha e uma sala de atividades — como um lar.

Os domicílios tinham tamanhos humanos, que fora uma intenção crucial do projeto. As pesquisas indicam que em unidades com menos de vinte pessoas existe uma tendência menor à ansiedade e à depressão e maior à interação com os funcionários, mesmo no caso de residentes que sofrem de demência.[4] Porém o tamanho não foi o único elemento levado em consideração ao se projetar o local. Os domicílios foram construídos especificamente para evitar a sensação de um ambiente clínico. O design aberto permitia que os residentes vissem o que os outros estavam fazendo, o que os incentivava a participar das atividades. A presença de uma cozinha central significava que, se uma pessoa sentisse vontade de fazer um lanche, poderia. Só de estar lá observando as pessoas, pude ver que as ações extravasavam quaisquer limites preestabelecidos, como ocorre em lares de verdade. Dois homens jogavam cartas na sala de estar. Uma enfermeira preenchia sua papelada na cozinha em vez de se refugiar no posto de enfermagem.

Mas não era apenas a arquitetura que fazia daquele um lugar diferente. Os funcionários que conheci pareciam ter um conjunto de crenças e expectativas a respeito de seu trabalho diferentes do que eu encontrara em outras casas de repouso. O ato de caminhar, por exemplo, não era tratado como um comportamento patológico, como logo percebi ao encontrar uma senhora de 99 anos chamada Rhoda Makover. Assim como Lou Sanders, ela desenvolvera problemas de pressão arterial e dores no nervo ciático, que resultavam em quedas frequentes. E pior, também ficara praticamente cega devido a uma degeneração da retina relacionada à idade.

"Se eu te visse de novo, não te reconheceria. Para mim, você é cinza", me disse a sra. Makover. "Mas você está sorrindo. Isso eu consigo ver."

Sua mente continuava rápida e aguçada. Porém a cegueira e a tendência a quedas formam uma combinação perigosa. Para ela, tornar-se impossível viver sem assistência 24 horas. Em uma casa de repouso normal, ela estaria confinada a uma cadeira de rodas, para sua segurança. Ali, contudo, Rhoda caminhava. É claro que havia riscos. Porém, a equipe dali entendia quão importante era a mobilidade — não apenas para sua saúde (em uma cadeira de rodas, sua força física teria rapidamente se deteriorado), mas também para seu bem-estar.

"Ai, graças a Deus que eu posso ir sozinha ao banheiro", me disse a sra. Makover. "Você pode pensar que não é nada. Você é jovem. Você vai entender quando estiver mais velho, mas a melhor coisa na vida é quando você pode ir sozinho ao banheiro."

Contou-me que em fevereiro completaria cem anos de idade.

"Isso é incrível", eu disse.

"Isso é velha", respondeu.

Eu lhe disse que meu avô vivera até quase os 110 anos.

"Deus me livre", ela disse.

Poucos anos antes, ainda tinha seu próprio apartamento. "Eu era tão feliz lá. Eu estava vivendo. Eu estava vivendo do jeito que as pessoas deveriam viver: eu tinha amigos, jogava jogos. Uma das minhas amigas pegava o carro e a gente saía por aí. Eu estava *vivendo*." Então vieram as dores no ciático, os tombos e a perda gradual da visão. Primeiro, ela se mudou para outra casa de repouso, e a experiência foi horrível. Perdera praticamente tudo o que era seu — seus móveis, suas lembranças — e acabara indo parar em um quarto compartilhado, com horários rígidos e um crucifixo sobre a cama, "o que, sendo judia, não me deixou muito contente".

Rhoda ficou lá durante um ano, antes de se mudar para NewBridge, que, segundo ela, era "*sem* comparação". Este lugar era o oposto do asilo descrito por Goffman. Seres humanos, os pioneiros estavam aprendendo, precisam tanto de privacidade quanto de uma vida comunitária, de padrões e ritmos diários flexíveis e da possibilidade de formar relações de afeto com aqueles à sua volta. "Estar aqui é como morar na minha própria casa", me disse a sra. Makover.

Logo depois, conheci Anne Braveman, de 69 anos, e Rita Kahn, de 86, que me disseram que tinham ido ao cinema na semana anterior. Não era uma saída em grupo oficial, previamente organizada. Eram apenas duas amigas que decidiram que queriam ir assistir a *O discurso do rei* em uma noite de quinta-feira. Braveman colocou um belo colar de turquesa e Kahn pôs um pouco de blush, sombra e uma roupa nova. Um auxiliar de enfermagem concordou em acompanhá-las. Braveman estava paralisada da cintura para baixo devido a esclerose múltipla e se movimentava com a ajuda de uma cadeira de rodas motorizada; Kahn tinha uma propensão a quedas e precisava usar um andador. Tiveram de pagar 15 dólares para que o veículo com acesso para cadeira de rodas as levasse. Mas o importante é que podiam ir. Também estavam ansiosas para assistir a *Sex and the City* em DVD.

"Você já leu *Cinquenta tons de cinza*?", me perguntou Kahn, com um sorriso travesso.

Respondi, acanhado, que não.

"Eu nunca tinha ouvido falar de correntes e todas aquelas coisas", disse ela, admirada. E eu, ela quis saber, já tinha?

Aquela era uma pergunta à qual eu realmente não queria responder.

A NewBridge permitia que seus residentes tivessem bichos de estimação, mas não era a própria admistração que os levava, como ocorrera no caso da Alternativa Éden, de Bill Thomas. Portanto, os animais não haviam se tornado uma parte significativa da vida do lugar. Mas as crianças sim. A NewBridge dividia seu terreno com uma escola particular que tinha alunos cursando desde o maternal até o oitavo ano e os dois lugares acabaram ficando interligados. Os residentes que não necessitavam de assistência significativa trabalhavam como tutores e bibliotecários. Quando os alunos estudavam a Segunda Guerra Mundial, encontravam-se com veteranos que lhes faziam relatos em primeira mão da matéria dos livros didáticos. Os alunos também frequentavam a NewBridge diariamente. Os mais novos realizavam eventos mensais com os residentes — exposições, comemorações de feriados ou apresentações musicais. Os alunos do quinto e do sexto ano tinham suas aulas de educação física junto com os residentes. Os mais velhos aprendiam a trabalhar com os idosos que sofriam de demência e também participavam de um programa de apadrinhamento com os residentes da casa de repouso. As crianças e os residentes com frequência desenvolviam laços afetivos e se tornavam bastante próximos. Um menino, que ficara amigo de um residente que sofria de um caso avançado de Alzheimer, foi convidado para falar no funeral do idoso.

"Aquelas criancinhas são encantadoras", disse Rita Kahn. A interação com as crianças era uma das partes mais gratificantes de seu dia, contou-me. A outra eram as aulas que frequentava.

"As aulas! As aulas! Eu adoro as aulas!" Fazia uma aula de atualidades ministrada por um dos residentes em moradia independente. Quando descobriu que o presidente Obama ainda não tinha visitado Israel durante seu mandato, disparou-lhe um e-mail.

"Eu senti de verdade que tinha de dizer àquele homem para levantar o traseiro da cadeira e ir a Israel imediatamente."

A impressão que se tinha era de que aquele tipo de lugar deveria custar caro. Mas os residentes não eram ricos. Rita Kahn fora administradora de registros médicos, e seu marido, orientador educacional em uma escola.

Anne Braveman trabalhara como enfermeira no Hospital Geral de Massachusetts, e o marido, no setor de vendas de material de escritório. Rhoda Makover tinha sido contadora, e seu marido, vendedor de produtos alimentícios. Financeiramente, essas pessoas não eram diferentes de Lou Sanders. Na verdade, 70% dos residentes da casa de repouso NewBridge haviam gastado tudo que haviam poupado e recorrido à assistência governamental para pagar pela estadia.

A NewBridge conseguira obter e cultivar considerável apoio filantrópico por meio de seus estreitos laços com a comunidade judaica, e isso era vital para que permanecesse viável. Porém a menos de uma hora de distância de carro, perto de onde Shelley e o marido moravam, visitei um projeto que, apesar de não dispor dos recursos da NewBridge, encontrara maneiras de ser tão transformador quanto ela. A Peter Sanborn Place fora construída em 1983, como um prédio residencial subsidiado pelo governo, com 73 unidades para idosos independentes e de baixa renda da comunidade local. Jacquie Carson, diretora do estabelecimento desde 1996, inicialmente não pretendera desenvolver ali um nível de cuidados equivalente ao de uma casa de repouso. Porém, conforme seus inquilinos foram envelhecendo, Carson começou a sentir que precisava encontrar uma maneira de acomodá-los permanentemente se quisessem — e eles de fato quiseram.

A princípio, só precisavam de ajuda com os afazeres domésticos. Carson providenciou para que auxiliares fornecidos por uma agência local ajudassem os residentes a lavar a roupa, fazer compras, limpar o apartamento e coisas do tipo. Com o tempo, alguns dos moradores foram ficando mais debilitados, e ela chamou fisioterapeutas que lhes deram bengalas e andadores e lhes ensinaram exercícios de fortalecimento. Alguns dos idosos precisavam de cateteres, de cuidados para feridas na pele e outros tratamentos médicos. Carson passou então a organizar visitas de enfermeiros. Quando as agências de cuidados domiciliares começaram a lhe dizer que precisava transferir os residentes para casas de repouso, ela se manteve firme. Abriu sua própria agência e contratou funcionários para fazerem o trabalho da maneira que deveria ser feito, oferecendo aos residentes ajuda com tudo, desde refeições a consultas médicas.

Então um dos moradores recebeu um diagnóstico de Alzheimer. "Cuidei dele durante uns dois anos", disse Carson, "mas, conforme ele foi piorando, percebemos que não estávamos preparados para aquilo." Ele precisava de cuidados 24 horas e de ajuda para ir ao banheiro. A diretora começou a achar que chegara ao limite daquilo que poderia oferecer e que teria de colocá-lo em uma casa de repouso. Mas os filhos dele estavam envolvidos com uma entidade beneficente, o Cure Alzheimer's Fund, que arrecadou fundos para contratar o primeiro membro da equipe de funcionários da Sanborn Place a trabalhar no turno noturno.

Cerca de uma década mais tarde, apenas treze dos setenta e poucos residentes ainda eram independentes. Vinte e cinco deles necessitavam de assistência com as refeições, para fazer compras, entre outras coisas. Outros 35 precisavam de ajuda com seus cuidados pessoais, às vezes 24 horas por dia. Porém, a Sanborn Place evitou se tornar uma casa de saúde certificada ou mesmo um estabelecimento de moradia assistida. Oficialmente, ainda é um complexo residencial para pessoas de baixa renda, embora com uma gerente determinada a permitir aos residentes que vivam em suas próprias casas, de seu próprio jeito, até o fim, aconteça o que acontecer.

Conheci uma das moradoras, Ruth Barrett, que me deu uma noção de quão incapacitada a pessoa pode ser e ainda conseguir viver em sua própria casa. Ruth tinha 85 anos e morava lá havia onze, me contou Carson. Precisava de oxigênio, devido a uma insuficiência cardíaca congestiva e a uma doença pulmonar crônica, e não andava havia quatro anos, em decorrência de complicações causadas pela artrite e por sua diabetes instável.

"Eu ando", retrucou a sra. Barrett de sua cadeira de rodas motorizada.

Carson deu uma risadinha. "Você não anda, Ruthie."

"Eu não ando *muito*", respondeu a sra. Barrett.

Algumas pessoas vão encolhendo conforme envelhecem, tornando-se gravetos. Outras viram troncos. A sra. Barrett era um tronco. Carson explicou que ela precisava de assistência disponível 24 horas e de um elevador hidráulico para movê-la com segurança da cadeira de rodas para a cama ou para o vaso sanitário. Sua memória também estava se esvaindo.

"Minha memória é *muito boa*", insistiu a sra. Barrett, inclinando-se na minha direção. Jogando sujo, perguntei a ela que idade tinha. "Cinquenta e cinco", respondeu, errando em apenas três décadas. Ela se lembrava do passado (pelo menos do passado distante) razoavelmente bem, contudo. Nunca terminara o ensino médio. Casara-se, tivera uma filha e se divorciara. Trabalhara como garçonete em uma lanchonete local durante anos para conseguir se sustentar. Teve ao todo três maridos. Mencionou um deles, e pedi para que me contasse sobre ele.

"Ele nunca foi muito de trabalhar", disse.

Seus desejos eram modestos. Considerava sua rotina reconfortante: um café da manhã sem pressa, música no rádio, um papo com as amigas no lobby ou com a filha pelo telefone, um cochilo à tarde. Três ou quatro noites por semana, alguns dos residentes se reuniam para assistir a filmes em DVD na biblioteca e ela quase sempre participava. Adorava as saídas em grupo para almoçar fora às sextas-feiras, mesmo que a equipe tivesse de vesti-la com uma tripla camada de fraldas geriátricas e limpá-la na volta. Sempre pedia uma margarita — com gelo, sem sal — apesar de álcool ser tecnicamente proibido para diabéticos.

"Eles vivem como viveriam em sua vizinhança", disse Carson a respeito de seus inquilinos. "Ainda podem fazer más escolhas para si, se quiserem."

Chegar a esse ponto exigira mais firmeza do que eu imaginara. Carson estava em constante batalha contra o sistema médico. Uma única ida à emergência poderia desfazer todo o trabalho feito por ela e pela equipe. Como se não bastasse o fato de que, no hospital, seus inquilinos podiam estar sujeitos a erros básicos de medicação, ser deixados em macas durante horas (o que fazia com que suas peles rachassem e formassem feridas abertas devido à pressão dos colchões finos) e ser tratados por médicos que nunca haviam ligado para a Sanborn Place para obter informações ou para realizar um planejamento, os residentes com frequência ainda eram enviados para centros de reabilitação nos quais eles, juntamente com as famílias, eram informados de que nunca mais poderiam voltar a morar sozinhos. Carson foi gradualmente desenvolvendo relacionamentos com serviços de ambulância e hospitais específicos, que entendiam que a Sanborn Place esperava ser consultada a respeito dos cuidados de seus residentes e que sempre poderia levá-los de volta com segurança.

Até os clínicos gerais com quem os residentes se consultavam precisavam ser orientados. Carson me contou uma conversa que tivera naquele dia com o médico de uma senhora de 93 que sofria de Alzheimer.

"Ela não está segura", lhe dissera o médico. "Ela precisa estar em uma casa de repouso."

"Por quê?", perguntou Carson. "Nós temos lençóis absorventes. Temos alarmes. Temos rastreamento por GPS." A mulher estava sendo bem cuidada. Tinha amigos e estava em um ambiente familiar. Tudo o que Carson queria era que ele prescrevesse um tratamento de fisioterapia.

"Ela não precisa disso. Não vai se lembrar de como fazer isso", disse o médico.

"Vai sim!", ela insistiu.

"Ela precisa ir para uma casa de repouso."

"'E você precisa se aposentar', era o que eu tinha vontade de dizer", me contou Carson. Em vez disso, disse à paciente: "Vamos arrumar outro médico para você, porque este está velho demais para aprender". Disse então à família da mulher: "Se for para eu perder minha energia, não vai ser com ele".

Pedi a Carson que me explicasse a filosofia que utilizava para permitir que os residentes vivessem suas próprias vidas, qualquer que fosse sua condição. Ela disse que a filosofia era: "Vamos dar um jeito".

"Nós contornamos todos os obstáculos que precisamos contornar", disse, como se fosse um general falando de um cerco. "Eu desafio todos os limites e provavelmente vou além." Os obstáculos são variados e ela ainda estava tentando descobrir a melhor maneira de lidar com muitos deles. Não havia previsto, por exemplo, que os próprios residentes poderiam se opor a seus esforços para ajudar outros residentes a permanecerem em suas casas, mas alguns o fazem. Contou-me que lhe diziam coisas como: "Fulana não tem mais como ficar aqui. No ano passado ela ainda conseguia jogar bingo. Agora, não sabe nem para onde está indo".

Discutir não adiantava. Então Carson passou a experimentar uma nova tática. "Eu digo: 'Está bem. Vamos encontrar um novo lugar para ela morar. Mas você vai comigo, porque no ano que vem pode ser a sua vez de ter que se mudar.'" Até agora, isso vem sendo suficiente para encerrar o assunto.

Outro exemplo: muitos dos residentes tinham bichos de estimação e, apesar das crescentes dificuldades que enfrentavam para cuidar dos animais, queriam mantê-los. Carson então organizou a equipe de funcionários para limpar as caixas de areia dos gatos. Mas a equipe se negava a cuidar de cachorros, pois requeriam mais atenção do que os gatos. Recentemente, porém, ela encontrara maneiras pelas quais os funcionários podiam ajudar a cuidar de cachorros pequenos, que começaram a ser permitidos no lugar. Cachorros grandes ainda eram um problema a ser resolvido. "Você precisa conseguir tomar conta do seu cachorro", disse. "Se seu cachorro é quem está no comando, talvez não seja muito boa ideia."

O conceito de dar maior significado à vida dos idosos é novo e requer mais imaginação e inventividade do que são necessárias para simplesmente garantir a segurança de suas vidas. Ainda não existem soluções de rotina bem-definidas. Então Carson e outros como ela as estão descobrindo aos poucos, caso a caso. Em frente à biblioteca do primeiro andar, Ruth Beckett conversava com um grupo de amigas. Era uma senhora de noventa anos — mais para graveto do que para tronco — que ficara viúva anos antes. Continuara morando em sua casa até que um tombo feio a colocara no hospital e, depois, em uma casa de repouso.

"Meu problema é que eu sou meio bamba", disse, "e não existe médico bambologista."

Perguntei-lhe como fora parar na Sanborn Place. Foi então que me contou a respeito de Wayne. Wayne era um de seus filhos gêmeos, que não recebera oxigênio suficiente ao nascer. Desenvolvera paralisia cerebral — tinha problemas de convulsões ao andar — e também sofria de um retardamento mental. Já adulto, conseguia lidar com os aspectos básicos da vida, mas precisava de certo grau de estrutura e supervisão. Quando estava na casa dos trinta anos, a Sanborn Place foi aberta como um local que oferecia justamente essa estrutura e supervisão e ele se tornou seu primeiro residente. No decorrer das três décadas desde então, ela o visitara quase todos os dias, ficando com ele durante a maior parte do dia. No entanto, quando o tombo a colocou em uma casa de repouso, não lhe permitiam mais visitar o filho, e ele não era desenvolvido de forma cognitiva o suficiente para visitá-la. Ficaram completamente separados. Não parecia haver maneira de contornar a situação. Desesperada, Ruth acreditou que não veria mais o filho. Carson, contudo, teve uma ideia genial e encontrou uma maneira de receber os dois como inquilinos. Tinham agora apartamentos quase um do lado do outro.

A apenas alguns metros de onde eu conversava com Ruth, Wayne se encontrava sentado em uma poltrona, bebendo um refrigerante e observando as pessoas passarem, com o andador a seu lado. Estavam de novo juntos como uma família, porque alguém finalmente entendera que nada era mais importante para Ruth, nem mesmo sua própria vida.

Não fiquei surpreso ao descobrir que a Peter Sanborn Place tinha duzentas pessoas em sua lista de espera. Jacquie Carson esperava ampliar a capacidade do local para acomodá-las. Estava, mais uma vez, tentando contornar os obstáculos: a falta de financiamento, as burocracias governamentais. Vai levar algum tempo, ela me disse. Então, enquanto isso, criou equipes móveis para prestar ajuda às pessoas em suas casas. Ainda está decidida a fazer com que seja possível que todos vivam até o fim de suas vidas em um lugar que possam chamar de lar.

HÁ PESSOAS NO mundo que mudam nossa imaginação. Podem ser encontradas nos lugares mais improváveis. E neste exato momento, nas instalações aparentemente inertes e banais de lares para idosos, esse tipo de pessoa está brotando por todos os lados. Só no leste de Massachusetts, encontrei um número maior do que poderia visitar. Passei algumas manhãs com os fundadores e membros da Beacon Hill Villages, uma espécie de cooperativa comunitária espalhada por diversos bairros de Boston e dedicada a organizar serviços acessíveis — desde reparos de encanamento até a lavagem de roupas — a fim de ajudar os idosos a permanecerem em suas casas. Conversei com pessoas que administram casas de moradia assistida que, contra todos os obstáculos, continuavam seguindo as ideias fundamentais que Keren Wilson havia plantado. Eu nunca tinha encontrado pessoas mais determinadas, imaginativas e inspiradoras. Fico deprimido em pensar em quão diferente os últimos anos de Alice Hobson poderiam ter sido se ela tivesse encontrado uma dessas pessoas — se tivesse tido uma NewBridge, uma Alternativa Éden, uma Peter Sanborn Place ou algum outro lugar como esses a que pudesse recorrer. Alice teria tido a chance de continuar a ser quem era apesar de suas progressivas enfermidades — "realmente viver", como ela teria dito.

Os lugares que vi pareciam tão diferentes uns dos outros quanto os animais de um zoológico. Não compartilhavam formatos ou partes de corpo específicos. No entanto, as pessoas que os dirigiam estavam todas comprometidas com uma única meta. Todas acreditavam que ninguém deveria ter de sacrificar sua autonomia só porque precisava de ajuda com as atividades cotidianas da vida. E percebi, ao conhecer essas pessoas, que compartilhavam uma filosofia muito específica a respeito do tipo de autonomia que mais importa na vida.

Existem diferentes conceitos de autonomia. Um é o da autonomia como livre ação — viver de maneira completamente independente, livre de coerção e limitação. Esse tipo de liberdade é um grito de batalha comum. É, porém, como Bill Thomas veio a compreender em seu lar em Nova York, uma fantasia. Ele e a esposa, Jude, tiveram dois filhos que nasceram com sérias deficiências e que precisariam de cuidados por toda a vida e, algum dia, a doença, a velhice ou algum outro infortúnio faria com que o casal também precisasse de assistência. Nossas vidas são inerentemente dependentes dos outros e sujeitas a forças e circunstâncias que estão muito além de nosso controle. Ter mais liberdade parece ser melhor do que ter menos. Mas para que finalidade? A quantidade de liberdade que temos na vida não determina o valor de nossa vida. Assim como a segurança é uma meta de vida vazia e até contraproducente, o mesmo ocorre no fim das contas com a autonomia.

O grande filósofo Ronald Dworkin, hoje falecido, reconheceu que existe uma segunda noção de autonomia, mais atraente. Quaisquer que sejam os limites e as dificuldades que enfrentemos, queremos manter a autonomia — a liberdade — de ser os autores de nossas vidas. Essa é a verdadeira essência de ser humano. Como escreveu Dworkin em seu notável ensaio de 1986 a respeito do assunto, "o valor da autonomia [...] está no esquema de responsabilidade por ela criado: a autonomia torna cada um de nós responsável por moldar sua própria vida de acordo com um senso de caráter coerente e distintivo, com nossas convicções e nossos interesses. Ela nos permite conduzir nossas próprias vidas em vez de sermos conduzidos por elas, de modo que cada um de nós possa ser, na medida possibilitada por esse esquema de direitos, o que fizemos nós mesmos".[5]

Tudo o que pedimos é que nos seja permitido permanecer como o escritor de nossa própria história. Essa história está em constante mudança. No decorrer de nossas vidas, podemos nos deparar com dificuldades inimagináveis. Nossas preocupações e nossos desejos podem mudar. No entanto, o que quer que aconteça, queremos manter a liberdade para moldar nossas vidas de maneira coerente com nossa personalidade e nossas convicções.

É por isso que as traições do corpo e da mente que ameaçam apagar nossa personalidade e nossa memória continuam sendo algumas das torturas mais terríveis. A batalha de ser mortal é a batalha para manter a integridade de nossa vida — para evitar nos tornarmos reduzidos, acabados ou subjugados a ponto de nos desconectarmos de quem éramos ou de quem queremos ser. A doença e a velhice já fazem dessa uma batalha árdua o suficiente. Os profissionais e as instituições a que recorremos não deveriam torná-la ainda pior. Porém, finalmente entramos em uma era em que um número cada vez maior desses profissionais e instituições acredita que seu trabalho não é limitar as escolhas das pessoas em nome da segurança, mas sim expandi-las em nome de uma vida digna de ser vivida.

Lou Sanders estava prestes a se juntar aos residentes infantilizados, catatônicos e confinados a cadeiras de rodas de uma casa de repouso em North Andover quando um primo contou a Shelley a respeito de um novo lugar que abrira na cidade de Chelsea, o Leonard Florence Center for Living. Ela deveria dar uma olhada, disse o primo. Ficava a uma curta distância de carro. Shelley agendou uma visita com o pai.

Lou ficou impressionado desde os primeiros instantes, quando mencionou algo que Shelley mal percebera. Todos os quartos eram individuais. Quase todas as casas de repouso que Lou visitara tinham quartos compartilhados. Perder sua privacidade era uma das coisas que mais o assustava. Estar só lhe era fundamental. Acreditava que, sem isso, iria à loucura.

"Minha esposa costumava dizer que eu era um lobo solitário, mas não é verdade. Só gosto de ter um tempo para mim", contou-me. Então quando o guia disse que o lugar tinha quartos individuais, "eu disse: 'Você só pode estar brincando!'" A visita mal havia começado e ele já estava convencido.

Então o guia os levou para ver o resto. Chamavam o lugar de Green House. Lou não sabia o que queriam dizer com isso; tudo o que sabia era que "não parecia uma casa de repouso".

"Parecia o quê?", perguntei.

"Um lar", respondeu.

Fora obra de Bill Thomas. Após lançar a Alternativa Éden, Thomas ficara inquieto. Por temperamento, era um empreendedor em série, embora não tivesse dinheiro para realizar seus empreendimentos. Ele e a esposa, Jude, criaram uma organização sem fins lucrativos que, desde então, ensinam os princípios da Alternativa Éden aos funcionários de centenas de casas de repouso. Tornaram-se cofundadores da Pioneer Network, uma espécie de clube para o crescente número de pessoas comprometidas com a reinvenção dos cuidados para idosos. A rede não endossa nenhum modelo específico, simplesmente advoca mudanças que possam transformar nossa cultura medicalizada de cuidados para idosos.

Por volta do ano 2000, Thomas começou a sentir-se inquieto novamente. Queria construir um lar para idosos começando do zero, em vez de como fizera em New Berlin, de dentro para fora. Referiu-se ao que queria construir como uma Green House. O plano era que fosse, em suas palavras, "uma ovelha em pele de lobo". Precisava parecer ao governo se tratar de uma casa de repouso a fim de que se qualificasse para receber verba pública a casas de repouso e também não poderia custar mais do que outras instituições qualificadas como tal. Precisava ter a tecnologia e a capacidade necessárias para ajudar as pessoas independentemente de quão sérias as limitações destas viessem a se tornar. Porém, precisava oferecer às famílias, aos residentes e aos funcionários a sensação de estarem em um lar, não em uma instituição. Com o financiamento da ONG Robert Wood Johnson Foundation, Thomas construiu a primeira Green House em Tupelo, no Mississippi, em parceria com uma casa de repouso que seguia o modelo da Alternativa Éden e que decidira construir novas unidades. Não muito tempo depois, a fundação lançou uma iniciativa nacional para replicação de Green Houses, que apoiou a construção de mais de 150 Greeen Houses em 25 estados — entre elas, o Leonard Florence Center for Living, que Lou visitara.

Fosse naquele primeiro lar para doze pessoas em um bairro de Tupelo ou nos dez lares construídos no prédio de seis andares do Leonard Florence, os princípios permaneceram inalterados e refletem aqueles de outros estabelecimentos pioneiros. Todas as Green Houses são pequenas e comunitárias. Nenhuma tem mais de doze residentes. No Leonard Florence, os andares têm duas alas, cada uma chamada Green House, nas quais vivem em torno de dez pessoas. As residências foram projetadas para ser acolhedoras e caseiras, com móveis comuns, uma sala de estar com lareira, refeições realizadas em torno de uma única grande mesa, como uma família, e uma porta de entrada com campainha. E foram projetadas com base na ideia de que uma vida digna de ser vivida pode ser criada, neste caso com um enfoque na alimentação, na vida doméstica e nas amizades.

A aparência do lugar foi a primeira coisa que atraiu Lou: não havia nela nada de desanimadoramente institucional. Porém, depois de se mudar, o estilo de vida passou a ser o que mais valorizava no lugar. Só isso já foi uma revelação para ele. Não havia nenhum desfile de funcionários marchando pelos corredores às sete da manhã, enfiando os moradores no chuveiro, vestindo-os e levando-os em suas cadeiras de rodas até a fila para a remédio ou para a refeição em grupo. Na maioria das casas de repouso (incluindo a Chase Memorial, na qual Thomas começara), pensava-se que não havia nenhuma outra saída. A eficiência exigia que a equipe de auxiliares de enfermagem aprontasse os residentes para a equipe da cozinha, que por sua vez tinha de preparar os residentes para a equipe de coordenação de atividades, que os mantinha fora de seus quartos para a equipe de limpeza e assim por diante. Então era assim que os gerentes organizavam os horários e as responsabilidades. Thomas virou o modelo de cabeça para baixo. Tirou o controle das mãos dos gerentes e o entregou aos cuidadores que trabalhavam diretamente com os residentes. Foram incentivados a se concentrar em apenas alguns poucos residentes e a se tornarem mais generalistas. Encarregavam-se da preparação das refeições, da limpeza e de ajudar com o que fosse preciso, quando fosse preciso (exceto pelas tarefas médicas, como administrar remédios, para as quais era necessário chamar um enfermeiro). O resultado foi que passaram a ter mais tempo e contato com cada residente — tempo para conversar, para comer, para jogar cartas, o que quer que fosse. Cada cuidador se tornou para pessoas como Lou Sanders o que Gerasim fora para Ivan Ilitch: alguém mais próximo de um companheiro do que de um clínico.

Não era necessário muito para ser companheiro de Lou. Um membro da equipe lhe dava um abraço toda vez que o via e Lou confidenciou a Shelley quanto amava o contato humano, que normalmente não tinha muito. Nas tardes de terça e quinta, descia até a cafeteria para jogar *cribbage* com o amigo Dave, que ainda o visitava. Além disso, ensinara o jogo a um senhor que ficara paralisado devido a um derrame, que vivia em outro andar e às vezes passava pelo apartamento de Lou para jogar. Um auxiliar de enfermagem segurava suas cartas ou, se necessário, Lou o fazia, tomando cuidado para não espiar. Em algumas outras tardes, Shelley o visitava e trazia a cadela, que ele amava.

Ele ficava feliz, porém, em passar a maior parte do tempo sozinho. Após o café da manhã, retirava-se para o quarto para assistir à televisão — "ver como andava toda aquela bagunça", como ele dizia.

"Eu gosto de acompanhar o que está acontecendo na política. É como uma novela. A cada dia, um novo capítulo."

Perguntei a ele a que canal costumava assistir. Fox?

"Não, MSNBC."

"MSNBC? Você é liberal?", perguntei.

Ele sorriu. "Sou. Eu votaria pelo Drácula se ele se afiliasse ao Partido Democrata."

Mais tarde, se exercitava um pouco, caminhando com o auxiliar de enfermagem pelo andar ou ao ar livre, se o tempo estivesse bom. Isso para ele não era pouca coisa. Em seus últimos meses de moradia assistida, os funcionários do estabelecimento o colocaram em uma cadeira de rodas, argumentando que caminhar não era seguro, devido a seus desmaios. "Eu odiava aquela cadeira", disse. Os funcionários do Leonard Florence permitiram que ele se livrasse da cadeira e tentasse a sorte com um andador. "Eu me sinto um pouco orgulhoso de ter insistido", contou-me.

Almoçava por volta do meio-dia na grande mesa de jantar com o resto dos residentes. À tarde, se não tivesse um jogo de cartas ou alguma outra coisa planejada, normalmente lia. Era assinante da *National Geographic* e da *Newsweek*. E ainda tinha seus livros. Acabara de terminar um suspense de Robert Ludlum. Estava começando a ler um livro sobre a derrota da Armada Espanhola.

Às vezes, pegava seu computador Dell e assistia a vídeos no YouTube. Perguntei-lhe o que gostava de assistir e ele me deu um exemplo.

"Faz muitos anos que fui à China" — desde a guerra — "então eu disse, vou voltar para a cidade de Chengdu, que é uma das cidades mais antigas do mundo, com milhares de anos. Era lá que ficava minha base durante a guerra. Então entrei no computador e digitei 'Chengdu'. E logo depois eu estava passeando por toda a cidade. Você sabia que eles têm sinagogas lá? Eu disse 'Uau!' Eles te dizem que tem uma aqui, outra ali. Eu visitei tudo quanto é canto", disse. "O dia passa tão rápido. Passa incrivelmente rápido."

À noite, após o jantar, ele gostava de se deitar, colocar fones de ouvido e ouvir música no computador. "Eu gosto desse momento de sossego à noite. Você ficaria surpreso. É uma tranquilidade só! Eu ponho uma música ambiente". Ele acessava um serviço de música on-line e ouvia jazz, Benny Goodman ou música espanhola, o que quer que tivesse com vontade. "Então me deito e fico pensando", disse.

Em uma das vezes que o visitei, perguntei-lhe: "O que faz com que a vida valha a pena para você?".

Ele fez uma pausa antes de responder.

"Tem momentos em que eu digo 'Acho que chegou a hora'. Talvez um daqueles dias em que eu estou pra baixo", disse. "Já deu, sabe? Fico perturbando a minha Shelley. Digo coisas como: 'Sabe, na África, quando alguém estava velho e não conseguia mais produzir, eles levavam a pessoa para o meio da selva e a deixavam lá, para ser comida por animais selvagens'. Ela acha que estou doido. 'Não', eu digo. 'Eu não estou mais produzindo nada. Estou custando dinheiro ao governo'.

"De vez em quando eu passo por isso. Aí eu digo: 'Ei, as coisas são o que são. Siga o fluxo. Se eles te querem por perto, qual o problema?'"

Estávamos conversando em uma sala de estar ao lado da cozinha, com janelas que iam até o teto, de ambos os lados. O verão começava a dar lugar ao outono. Uma luz branca e quente nos iluminava. Podíamos ver a cidade de Chelsea abaixo de nós, a baía de Broad Sound ao longe, o céu azul a nossa volta. Estávamos conversando sobre a história de sua vida havia quase duas horas quando me dei conta de que, pela primeira vez, pelo que conseguia me lembrar, eu não estava com medo de chegar àquela fase da vida. Lou tinha 94 anos e sem dúvida não havia nada de glamoroso nisso. Seus dentes eram como pedras tombadas. Sentia dores em todas as juntas. Perdera um filho e uma esposa e não conseguia mais se locomover sem um andador com uma bola de tênis enfiada na ponta de cada uma das pernas da frente. Durante a nossa conversa, às vezes ficava confuso e perdia o fio da meada. Mas também estava claro que conseguia viver de uma maneira que fazia com que sentisse que ainda tinha um lugar neste mundo. Ainda o queriam por perto. E isso nos fazia pensar que esse poderia ser o caso para qualquer um de nós.

O terror da doença e da velhice não é meramente o terror das perdas que somos forçados a enfrentar, mas também o terror do isolamento. Ao se darem conta da finitude de suas vidas, as pessoas não pedem muita coisa. Não buscam mais riquezas. Não buscam mais poder. Pedem apenas que lhes seja permitido, na medida do possível, continuar moldando a história de suas vidas no mundo, fazer escolhas e manter as ligações com os outros de acordo com suas prioridades. Na sociedade moderna, passamos a presumir que a debilidade e a dependência eliminam qualquer possibilidade de tal autonomia. O que aprendi com Lou — e também com Ruth Barrett, Anne Braveman, Rita Kahn e muitos outros — é que ela é absolutamente possível.

"Eu não me preocupo com o futuro", disse Lou. "Os japoneses têm a palavra 'karma'. Significa: se vai acontecer, não tem nada que eu possa fazer para impedir. Sei que meu tempo é limitado. E daí? Eu aproveitei bastante."

6 • *Desapegar-se*

Antes de ter começado a refletir a respeito do que aguarda meus pacientes mais velhos — pessoas muito semelhantes a Lou Sanders e aos outros — nunca me aventurara além de meu consultório cirúrgico para acompanhá-los em suas vidas cotidianas. No entanto, depois de ter visto a evolução nos cuidados para idosos, fiquei impressionado com a ideia simples em que se baseava e com suas profundas implicações para a medicina, incluindo o que acontece em meu próprio consultório. E a ideia era que conforme as capacidades das pessoas vão diminuindo, seja devido à velhice ou a problemas de saúde, para tornar suas vidas melhores com frequência é necessário refrear nossos imperativos puramente médicos, resistir ao impulso de resolver e controlar. Era difícil não ver como essa ideia poderia ser importante para os pacientes que eu via diariamente em meu consultório: pessoas enfrentando circunstâncias mortais em diferentes fases da vida. Entretanto, suscitava uma questão difícil: quando deveríamos tentar resolver e quando não deveríamos?

Sara Thomas Monopoli tinha apenas 34 anos e estava grávida do primeiro filho quando os médicos do meu hospital descobriram que ela ia morrer. Começou com uma tosse e uma dor nas costas. Então uma radiografia mostrou que seu pulmão esquerdo sofrera um colapso e seu peito estava cheio de líquido. Uma amostra do líquido foi coletada com uma longa agulha e enviada para análise. Em vez de uma infecção, como todos esperavam, tratava-se de câncer de pulmão, e já havia se espalhado para a parede torácica. Estava grávida de 39 semanas, e a obstetra que tinha solicitado a análise deu a notícia à paciente acompanhada do marido e dos pais. A obstetra não entrou em detalhes a respeito do prognóstico — traria um oncologista para fazê-lo —, mas Sara ficou atordoada. Sua mãe, que perdera a melhor amiga para um câncer de pulmão, começou a chorar.

Os médicos queriam começar o tratamento imediatamente, o que significaria induzir o parto para retirar o bebê. Por enquanto, porém, Sara e o marido, Rich, estavam sentados em uma varanda tranquila no andar da maternidade. Era uma segunda-feira quente de junho. Ela tomou as mãos de Rich e ambos tentaram absorver o que tinham acabado de ouvir. Sara nunca fumara nem nunca vivera com ninguém que fumasse. Exercitava-se e tinha bons hábitos alimentares. O diagnóstico era desconcertante. "Vai ficar tudo bem", Rich lhe disse. "Vamos superar isso. Vai ser difícil, sem dúvida. Mas vamos dar um jeito. A gente vai conseguir encontrar o tratamento certo." No momento, contudo, tinham de pensar no bebê.

"Então Sara e eu nos olhamos", recorda Rich, "e dissemos: 'Na terça-feira, não tem câncer. É um dia sem câncer. Vamos ter um bebê. Estamos animados. E vamos curtir nosso bebê.'" Na terça-feira, às 20h55, Vivian Monopoli nasceu, pesando 3,4 quilos. Tinha cabelos castanhos ondulados, como a mãe, e gozava de perfeita saúde.

No dia seguinte, Sara foi submetida a exames de sangue e tomografias. Paul Marcoux, o oncologista, reuniu-se com ela e a família para discutir os resultados. Explicou que ela tinha um câncer de pulmão de não pequenas células, que começara em seu pulmão esquerdo. A doença não tinha sido causada por nada que ela fizera. Mais de 15% dos cânceres de pulmão — mais do que as pessoas se dão conta — ocorrem em não fumantes.[1] O dela estava em estágio avançado, tendo desenvolvido metástases em diversos nódulos linfáticos no peito e na parede torácica. O câncer era inoperável. Porém, havia opções de quimioterapia, mais especificamente com um medicamento chamado erlotinibe, que combate uma mutação genética comum em cânceres de pulmão de mulheres não fumantes; 85% das pacientes respondem bem ao tratamento e, como explicou Marcoux, "algumas dessas respostas podem ser de longo prazo".[2]

Palavras como "responder" e "longo prazo" ajudam a atenuar a uma terrível realidade. Não existe cura para câncer de pulmão nesse estágio. Mesmo com a terapia, o tempo de sobrevivência médio é de aproximadamente um ano. Mas, para o oncologista, parecia duro e inútil forçar Sara e

Rich a encarar esse fato naquele momento. Vivian estava em um moisés ao lado da cama. Estavam se esforçando para permanecer otimistas. Como disseram mais tarde à assistente social que foi visitá-los, não queriam se concentrar nas estatísticas de sobrevivência, mas sim em "lidar agressivamente" com aquele diagnóstico.

Então Sara começou a ser tratada com o erlotinibe, que além de produzir em seu rosto erupções cutâneas prurientes semelhantes a espinhas também a deixava completamente exausta. Além disso, foi submetida a uma drenagem com agulha do líquido ao redor do pulmão, mas ele voltava e o doloroso procedimento precisou ser repetido várias vezes. Então um cirurgião torácico foi chamado para colocar um pequeno tubo permanente em seu peito, que ela poderia usar para drenar o líquido sempre que ele se acumulasse e interferisse em sua respiração. Três semanas após o parto, Sara voltou a ser internada devido a uma séria falta de ar causada por uma embolia pulmonar — um coágulo sanguíneo em uma artéria pulmonar, algo perigoso, porém relativamente comum em pacientes com câncer. Começou a receber um anticoagulante. Então os resultados de novos exames mostraram que suas células cancerígenas não tinham a mutação que o erlotinibe combate. Quando Marcoux disse a Sara que o medicamento não iria funcionar, ela teve uma reação quase violenta à notícia, correndo para o banheiro no meio da discussão com uma diarreia súbita.

Marcoux recomendou uma quimioterapia diferente, mais convencional, com dois medicamentos, chamados carboplatina e paclitaxel. Porém o paclitaxel desencadeou uma reação alérgica extrema, quase insuportável, então o oncologista o substituiu pela gencitabina. As taxas de resposta, disse, ainda eram muito boas para pacientes submetidos a essa terapia.

Sara passou o resto do verão em casa, com Vivian, Rich e os pais, que tinham se mudado para ajudar. Amava ser mãe. Entre os ciclos de quimioterapia, começou a tentar retomar sua vida.

Em outubro, uma tomografia computadorizada mostrou que os depósitos tumorais no lado esquerdo do peito e em seus nódulos linfáticos haviam crescido substancialmente. A quimioterapia tinha falhado. A carboplatina e a gencitabina foram substituídas por outro medicamento, chamado permetrexede. Estudos mostravam que ele podia prolongar consideravelmente o período de sobrevivência de alguns pacientes.[3] Na verdade, apenas uma pequena porcentagem dos pacientes obtinha resultados relevantes. Em média, o medicamento só prolongava a sobrevivência em dois meses — de onze para treze — e somente em pacientes que, ao contrário de Sara, haviam respondido bem à quimioterapia de primeira linha.

Sara se esforçava para aceitar com paciência os reveses e efeitos colaterais. Era otimista por natureza e conseguiu se manter assim. Pouco a pouco, contudo, começou a ficar mais doente, cada vez mais exausta e com mais falta de ar. Em questão de meses, era como se tivesse envelhecido décadas. Em novembro, já não tinha fôlego para percorrer o corredor que ia da garagem até o consultório de Marcoux; Rich precisava empurrá-la em uma cadeira de rodas.

Pouco depois do dia de Ação de Graças, foi submetida a uma nova tomografia computadorizada que mostrou que o pemetrexede — seu terceiro tratamento — também não estava funcionando. O câncer se espalhara do lado esquerdo para o direito do peito, para o fígado, para a parede abdominal e para a coluna. O tempo estava se esgotando.

Este é o momento na história de Sara que levanta nossa difícil questão, uma questão para todos que vivem em nossa era da medicina moderna: o que queremos que Sara e seus médicos façam agora? Ou, para colocar de outra forma, se fosse você que tivesse um câncer metastático — ou, na verdade, qualquer outra doença incurável em estágio avançado —, o que desejaria que seus médicos fizessem?

A questão tem recebido atenção nos últimos anos por razões financeiras. O crescente custo das despesas com saúde tornou-se a maior ameaça à solvência de longo prazo da maioria das nações desenvolvidas, e a conta incurável para grande parte dela. Nos Estados Unidos, 25% de todas as despesas da Medicare são destinadas aos 5% dos pacientes que estão no ano final de suas vidas, e a maior parte desse dinheiro é gasta em cuidados nos últimos dois meses, que trazem poucos benefícios aparentes.[4] A situação dos Estados Unidos é com frequência considerada incomum, mas esse não parece ser o caso. Dados referentes a outros lugares são mais limitados, porém nos casos em que estão disponíveis — por exemplo, para países como a Holanda e a Suíça —, os resultados são similares.[5]

Os gastos com uma doença como o câncer tendem a seguir um padrão específico.[6] Há alguns custos iniciais de tratamento e depois, se tudo corre bem, esses custos tendem a diminuir gradualmente. Um estudo de 2011, por exemplo, determinou que as despesas médicas para uma paciente com câncer de mama no primeiro ano de diagnóstico ficavam em torno de 28 mil dólares, sendo a maior parte desse valor destinada aos exames iniciais de diagnóstico, cirurgia e, se necessário, radioterapia e quimioterapia. Os custos caíam então para em torno de 2 mil dólares por ano. Para uma paciente cujo câncer demonstra ser fatal, porém, a curva de custos tem uma forma de U, crescendo perto do fim para uma média de 94 mil dólares durante o último ano de vida no caso de um câncer de mama com metástase. Nosso sistema médico é excelente quando se trata de tentar protelar a morte com quimioterapias de 12 mil dólares por mês, internações em unidades de tratamento intensivo de 4 mil dólares por dia e cirurgias de 7 mil dólares por hora. Porém, no fim das contas, a morte acaba vindo, e poucos sabem a hora certa de parar.

Quando estava visitando um paciente da UTI, parei para conversar com a médica plantonista, conhecida minha dos tempos de faculdade. "Estou administrando um depósito de moribundos", disse ela em tom sombrio. Dos dez pacientes na unidade, disse, era provável que apenas dois fossem deixar o hospital. Casos mais típicos eram aqueles como o de uma mulher de quase oitenta anos que estava no fim da vida, sofrendo de insuficiência cardíaca congestiva, internada na UTI pela segunda vez em três semanas, inconsciente graças às medicações e entubada por orifícios naturais e também em alguns artificiais. Ou o da paciente de setenta anos com um câncer que havia se espalhado para os pulmões e os ossos, além de uma pneumonia fúngica que só surge na fase final da doença. Ela havia optado por não realizar o tratamento, mas seu oncologista insistiu que ela mudasse de ideia, e ela foi conectada a um respirador artificial e submetida a um ciclo de antibióticos. Outra mulher, na casa dos oitenta anos, que sofria de insuficiência respiratória e renal, estava na unidade havia duas semanas. Seu marido morrera após uma longa enfermidade, com um tubo de alimentação e uma traqueostomia, e na época ela tinha dito que não queria morrer daquele jeito. Porém os filhos não conseguiam deixar a mãe partir e pediram aos médicos que empregassem diversos recursos: uma traqueostomia permanente, um tubo de alimentação e um cateter de diálise. Então agora ela ficava ali deitada, presa a suas bombas, às vezes consciente, às vezes não.

Quase todos os pacientes sabiam havia algum tempo que sofriam de uma doença terminal. No entanto, esses pacientes — assim como suas famílias — não estavam preparados para o estágio final.

"Hoje estamos conversando muito mais sobre o que os pacientes querem para o fim da vida do que eles conversaram sobre o assunto durante toda a sua vida até este ponto", disse minha amiga. "O problema é que é tarde demais."

Em 2008, o projeto nacional Coping with Cancer [Lidando com o câncer] publicou um estudo mostrando que pacientes com câncer em estágio terminal, que foram conectados a um respirador artificial, receberam compressões torácicas ou desfibrilações elétricas ou que foram internados em unidades de tratamento intensivo pouco antes de morrerem, tiveram uma qualidade de vida substancialmente pior em sua última semana do que aqueles que não sofreram nenhuma dessas intervenções.[7] E seis meses após a morte daqueles pacientes, as pessoas que haviam cuidado deles tinham uma propensão três vezes maior a sofrer de um caso sério de depressão. Passar os últimos dias de vida em uma UTI devido a uma doença terminal é, para a maior parte das pessoas, uma espécie de fracasso. Você está conectado a um respirador artificial, todos os seus órgãos estão parando de funcionar, sua mente está à beira do delírio e incapaz de se dar conta de que você nunca vai deixar esse lugar fluorescente, ao qual não pertence. O fim chega sem lhe dar a chance de se despedir ou de dizer "Está tudo bem", "Desculpa" ou "Eu te amo".

Pessoas com doenças graves têm outras prioridades além de simplesmente prolongar suas vidas.[8] As pesquisas indicam que entre suas principais preocupações estão evitar o sofrimento, fortalecer seus relacionamentos com familiares e amigos, estar mentalmente conscientes, não ser um fardo para os outros e alcançar uma sensação de completude. Nosso sistema de cuidados médicos tecnológicos fracassou por completo em atender a essas necessidades, e o custo desse fracasso é medido em muito mais do que dólares. A questão, portanto, não é como podemos arcar com as despesas desse sistema. É como podemos construir um sistema de saúde que de fato ajude as pessoas a alcançar o que lhes é mais importante no fim de suas vidas.

No passado, quando morrer era tipicamente um processo mais abrupto, não precisávamos pensar a respeito de uma questão como essa. Embora algumas doenças e condições tivessem uma história natural prolongada — como no caso clássico da tuberculose —, sem a intervenção da medicina moderna, com seus exames de diagnóstico por imagem para detectar problemas com antecedência e seus tratamentos para prolongar a vida, o intervalo entre a descoberta de uma doença potencialmente letal e a morte costumava ser de apenas dias ou semanas. Pense em como os presidentes americanos morreram antes da era moderna. George Washington desenvolveu uma infecção na garganta em casa, no dia 13 de dezembro de 1799, que o matou na noite seguinte. John Quincy Adams, Millard Fillmore e Andrew Johnson todos sucumbiram a derrames e morreram em menos de dois dias. Rutherford Hayes sofreu um ataque cardíaco e morreu três dias depois. Outros tiveram um percurso mais longo: James Monroe e Andrew Jackson morreram de casos de tuberculose progressiva e de duração muito maior, uma doença muito temida na época. O câncer de boca de Ulysses Grant levou um ano para matá-lo. Porém, como observou Joanne Lynn, pesquisadora da fase final da vida humana, as pessoas normalmente enfrentavam doenças potencialmente letais da mesma forma como enfrentavam o mau tempo: como algo que vinha de repente, sem avisar.[9] E ou sobreviviam ou não.

O processo da morte costumava ser acompanhado de um conjunto de costumes prescritos. Guias sobre a *ars moriendi*, a arte de morrer, eram extraordinariamente populares; uma versão medieval publicada em latim em 1415 foi reimpressa em mais de cem edições por toda a Europa.[10] As pessoas acreditavam que a morte deveria ser aceita estoicamente, sem medo, autopiedade ou esperança de algo além do perdão de Deus. Era crucial reafirmar a fé, arrepender-se dos pecados e desapegar-se das posses e dos desejos materiais, e os guias forneciam às famílias orações e perguntas para os moribundos para ajudá-los a entrar no estado de espírito correto durante suas horas finais. As últimas palavras do moribundo adquiriam uma posição de especial reverência.[11]

Hoje em dia, doenças catastróficas de ação rápida são a exceção.[12] Para a maioria das pessoas, a morte só vem após uma longa batalha médica com uma enfermidade irrefreável — câncer avançado, demência, mal de Parkinson, insuficiência progressiva de órgãos (mais comumente cardíaca, seguida, em nível de frequência, pela insuficiência pulmonar, renal e hepática) ou simplesmente as debilidades acumuladas da extrema velhice. Em todos esses casos, a morte é certa, mas o momento em que ocorrerá não o é. Então todo mundo luta com essa incerteza: como e quando aceitar que a batalha está perdida. Quanto às últimas palavras, parecem não mais existir. A tecnologia pode sustentar nossos órgãos muito após termos perdido a consciência e a coerência. Além disso, como é possível ocupar-se dos pensamentos e das preocupações daqueles que estão morrendo quando a medicina tornou quase impossível sequer determinar ao certo quem são os que estão de fato morrendo? Será que alguém com câncer terminal, demência ou uma insuficiência cardíaca incurável está exatamente morrendo?

Certa vez, operei uma mulher de sessenta e poucos anos que sofria de sérias dores do peito e no abdômen devido a uma obstrução intestinal que lhe rompera o cólon e provocara um ataque cardíaco, um choque séptico e uma insuficiência renal. Realizei uma cirurgia emergencial para remover a parte danificada do cólon e fazer uma colostomia. Um cardiologista colocou um stent em suas artérias coronárias. Ela foi então submetida a diálise, conectada a um respirador artificial, começou a receber alimentação por via intravenosa, e seu estado tornou-se estável. Depois de algumas semanas, porém, ficou claro que não iria melhorar muito. O choque séptico a deixara com insuficiência cardíaca e respiratória, além de uma gangrena seca no pé, que teria de ser amputado. Tinha uma ferida abdominal aberta com vazamento de conteúdo intestinal, que requereria semanas de limpeza e mudanças de curativos duas vezes ao dia. Não poderia comer. Precisaria de uma traqueostomia. Seus rins não funcionavam mais, e ela teria de passar três dias por semana em uma máquina de diálise pelo resto da vida.

Ela não era casada e não tinha filhos, então me sentei com suas irmãs na sala de visitas da UTI para conversar e decidir se deveríamos realizar a amputação e a traqueostomia.

"Ela está morrendo?", perguntou uma das irmãs.

Eu não sabia como responder. Nem tinha mais certeza do que significava a palavra "morrendo". Nas últimas décadas, a ciência médica tornou obsoletos séculos de experiência, tradição e linguagem relativas a nossa mortalidade e criou uma nova dificuldade para a humanidade: como morrer.

EM UMA MANHÃ de sexta-feira, durante a primavera, eu fazia minha ronda de visitas aos pacientes com Sarah Creed, uma enfermeira do serviço de cuidados paliativos administrado pelo hospital. Eu não sabia muita coisa a respeito do serviço. Sabia que oferecia cuidados paliativos para doentes terminais, às vezes em instalações especiais, e hoje em dia normalmente em casa. Sabia que, para que um paciente meu se qualificasse para receber esses cuidados, eu precisava escrever um atestado certificando que sua expectativa de vida era inferior a seis meses. Também sabia de poucos pacientes que haviam optado pelo serviço, exceto por aqueles que estavam de fato em seus últimos dias, pois precisavam assinar um formulário indicando que entendiam que sua doença era terminal e que estavam abrindo mão dos cuidados médicos para tratá-la. A imagem que eu tinha do serviço de cuidados paliativos era a de uma perfusão de morfina, não dessa antiga enfermeira de UTI, de cabelos castanhos e olhos azuis, carregando um estetoscópio e batendo na porta de Lee Cox em uma manhã tranquila no bairro de Mattapan, em Boston.

"Oi, Lee", disse a enfermeira Creed ao entrar na casa.

"Oi, Sarah," respondeu a sra. Cox. Tinha 72 anos de idade. Sua saúde vinha se deteriorando havia anos, devido a uma insuficiência cardíaca congestiva decorrente de um ataque cardíaco e de uma fibrose pulmonar, uma doença pulmonar progressiva e irreversível. Os médicos tentaram retardar a doença usando esteroides, mas o tratamento não funcionou. A sra. Cox fora internada várias vezes, cada vez em pior estado. Finalmente, aceitara receber o serviço de cuidados paliativos e mudara-se para a casa da sobrinha, que lhe prestava apoio. Dependia de um cilindro do oxigênio para respirar e era incapaz de desempenhar mesmo as tarefas mais simples. Até mesmo atender à porta, com seus nove metros de tubos de oxigênio a reboque, a deixava com falta de ar. Parou para descansar por um instante, com os lábios cerrados e a respiração pesada.

Sarah segurou delicadamente a sra. Cox pelo braço e perguntou à paciente como estava enquanto nos encaminhávamos para a cozinha para nos sentar. Fez-lhe então uma série de perguntas relacionadas a problemas comuns em pacientes com doenças terminais. Estava com dor? Como estava seu apetite, sua sede, seu sono? Estava tendo problemas de confusão, ansiedade ou inquietude? Sentia que sua falta de ar tinha piorado? Sentia dores no peito ou palpitações? Algum desconforto abdominal? Problemas de constipação, para urinar ou para caminhar?

Ela tinha de fato alguns problemas novos. Quando caminhava do quarto para o banheiro, disse, agora levava pelo menos cinco minutos para recobrar o fôlego, o que a deixava assustada. Também sentia dores no peito. A enfermeira Creed tirou um medidor de pressão arterial de sua maleta médica. A pressão da sra. Cox estava aceitável, mas sua frequência cardíaca estava alta. Sarah escutou o coração da paciente, que apresentava um ritmo normal, e os pulmões, ouvindo as leves crepitações de sua fibrose pulmonar, mas também um novo chiado. Os tornozelos da sra. Cox estavam inchados e, quando a enfermeira pediu para ver sua caixa de medicamentos, viu que o remédio para o coração tinha acabado. Pediu para ver o equipamento de oxigênio. O cilindro de oxigênio líquido ao pé da cama arrumada com esmero estava cheio e funcionando corretamente. O equipamento nebulizador para seus tratamentos com inaladores, contudo, estava quebrado. Considerando a falta do remédio para o coração e do tratamento com o inalador, não era de se admirar que ela tivesse piorado. Sarah ligou para a farmácia da sra. Cox, que lhe informou que estavam com o remédio reservado para ela havia algum tempo. A enfermeira entrou então em contato com a sobrinha de Lee para que ela apanhasse o medicamento quando voltasse para casa do trabalho. Também ligou para o fornecedor do nebulizador e solicitou um serviço de urgência para aquele mesmo dia.

Conversou então com a sra. Cox na cozinha por alguns minutos. O estado de espírito de Lee não era dos melhores. Sarah tomou-a pela mão.

Ia ficar tudo bem, disse. Lembrou-a dos bons dias que tivera no fim de semana anterior, por exemplo, quando conseguira sair com seu cilindro de oxigênio portátil para fazer compras com a sobrinha e fora ao salão de beleza para tingir os cabelos.

Perguntei à sra. Cox como era sua vida anos antes. Contou-me que montava rádios em uma fábrica de Boston. Ela e o marido tiveram dois filhos e vários netos.

Quando lhe perguntei por que havia optado pelo serviço de cuidados paliativos, ficou cabisbaixa. "O médico do pulmão e o do coração disseram que não podiam mais me ajudar", respondeu. Sarah me fuzilou com o olhar. Minhas perguntas haviam deixado a sra. Cox triste novamente.

Ela nos contou a respeito das dificuldades do envelhecimento acrescidas das dificuldades de ter uma doença que, como sabia, algum dia lhe tiraria a vida. "É bom ter minha sobrinha e o marido dela ajudando a cuidar de mim todos os dias", disse. "Mas não é a minha casa. Eu sinto que estou atrapalhando." Mais uma vez, a realidade da coabitação multigeracional ficava aquém de sua imagem nostálgica.

Sarah abraçou a sra. Creed e fez um último lembrete antes de irmos embora.

"O que você tem que fazer se sentir dores no peito que não passam?", perguntou.

"Tomar uma nitro", respondeu Lee, referindo-se à pílula de nitroglicerina que pode colocar debaixo da língua.

"E?"

"Ligar para vocês."

"Onde está o número?"

Ela apontou para o número do serviço de emergência 24 horas que estava colado ao lado do telefone.

Do lado de fora, confessei ter ficado confuso com o que a sra. Creed estava fazendo. Boa parte daquilo parecia ter como objetivo prolongar sua vida. O objetivo dos serviços de cuidados paliativos não era deixar que a natureza seguisse seu curso normal?

"O objetivo não é esse", disse Sarah. A diferença entre os cuidados médicos padrão e os cuidados paliativos não é a diferença entre tratar e não fazer nada, explicou. A diferença estava nas prioridades. Na medicina normal, o objetivo é prolongar a vida. Sacrificamos a qualidade da existência do paciente no presente — realizando cirurgias, oferecendo quimioterapia, colocando-o na unidade de tratamento intensivo — em troca da chance de ganhar mais tempo no futuro. O serviço de cuidados paliativos utiliza enfermeiras, médicos, capelões e assistentes sociais para ajudar pessoas com doenças letais a terem as vidas mais plenas que podem ter — de maneira muito semelhante àquela como os reformadores das casas de repouso empregam os funcionários para ajudar pessoas com sérias deficiências. No caso de doenças terminais, isso significa concentrar-se em objetivos como manter o paciente livre de dores e desconfortos, preservar suas faculdades mentais pelo máximo de tempo possível ou possibilitar que saia com a família de vez em quando — o importante não é determinar se a vida da sra. Cox será mais curta ou mais longa. Não obstante, quando ela foi transferida para o serviço de cuidados paliativos, seus médicos achavam que não viveria mais do que algumas semanas. Com a terapia de cuidados paliativos que vinha recebendo, já vivera por mais um ano.

Optar por cuidados paliativos não é uma escolha fácil. Uma enfermeira do serviço entra na vida dos pacientes em um momento estranho: quando tomaram consciência de que têm uma doença fatal, mas ainda não reconheceram necessariamente que estão morrendo. "Eu diria que apenas um quarto deles aceitou seu destino quando passam a receber o serviço", opinou Sarah Creed. Quando encontra pela primeira vez seus pacientes, muitos sentem que seus médicos simplesmente os abandonaram. "Noventa e nove por cento entende que está morrendo, mas 100% espera que não esteja", contou-me. "Ainda querem vencer a doença". A visita inicial é sempre complicada, mas ela encontrou maneiras de atenuar a situação. "Uma enfermeira tem cinco segundos para fazer com que um paciente goste dela, que confie nela. Tudo depende da maneira como você se apresenta. Eu não entro dizendo 'Sinto muito'. Entro dizendo: 'Eu sou a enfermeira do serviço de cuidados paliativos e isto é o que eu tenho a oferecer para tornar sua vida melhor. E eu sei que nós não temos muito tempo a perder.'"

Foi assim que começou com Dave Galloway, que visitamos após deixarmos a casa da sra. Cox. Ele tinha 42 anos. Dave e a esposa, Sharon, eram ambos bombeiros da cidade de Boston. Tinham uma filha de 3 anos. Ele tinha um câncer pancreático que havia se espalhado; a parte superior de seu abdômen estava sólida devido ao tumor. No decorrer dos meses anteriores, a dor vinha se tornando insuportável e ele fora internado várias vezes durante as piores crises. Em sua mais recente internação, cerca de uma semana antes, descobrira que o tumor havia perfurado seu intestino. E não havia sequer algo que pudesse resolver temporariamente o problema. A equipe médica começou a alimentá-lo por via intravenosa e lhe ofereceu a escolha entre ficar na UTI ou ir para casa e receber os serviços de cuidados paliativos. Dave escolheu ir para casa.

"Eu gostaria que tivéssemos sido envolvidos mais cedo", me disse Sarah. Quando ela e a médica supervisora do serviço de cuidados paliativos, JoAnne Nowak, avaliaram Galloway após sua volta para casa, ele parecia ter apenas alguns dias a mais de vida. Seus olhos estavam afundados. A respiração, pesada. Toda a parte inferior do corpo estava inchada a ponto de haver bolhas e secreções em sua pele. Ele estava quase delirante por causa das dores abdominais.

Puseram as mãos à obra. Instalaram uma bomba de analgesia com um botão que permitia a Dave liberar doses mais altas de narcótico do que as que lhe foram receitadas. Providenciaram uma cama de hospital elétrica, para que assim ele pudesse dormir com as costas erguidas. Também ensinaram a Sharon como manter o marido limpo, proteger sua pele das escaras e lidar com as crises que estavam por vir. Sarah me explicou que parte de seu trabalho é avaliar a família do paciente, e Sharon lhe pareceu excepcionalmente capaz. Estava determinada a cuidar do marido até o fim e, talvez porque fosse bombeira, tinha a resiliência e a competência para fazê-lo. Não queria contratar uma enfermeira particular. Ela mesma cuidava de tudo: da terapia intravenosa, da troca dos lençóis e de coordenar os parentes que a ajudavam quando necessário.

Sarah providenciou para que um "kit de alívio" especializado fosse entregue por FedEx e armazenado em um minirrefrigerador ao lado da cama de Dave. O pacote continha uma dose de morfina para dores episódicas ou falta de ar, Ativan para ataques de ansiedade, Compazina para náusea, Hadol para delírios, Tylenol para febres e atropina para impedir o acúmulo de muco nas vias aéreas superiores que as pessoas costumam ter em suas últimas horas. Se algum desses problemas ocorresse, Sharon foi instruída a ligar para a enfermeira de cuidados paliativos de plantão, que lhe forneceria instruções sobre quais medicamentos utilizar e, se necessário, viria ajudá-la.

Dave e Sharon finalmente podiam dormir a noite inteira em casa. Sarah ou outra enfermeira os visitava todos os dias, ocasionalmente duas vezes por dia. Por três vezes naquela semana, Sharon utilizou o número de emergência do serviço de cuidados paliativos para obter ajuda a respeito de como lidar com as crises de dor ou alucinações de Dave. Após alguns dias, puderam até sair para jantar em um de seus restaurantes preferidos; ele não estava com fome, mas ficaram felizes por estarem lá e pelas memórias que o lugar evocava.

A parte mais difícil até então, disse Sharon, tinha sido decidir abrir mão dos dois litros de nutrição parenteral que Dave recebia diariamente. Embora fosse sua única fonte de calorias, a equipe de cuidados paliativos os incentivou a descontinuá-la, pois seu corpo não parecia estar absorvendo os nutrientes. O preparado de açúcares, proteínas e gorduras piorava o doloroso inchaço de sua pele e sua falta de ar — e para quê? O mantra era: viver para o agora. Sharon tinha se negado a seguir a sugestão, por medo de estar matando o marido de fome. Na noite anterior a nossa visita, porém, ela e Dave decidiram tentar cortar a alimentação parenteral. Pela manhã, o inchaço havia reduzido significativamente. Ele conseguia se mexer mais e com menos desconforto. Também começou a comer pequenos bocados de comida, só para sentir o gosto, e isso fez com que Sharon se sentisse melhor a respeito da decisão.

Quando chegamos, Dave estava voltando para a cama após uma ducha, com o braço nos ombros da esposa e caminhando lentamente, arrastando as pantufas pelo chão.

"Não há nada melhor do que uma longa ducha quente", disse Sharon. "Se ele pudesse, viveria no chuveiro."

Dave sentou-se na beirada da cama, vestindo um pijama limpo e recobrando o fôlego, e a enfermeira Creed falava com ele enquanto a filha do casal, Ashlee, corria para dentro e para fora do quarto com suas marias-chiquinhas e depositava bichinhos de pelúcia no colo do pai.

"Como está sua dor numa escala de um a dez?", perguntou Sarah.

"Eu diria um seis", respondeu Dave.

"Você usou a bomba?"

Ele ficou em silêncio por um momento. "Estou relutante", admitiu.

"Por quê?", perguntou a enfermeira.

"Dá uma sensação de derrota", ele disse.

"Derrota?"

"Não quero ficar viciado em remédios", explicou. "Não quero precisar disso."

Sarah ajoelhou-se na frente dele. "Dave, eu não conheço ninguém que consiga lidar com esse tipo de dor sem medicamentos", disse. "Não é uma derrota. Você tem uma esposa e uma filha lindas e não vai conseguir aproveitar a companhia delas se estiver com dor."

"Talvez você tenha razão", ele disse, olhando para Ashlee, que lhe entregava um cavalinho. E pressionou o botão.

Dave Galloway morreu uma semana depois — em casa, em paz e cercado pela família. Uma semana mais tarde, Lee Cox também morreu. Mas, como que para demonstrar como a vida humana é resistente a fórmula, a sra. Cox nunca havia se resignado à incurabilidade de suas doenças. Então, quando certa manhã a família a encontrou tendo uma parada cardiorrespiratória, seguiram seus desejos e ligaram para a emergência em vez de para o serviço de cuidados paliativos. Os técnicos do serviço de emergência, os bombeiros e a polícia vieram correndo. Arrancaram-lhe as roupas, realizaram uma massagem cardíaca, inseriram um tubo em suas vias aéreas para forçar a entrada de oxigênio nos pulmões e tentaram reanimá-la com um desfibrilador. Mas esses esforços raramente produzem efeitos em pacientes terminais, e não funcionaram com ela.

Os serviços de cuidados paliativos vêm tentando oferecer um novo ideal para a maneira como morremos. Embora nem todo mundo adote seus rituais, aqueles que o fazem estão ajudando a negociar uma *ars moriendi* para nossa era. Mas fazê-lo representa uma luta — não apenas contra o sofrimento, mas também contra a dinâmica aparentemente irrefreável do tratamento médico.

LOGO ANTES DO dia de Ação de Graças, Sara Monopoli, seu marido, Rich, e sua mãe, Dawn Thomas, reuniram-se com o dr. Marcoux para discutir as opções que ainda restavam. Àquela altura, Sara havia se submetido a três rodadas de quimioterapia, que produziram pouco ou quase nenhum resultado. Talvez Marcoux pudesse ter discutido o que ela mais queria fazer agora que sua morte estava se aproximando e qual seria a melhor maneira de realizar esses desejos. Mas o sinal que ele recebeu de Sara e de sua família era de que eles só queriam falar a respeito das próximas opções de tratamento. Não queriam falar sobre morrer.

Mais tarde, após a morte de Sara, conversei com seu marido e com seus pais. Sara sabia que sua doença era incurável, disseram. Na semana depois de receber o diagnóstico e dar à luz seu bebê, explicou claramente seus desejos relativos à criação de Vivian depois que ela se fosse. Em diversas ocasiões, disse à família que não queria morrer no hospital. Queria passar seus últimos momentos em paz e em casa. Porém, a possibilidade de que esses momentos estivessem próximos, de que talvez não houvesse uma maneira de retardar a doença, "não era algo que ela ou eu quiséssemos discutir", disse a mãe de Sara.

Seu pai, Gary, e sua irmã gêmea, Emily, ainda tinham esperança de que pudesse haver uma cura. Sentiam que os médicos não estavam procurando o suficiente. "Eu não conseguia acreditar que não havia algo que pudesse curá-la", disse Gary. Rich, por sua vez, ficara completamente desorientado com a experiência da doença de Sara: "Nós tínhamos um bebê. Éramos jovens. E aquilo era muito chocante e estranho. Nunca discutimos a possibilidade de interromper o tratamento".

Marcoux avaliou a atmosfera na sala. Com quase duas décadas de experiência no tratamento de câncer de pulmão, já tivera muitas dessas conversas. Ele tem um temperamento calmo, tranquilizador, e uma tendência típica dos nativos de Minnesota de evitar confrontos ou excessos de intimidade. Tenta ser científico a respeito de suas decisões.

"Eu sei que a vasta maioria dos pacientes vai morrer da doença", ele me disse. Os dados mostram que, após o fracasso da quimioterapia de segunda linha, tratamentos adicionais raramente aumentam o tempo de vida de pacientes com câncer de pulmão e com frequência produzem efeitos colaterais significativos. Mas ele também tem as suas esperanças.

Marcoux disse a eles que, em determinado momento, os cuidados paliativos eram uma opção na qual deveriam pensar. Porém, continuou, também existiam terapias experimentais. Mencionou várias que estavam sendo testadas. A mais promissora delas empregava um medicamento da Pfizer que tinha como objetivo combater uma das mutações encontradas em suas células cancerígenas. Sara e a família instantaneamente depositaram suas esperanças nela. O medicamento era tão novo que nem sequer tinha um nome ainda, apenas um número — PF0231006 —, o que deixava tudo ainda mais atraente.

Havia algumas questões pendentes, incluindo o fato de que os cientistas ainda não conheciam a dose segura. O medicamento estava apenas na primeira fase — ou seja, um ensaio para determinar a toxicidade de uma gama de doses, não se o remédio funcionava ou não. Além disso, um teste usando o medicamento para combater as células cancerígenas de Sara em uma placa de Petri não havia produzido nenhum efeito. No entanto, Marcoux achava que esses não eram obstáculos decisivos, apenas pontos negativos. O problema crucial era que as regras do ensaio excluíam a participação de Sara devido à embolia pulmonar que desenvolvera naquele verão. Para se inscrever, precisaria esperar pelo menos dois meses. No meio-tempo, o oncologista sugeriu tentar outra quimioterapia convencional, com um medicamento chamado vinorelbina. Sara iniciou o tratamento na segunda-feira após o dia de Ação de Graças.

Vale a pena fazer uma pausa para avaliar o que acabara de acontecer. Passo a passo, Sara acabara optando por se submeter a uma quarta rodada de quimioterapia, que tinha uma chance minúscula de alterar o curso de sua doença e uma grande probabilidade de causar efeitos colaterais debilitantes. Renunciara à oportunidade de se preparar para o inevitável. E tudo acontecera devido a uma circunstância certamente normal: uma paciente e familiares que não estavam prontos para enfrentar a realidade da doença.

Perguntei a Marcoux o que ele espera alcançar com pacientes com câncer de pulmão em estágio terminal que vão visitá-lo. "Eu penso: 'Será que com isso consigo dar a eles um ou dois bons anos?'", disse. "Essas são minhas expectativas. Para mim, um longo prazo para uma paciente como ela é de três ou quatro anos". Mas não é isso que as pessoas querem ouvir. "Elas estão pensando em dez, vinte anos. É o que eu mais ouço. E eu também ia querer a mesma coisa se estivesse na posição deles."

Seria de se imaginar que nós, médicos, estaríamos bem equipados para lidar com esse tipo de dificuldade, mas há pelo menos duas coisas que tornam a tarefa complicada. Primeiramente, nossas próprias opiniões podem não ser realistas.[13] Um estudo realizado pelo sociólogo Nicholas Christakis pediu aos médicos de quase quinhentos pacientes com doenças terminais que estimassem por quanto tempo estes últimos sobreviveriam, e depois acompanhou os pacientes. Sessenta e três por cento dos médicos superestimaram o tempo de sobrevivência de seus pacientes. Apenas 17% o subestimou. A estimativa média foi superestimada em 530%. E quanto melhor os médicos conheciam os pacientes, maior era a probabilidade de que errassem em suas estimativas.

Em segundo lugar, com frequência evitamos verbalizar esses sentimentos.[14] Estudos mostram que, embora os médicos normalmente digam a seus pacientes quando um câncer não tem cura, a maioria reluta em fornecer um prognóstico específico, mesmo quando pressionados. Mais de 40% dos oncologistas admitem oferecer tratamentos que acreditam ter poucas chances de funcionar. Em uma era em que o relacionamento entre paciente e médico é cada vez mais visto sob uma ótica comercial — "o cliente tem sempre razão" — os médicos vêm demonstrando especial hesitação em destruir as expectativas de um paciente. Preocupamo-nos muito mais com a possibilidade de sermos demasiadamente pessimistas do que com a de sermos otimistas demais. E falar sobre a morte é um assunto com uma carga enorme. Quando se tem um paciente como Sara Monopoli, a última coisa que você quer fazer é lidar com a verdade. Eu sei, porque Marcoux não era o único que estava evitando ter aquela conversa com ela. Eu também estava.

Mais cedo, naquele verão, uma tomografia por emissão de pósitrons (PET) revelara que, além do câncer de pulmão, ela tinha câncer de tireoide, que se espalhara para os nódulos linfáticos do pescoço, e eu fora chamado para decidir se deveria ser operada. Esse segundo câncer, não relacionado ao primeiro, era de fato operável. Mas cânceres de tireoide levam anos para se tornar letais. O câncer de pulmão quase certamente poria termo a sua vida muito antes de o câncer de tireoide poder lhe causar qualquer problema. Devido à dimensão da cirurgia que seria necessária e às possíveis complicações, a melhor opção era não fazer nada. Mas explicar meu raciocínio para Sara significaria lidar com a fatalidade de seu câncer de pulmão, uma tarefa para a qual eu me sentia despreparado.

Sentada em meu consultório, Sara não parecia desanimada com a descoberta desse segundo câncer. Parecia determinada. Tinha lido a respeito dos bons resultados do tratamento do câncer de tireoide. Estava, portanto, ansiosa para discutir quando realizaríamos a cirurgia. E eu acabei me deixando levar pelo otimismo dela. E se eu estivesse errado, pensei, e o caso dela acabasse sendo um daqueles milagrosos em que o paciente sobrevive a um câncer de pulmão metastático? Como é que eu poderia deixar de tratar seu câncer de tireoide?

Minha solução foi evitar o assunto. Disse a Sara que havia uma notícia relativamente boa a respeito de seu câncer de tireoide: seu crescimento era lento e ele era tratável. Mas a prioridade era o câncer de pulmão, completei. Não vamos suspender o tratamento para isso. Podemos monitorar o câncer de tireoide por enquanto e planejar uma cirurgia para daqui a alguns meses.

Eu a via a cada seis semanas e observava seu declínio físico de uma consulta para a outra. No entanto, mesmo em uma cadeira de rodas, Sara sempre chegava sorrindo, maquiada e com a franja presa com um grampo para que não caísse nos olhos. Ela encontrava pequenas coisas que a faziam sorrir, como as estranhas protuberâncias que os tubos produziam sob seu vestido. Estava pronta a tentar qualquer coisa, e eu acabei me concentrando na notícia sobre as terapias experimentais para seu câncer de pulmão. Depois que uma das quimioterapias pareceu diminuir levemente o câncer de tireoide, levantei até a possibilidade de que uma terapia experimental pudesse funcionar contra ambos os cânceres, o que era pura fantasia. Falar sobre uma fantasia era mais fácil — menos emocional, menos explosivo, menos propenso a mal-entendidos — do que falar sobre o que estava acontecendo diante de meus olhos.

O câncer de pulmão e a quimioterapia foram deixando Sara cada vez mais debilitada. Ela dormia a maior parte do tempo e não conseguia fazer quase nada fora de casa. Observações clínicas de dezembro descrevem falta de ar, ânsia de vômito, tosse com sangue e fadiga extrema. Além dos tubos de drenagem no peito, precisava se submeter a procedimentos de drenagem com agulhas no abdômen a cada uma ou duas semanas para aliviar a pressão dos litros de líquido que estavam sendo produzidos pelo câncer.

Uma tomografia computadorizada em dezembro mostrou que o câncer de pulmão estava se espalhando para a coluna, para o fígado e pelo resto dos pulmões. Quando nos encontramos em janeiro, ela só conseguia se movimentar muito lentamente e com grande desconforto. A parte inferior de seu corpo estava tão inchada que a pele se esticara. Ela não conseguia pronunciar mais de uma frase sem precisar parar para tomar fôlego. Na primeira semana de fevereiro, precisou utilizar um cilindro de oxigênio em casa para conseguir respirar. Porém, já havia transcorrido tempo suficiente desde seu episódio de embolia pulmonar e, portanto, podia começar o tratamento com o medicamento experimental da Pfizer. Só precisava de mais uma tomografia antes de ser liberada. Essa tomografia revelou que o câncer havia se espalhado para o cérebro, com pelo menos nove crescimentos metastáticos de até 1,3 centímetros de diâmetro espalhados por ambos os hemisférios. O medicamento experimental não fora desenvolvido para atravessar a barreira entre o sangue e o cérebro. O PF0231006 não iria funcionar.

E ainda assim, Sara, sua família e sua equipe médica permaneceram em modo de batalha. Em menos de 24 horas, Sara foi levada a um rádio-oncologista para realizar uma radiação em todo o cérebro e tentar reduzir as metástases. Em 12 de fevereiro, ela completou cinco dias de radioterapia, que a deixaram incomensuravelmente cansada, mal conseguindo sair da cama. Quase não comia. Estava pesando onze quilos a menos do que pesava no outono. Confessou a Rich que, naqueles dois últimos meses, vinha sofrendo de visão dupla e que não conseguia sentir suas mãos.

"Por que você não disse para ninguém?", ele perguntou.

"Eu não queria que eles interrompessem o tratamento", respondeu Sara. "Eles iam me fazer parar."

Ela teve duas semanas para recuperar as forças após a radioterapia. Então recebemos outro medicamento experimental que ela poderia tentar, produzido por uma pequena empresa de biotecnologia. O início do tratamento estava marcado para 25 de fevereiro. Suas chances estavam diminuindo rapidamente. Mas quem poderia afirmar que eram nulas?

Em 1985, o paleontologista e escritor Stephen Jay Gould publicou um ensaio extraordinário intitulado "A mediana não é a mensagem", após ter recebido um diagnóstico, três anos antes, de um mesotelioma peritoneal, um tipo de câncer raro e fatal, na maioria das vezes associado à exposição ao amianto.[15] Ao ser informado do diagnóstico, Gould foi até uma biblioteca médica para pesquisar os artigos científicos mais recentes a respeito da doença. "A literatura médica não poderia ter sido mais brutalmente clara: o mesotelioma é incurável, com uma média de sobrevivência de apenas dezoito meses após a descoberta", escreveu. A notícia era devastadora. Mas ele começou então a olhar os gráficos das curvas de sobrevivência dos pacientes.

Gould era um naturalista e estava mais inclinado a observar a variação em torno do ponto médio da curva do que o próprio ponto médio. O que o naturalista viu foi uma notável variação. Os pacientes não estavam agrupados em torno da sobrevivência média, mas sim espalhados em ambas as direções. Além disso, a curva se inclinava para a direita, com uma longa extremidade, ainda que fina, de pacientes que viviam muitos anos a mais do que a média de dezoito meses. Foi aí que encontrou consolo. Podia se imaginar sobrevivendo por muito tempo, percorrendo aquela longa extremidade. E de fato foi o que aconteceu. Após uma cirurgia e uma quimioterapia experimental, Gould viveu por mais vinte anos, morrendo em 2001, aos sessenta anos, de um câncer de pulmão não relacionado à doença original.

"A meu ver, virou moda enxergar a aceitação da morte como algo equivalente a uma dignidade intrínseca", escreveu em seu ensaio de 1985. "É claro que concordo com o pregador do Eclesiastes que afirma que há um tempo para amar e um tempo para morrer — e quando minha hora chegar, espero enfrentar o fim com tranquilidade e à minha própria maneira. Para a maioria das situações, porém, prefiro uma visão mais marcial de que a morte é o maior dos inimigos — e não vejo nada de repreensível naqueles que lutam com unhas e dentes contra o apagar das luzes."

Penso em Gould e em seu ensaio toda vez que tenho um paciente com uma doença terminal. Quase sempre há uma longa extremidade possível, por mais fina que seja. O que há de errado em buscá-la? Nada, a meu ver, a menos que isso signifique que deixamos de nos preparar para o resultado que é muito mais provável. O problema é que construímos nosso sistema e nossa cultura médicos em torno dessa longa extremidade. Criamos uma estrutura multitrilhardária para distribuir o equivalente médico a bilhetes de loteria, enquanto temos apenas os rudimentos de um sistema para preparar os pacientes para a possibilidade quase certa de que seus bilhetes não sejam os vencedores. A esperança não é um plano, mas fazemos dela nosso plano.

PARA SARA NÃO haveria nenhuma recuperação milagrosa e, quando o fim se aproximou, nem ela nem a família estavam preparadas. "Eu sempre quis respeitar o pedido dela de morrer em paz em casa", contou-me Rich mais tarde. "Mas eu não acreditava que pudéssemos realizá-lo. Eu não sabia como."

Na manhã de sexta-feira, 22 de fevereiro, três dias antes da data marcada para o início da nova rodada de quimioterapia, Rich acordou e encontrou a esposa sentada na cama a seu lado, inclinada para a frente, apoiada nos braços, com os olhos arregalados e lutando para respirar. Ela estava cinza, com a respiração rápida e seu corpo oscilava cada vez que abria a boca para inspirar, ofegante. Parecia estar se afogando. Ele tentou ligar o oxigênio de sua tubulação nasal, mas isso não ajudou.

"Eu não consigo fazer isso", disse Sara, pausando entre cada palavra. "Estou com medo."

Rich não tinha nenhum kit de emergência no refrigerador, nenhuma enfermeira de cuidados paliativos para quem ligar. E como poderia saber se esse novo desdobramento era reparável ou não?

"Vamos para o hospital", disse Rich à esposa. Quando perguntou se deveriam ir de carro, ela fez que não com a cabeça, então ele ligou para a emergência e contou à sogra, Dawn, que estava no quarto ao lado, o que estava acontecendo. Alguns minutos mais tarde, um grupo de bombeiros subiu correndo as escadas até o quarto de Sara enquanto as sirenes berravam do lado de fora. Enquanto colocavam Sara na ambulância usando uma maca, Dawn caiu em prantos.

"Vamos superar isso", Rich lhe disse. Era apenas mais uma ida ao hospital, disse a si mesmo. Os médicos iam encontrar uma maneira de resolver aquilo.

No hospital, Sara recebeu o diagnóstico de pneumonia. Isso deixou a família perturbada, pois achavam que tinham feito tudo para evitar infecções. Lavavam as mãos cuidadosamente, limitavam as visitas de pessoas com crianças pequenas, limitavam até o tempo de Sara com Vivian se esta apresentasse o menor sinal de um nariz escorrendo. Mas o sistema imunológico de Sara e sua capacidade de limpar as secreções dos pulmões tinham sido gradualmente enfraquecidos pelas rodadas de quimioterapia, assim como pelo câncer.

Por outro lado, o diagnóstico de pneumonia era tranquilizador, pois era apenas uma infecção. Poderia ser tratada. A equipe médica começou a tratar Sara com antibióticos intravenosos e colocou-lhe uma máscara de alta concentração de oxigênio. A família se reuniu ao lado da cama, esperançosos de que os antibióticos funcionassem. O problema poderia ser reversível, disseram uns aos outros. Mas naquela noite e na manhã seguinte, Sara foi ficando com a respiração cada vez mais difícil.

"Eu não consigo pensar em nada de engraçado para dizer", disse Emily a Sara enquanto os pais observavam.

"Eu também não", murmurou Sara. Somente mais tarde a família percebeu que aquelas foram as últimas palavras que a ouviriam pronunciar. Depois disso, ela começou a perder e recobrar a consciência. À equipe médica só restava uma opção: conectá-la a um respirador artificial. Sara era uma batalhadora, certo? E, para os batalhadores, o passo seguinte é passar à unidade de tratamento intensivo.

Essa é uma tragédia moderna, reproduzida milhões de vezes. Quando não há uma maneira de saber exatamente quanto tempo ainda temos — e enquanto imaginamos ter muito mais tempo do que temos de fato — nosso impulso é lutar, morrer com medicamentos de quimioterapia em nossas veias, um tubo em nossas gargantas ou suturas recém-feitas na pele. Mal parecemos registrar o fato de que podemos estar encurtando ou piorando o tempo que nos resta. Imaginamos que podemos esperar até que os médicos nos digam que não há mais nada a ser feito. No entanto, raramente não há mais nada que os médicos possam fazer. Podem ministrar medicamentos tóxicos de eficácia desconhecida, operar para tentar remover parte do tumor, inserir um tubo de alimentação se a pessoa não puder comer: sempre há alguma coisa. Queremos escolhas. Mas isso não significa que estejamos ansiosos para fazer essas escolhas nós mesmos. Em vez disso, na maioria das vezes não fazemos escolha nenhuma. Recorremos ao procedimento padrão, e o procedimento padrão é: Faça alguma coisa. Resolva alguma coisa. Tem alguma saída para isso?

Há uma escola de pensamento que afirma que o problema é a ausência de forças de mercado. Se um paciente terminal — e não as companhias de seguro ou o governo — tivesse de arcar com os custos adicionais dos tratamentos a que decide se submeter em vez de optar pelos cuidados paliativos, talvez considerasse mais as outras possibilidades. Pacientes com câncer terminal não pagariam 80 mil dólares por medicamentos e pacientes com insuficiência cardíaca em estágio final não pagariam 50 mil dólares por desfibriladores que oferecem, no máximo, alguns poucos meses a mais de sobrevivência. Mas esse argumento ignora um fator importante: as pessoas que estão optando por esses tratamentos não estão pensando em alguns poucos meses a mais. Estão pensando em anos. Acham que estão conseguindo pelo menos aquela chance de bilhete de loteria de que sua doença possa não ser mais um problema. Além disso, se existe alguma coisa que sem dúvida queremos comprar no mercado livre ou obter em troca dos impostos que pagamos ao governo é a garantia de que, quando precisarmos dessas opções, não teremos de nos preocupar com os custos.

É por isso que a palavra "racionamento" continua tendo uma carga tão poderosa. Existe um mal-estar generalizado a respeito das circunstâncias em que nos encontramos, mas também um medo de discutir os detalhes. Pois a única alternativa aparente a uma solução de mercado seria o racionamento puro e simples — comissões da morte, como descreveram alguns.* Na década de 1990, as companhias de seguro tentaram contestar decisões de tratamento de médicos e pacientes em casos de doenças terminais, mas as tentativas saíram pela culatra e um caso específico praticamente acabou com a estratégia: o caso de Nelene Fox.

Nelene era de Temecula, Califórnia, e recebeu um diagnóstico de câncer de mama com metástase em 1991, quando tinha 38 anos. A cirur-

---

* O termo *death panel* surgiu em 2009, durante o debate nos Estados Unidos sobre a legislação relativa a cuidados de saúde para pessoas não seguradas. Foi cunhado pela ex-governadora do Alaska, Sarah Palin, que afirmou que a legislação proposta criaria uma "comissão da morte" de burocratas que decidiriam quem merecia receber cuidados de saúde. (N. T.)

gia e a quimioterapia convencional fracassaram e o câncer se espalhou para a medula óssea. A doença era terminal. Os médicos da Universidade do Sul da Califórnia lhe propuseram um tratamento novo e radical, mas aparentemente promissor: quimioterapia de alta dose com transplante de medula óssea. Para Nelene, aquela era a única chance de cura.[16]

Sua seguradora, a Health Net, negou o pedido de cobertura dos custos, argumentando que aquele era um tratamento experimental sem benefícios comprovados e, consequentemente, excluído de acordo com os termos de sua apólice. A seguradora a pressionou a obter uma segunda opinião de um centro médico independente. Nelene se recusou — quem eram eles para lhe dizer para buscar uma segunda opinião? Sua vida estava em risco. Após arrecadar 212 mil dólares por meio de doações, Nelene arcou ela mesma com os custos da terapia, mas com certo atraso. Morreu dezoito meses após o tratamento. Seu marido processou a Health Net por má-fé, quebra de contrato, danos morais e danos punitivos, e ganhou. O júri impôs uma indenização de 89 milhões de dólares. Os executivos da HMO foram tachados de assassinos. Dez estados promulgaram leis exigindo que as seguradoras cobrissem transplantes de medula em casos de câncer de mama.[17]

Pouco importava se a Health Net estava certa.[18] Pesquisas finalmente confirmaram que o tratamento não tem benefícios para pacientes de câncer de mama e, na verdade, tende a piorar suas vidas. Porém, o veredito do júri abalou a indústria americana de seguros. Colocar em questão decisões de médicos e pacientes a respeito de tratamentos passou a ser considerado suicídio político.

Em 2004, os executivos de outra seguradora, a Aetna, decidiram tentar uma abordagem diferente.[19] Em vez de reduzir as opções de tratamento agressivo para seus segurados com doenças terminais, decidiram aumentar as opções de estabelecimentos de cuidados paliativos. A Aetna havia observado que apenas uma minoria dos pacientes interrompia os esforços de cuidados curativos e optava pelos cuidados paliativos. Quando o faziam, era normalmente já bem perto do fim. Então a empresa resolveu experimentar: segurados com expectativa de vida inferior a um ano podiam receber cuidados paliativos sem precisar abrir mão de outros tratamentos. Uma paciente como Sara Monopoli poderia continuar a tentar radioterapia e quimioterapia e se internar no hospital quando quisesse, mas também poderia ter uma equipe de cuidados paliativos em casa, enfocando aquilo que fosse necessário para lhe proporcionar a melhor vida possível naquele momento e em situações como a daquela manhã em que acordou sem conseguir respirar.

Um estudo de dois anos a respeito desse programa de "cuidados concomitantes" descobriu que os pacientes participantes passaram a usar bem mais os serviços de cuidados paliativos: os números saltaram de 26% para 70%.[20] Isso em si não foi surpreendente, já que os pacientes não haviam sido forçados a abrir mão de nada. O resultado surpreendente foi o fato de que eles próprios optaram por abrir mão de certas coisas. Iam à unidade de emergência duas vezes menos que os pacientes do grupo de controle. A frequência com que recorriam a hospitais e a UTIs caiu em mais de dois terços. De modo geral, os custos diminuíram em quase 25%.

O resultado foi impressionante e confuso: não estava óbvio o que havia feito com que a abordagem funcionasse. A Aetna realizou um programa de cuidados concomitantes mais modesto para um grupo mais amplo de pacientes com doenças terminais.[21] Para esses pacientes, as regras tradicionais de acesso aos serviços de cuidados paliativos eram aplicáveis — a fim de se qualificar para os cuidados paliativos em casa, precisavam abrir mão dos cuidados curativos. Porém, independentemente da escolha que fizessem, recebiam telefonemas de enfermeiros especializados em cuidados paliativos que se ofereciam para contatá-los com regularidade e ajudá-los a encontrar todo tipo de serviço, fosse para controlar a dor ou para escrever um testamento. Para esses pacientes a inscrição nos serviços de cuidados paliativos também aumentou em 70% e o uso dos serviços hospitalares sofreu uma queda acentuada. Entre os pacientes idosos, o uso de unidades de tratamento intensivo caiu em 85%. Os níveis de satisfação subiram de forma considerável. O que estava acontecendo então? Os coordenadores do programa tinham a impressão de que simplesmente deram a pacientes com doenças graves alguém experiente e capacitado com quem podiam conversar a respeito de suas preocupações cotidianas. De alguma forma, isso era suficiente — apenas conversar.

Parece difícil acreditar nessa explicação, mas as evidências vêm aumentando nos últimos anos. Dois terços dos pacientes com câncer terminal que participaram do estudo Coping with Cancer afirmaram não ter tido nenhuma conversa com seus médicos a respeito de seus objetivos para os cuidados finais, apesar de estarem, em média, a apenas quatro meses de morrer.[22] Porém, o terço que teve esse tipo de conversa apresentou uma tendência muito menor a se submeter a reanimações cardiorrespiratórias, a ser conectado a um respirador artificial ou a ir parar em uma UTI. A maioria se inscreveu nos serviços de cuidados paliativos. Sofreram menos, mantiveram-se mais capazes fisicamente e puderam interagir com outras pessoas melhor e por mais tempo. Além disso, seis meses após a morte desses pacientes, seus familiares estavam bem menos propensos a sofrer de depressões sérias e contínuas. Em outras palavras, as pessoas que tiveram conversas significativas com seus médicos a respeito de suas preferências para o fim da vida tiveram uma probabilidade muito maior de morrer em paz e no controle da situação, poupando suas famílias de uma angústia maior.

Um estudo de referência de 2010 realizado pelo Massachusetts General Hospital apresentou descobertas ainda mais impressionantes.[23] Os pesquisadores dividiram aleatoriamente 151 pacientes com câncer de pulmão em estágio IV, como o de Sara Monopoli, em dois grupos, cada um com uma abordagem diferente de tratamento. Um dos grupos recebeu os cuidados oncológicos normais. O outro recebeu esses mesmos cuidados além de consultas com um especialista em cuidados paliativos. Esse tipo de profissional é especializado na prevenção e no alívio do sofrimento dos pacientes e, para se consultar com um deles, não é necessário determinar se o paciente está morrendo ou não. Se uma pessoa sofre de uma doença grave e complexa, esses profissionais estão prontos para ajudar. Os especialistas participantes desse estudo discutiram com os pacientes as metas e prioridades destes para o caso de suas doenças piorarem. O resultado: aqueles que se consultaram com um especialista em cuidados paliativos interromperam a quimioterapia mais cedo, inscreveram-se bem antes nos serviços de cuidados paliativos, sofreram menos no fim da vida *e viveram por períodos 25% mais longos*. Em outras palavras, a maneira como tomamos decisões na medicina fracassou de maneira tão espetacular que chegamos a um ponto em que de forma ativa infligimos danos aos pacientes simplesmente para evitar enfrentar a questão da mortalidade. Se as conversas sobre o fim da vida fossem um medicamento experimental, seria sem dúvida aprovado pelas autoridades competentes.

Os pacientes que optaram pelos serviços de cuidados paliativos apresentaram resultados não menos surpreendentes. Como muitas outras pessoas, eu acreditava que os serviços de cuidados paliativos apressavam a morte, pois os pacientes abriam mão de tratamentos hospitalares e lhes eram permitidas grandes doses de narcóticos para combater a dor. Porém, diversos estudos demonstram que esse não é o caso. Em um deles, os pesquisadores acompanharam 4493 pacientes da Medicare com câncer terminal ou insuficiência cardíaca congestiva em estágio final.[24] Para pacientes com câncer de mama, de próstata ou de cólon, os pesquisadores não encontraram nenhuma diferença no tempo de sobrevivência entre aqueles que optaram pelos serviços de cuidados paliativos e os que não o fizeram. E curiosamente, para algumas doenças, os cuidados paliativos pareciam prolongar a sobrevivência. Aqueles com câncer pancreático ganharam uma média de três semanas, os com câncer de pulmão ganharam seis semanas e os com insuficiência cardíaca congestiva ganharam três meses. A lição parece ser quase zen: você vive por mais tempo quando para de tentar viver por mais tempo.

Mas será que meras conversas podem alcançar tais efeitos? Consideremos o caso de La Crosse, no Wisconsin. Seus residentes idosos têm despesas hospitalares de fim de vida incomumente baixas. Durante seus últimos seis meses, de acordo com dados da Medicare, gastam em média a metade do tempo em hospitais do que aquele gasto pelos idosos no resto do país, e não há nenhum sinal de que os médicos ou os pacientes estejam interrompendo tratamentos de forma prematura. Apesar das taxas médias de obesidade e de consumo de cigarro da cidade serem semelhantes às do resto do país, sua expectativa de vida ultrapassa a média nacional em um ano.

Conversei com Gregory Thompson, especialista em cuidados intensivos no Gundersen Lutheran Hospital, durante um de seus plantões noturnos na UTI, e ele percorreu comigo sua lista de pacientes. Em muitos aspectos, os pacientes eram como aqueles que é comum encontrarmos em qualquer UTI: estavam gravemente doentes e passavam pelos dias mais perigosos de suas vidas. Havia uma jovem com falência múltipla de órgãos decorrente de um caso devastador de pneumonia e um homem de sessenta e poucos anos com um rompimento de cólon que causara uma infecção agressiva e um ataque cardíaco. No entanto, esses pacientes eram completamente diferentes daqueles internados nas UTIs em que eu trabalhara: nenhum deles tinha uma doença terminal, nenhum lutava contra os estágios finais de um câncer com metástase, de uma insuficiência cardíaca intratável ou de demência.

Para entender o caso de La Crosse, afirmou Thompson, era preciso voltar a 1991, quando os líderes médicos do local realizaram uma campanha sistemática para incentivar os profissionais de saúde e os pacientes a discutirem os desejos destes para o fim de suas vidas. Em poucos anos, tornou-se um procedimento de rotina em hospitais, casas de repouso e estabelecimentos de moradia assistida: todas as pessoas internadas ou recebidas nesses locais sentavam-se com alguém com experiência nesse tipo de conversa e completava um formulário de múltipla escolha que se resumia a quatro perguntas cruciais. Neste momento de sua vida, perguntava o questionário:

1. Você deseja ser reanimado caso seu coração pare de bater?
2. Você deseja receber tratamentos agressivos como intubação e respiração artifical?
3. Você deseja ser tratado com antibióticos?
4. Você deseja ser alimentado por tubos ou por via intravenosa se não puder comer sozinho?

Até 1996, 85% dos residentes de La Crosse que morreram haviam preenchido um formulário como esse, 70% a mais do que antes do início da campanha, e os médicos quase sempre conheciam as instruções e as seguiam.[25] Ter esse sistema implementado, disse Thompson, tornou seu trabalho muito mais fácil, mas não porque as especificações lhe são detalhadas toda vez que um paciente doente chega a sua unidade.

"Essas coisas não são imutáveis", ele me disse. Independentemente de as pessoas marcarem sim ou não em um pedaço de papel, existem sempre nuances e complexidades naquilo que querem dizer. "Mas em vez de termos essa conversa com eles quando chegam à UTI, muitas vezes descobrimos que ela já aconteceu."

As respostas à lista de perguntas mudam, dependendo de se a pessoa está se internando no hospital para dar à luz um bebê ou para tratar complicações decorrentes de um caso de doença de Alzheimer. Porém, em La Crosse, graças ao sistema vigente, é muito mais provável que as pessoas já tenham conversado a respeito do que querem e do que não querem antes de se encontrarem, junto com a família, no meio de uma situação de crise e medo. Mesmo quando os desejos não estão claros, disse Thompson, "as famílias também já estão muito mais receptivas à ideia de ter a conversa". Era a conversa, não a lista, o que mais importava. A conversa diminuíra pela metade os custos com cuidados sobre o fim da vida em La Crosse se comparados à média nacional. Era muito simples e, ao mesmo tempo, muito complicado.

CERTA MANHÃ DE sábado, no inverno, encontrei-me com uma mulher que eu havia operado na noite anterior. Estava sendo submetida a um procedimento para a remoção de um cisto no ovário quando o ginecologista que realizava a operação descobriu que ela tinha câncer de cólon metastático. Fui convocado, como cirurgião geral, para ver o que poderia ser feito. Removi uma parte do cólon que tinha uma grande massa cancerosa, mas o câncer já estava muito espalhado. Eu não conseguira remover tudo. Agora, na manhã seguinte, eu acabava de me apresentar. Ela disse que um residente lhe contara que um tumor havia sido encontrado e que parte de seu cólon fora removida.

"Isso", respondi. Disse que tinha conseguido remover "a principal área afetada". Expliquei a quantidade de intestino removida, como seria a recuperação — tudo, exceto a extensão do câncer. Mas então me lembrei de quão tímido tinha sido com Sara Monopoli e de todos aqueles estudos a respeito de como os médicos faziam rodeios em vez de ir direto ao assunto. Portanto, quando ela me pediu que lhe falasse mais sobre o câncer, expliquei que havia se espalhado não apenas para os ovários, mas também para seus nódulos linfáticos. Disse que não fora possível remover toda a doença. No entanto, me peguei quase imediatamente tentando minimizar o que acabara de dizer. "Vamos trazer um oncologista", apressei-me em acrescentar. "A quimioterapia pode ser muito eficaz nessas situações."

Ela absorveu a notícia em silêncio, olhando para o cobertor estendido sobre seu corpo amotinado. Então ergueu a cabeça e olhou para mim. "Eu vou morrer?"

Hesitei. "Não, não", respondi. "É claro que não."

Alguns dias depois, tentei novamente. "Não temos uma cura", expliquei. "Mas o tratamento pode deter a doença por um bom tempo." A meta, expliquei, era "prolongar sua vida" pelo máximo de tempo possível.

Eu a acompanho desde então, há alguns anos, durante seu tratamento de quimioterapia. Ela vem se saindo bem. Até agora, o câncer está sob controle. Certa vez, perguntei a ela e ao marido a respeito de nossas conversas iniciais. Elas não lhes traziam muito boas recordações. "Aquela expressão que você usou — 'prolongar sua vida' — foi meio..." Ela não quis soar crítica demais.

"Foi um pouco brusca", disse o marido.

"Foi dura", ela concordou. Sentira-se como se eu a tivesse empurrado em um abismo.

Conversei com Susan Block, uma especialista em cuidados paliativos de meu hospital que já teve milhares dessas conversas difíceis e que é reconhecida nacionalmente como pioneira no treinamento de médicos e outros profissionais de saúde para ajudá-los a tratar questões relacionadas ao estágios finais da vida com pacientes e suas famílias. "Você precisa entender", me disse Susan, "que uma reunião familiar é um procedimento e requer tanta habilidade quanto é necessária para realizar uma cirurgia."

Um dos erros básicos é conceitual. Para a maioria dos médicos, a principal finalidade de uma conversa sobre uma doença terminal é determinar o que as pessoas querem — se querem quimioterapia ou não, se querem ser reanimadas ou não, se querem receber cuidados paliativos ou não. Concentramo-nos em expor os fatos e as opções. Mas isso é um erro, afirmou Susan.

"Uma grande parte da tarefa é ajudar as pessoas a lidar com a enorme ansiedade: ansiedade a respeito da morte, ansiedade a respeito do sofrimento, ansiedade a respeito das pessoas amadas, ansiedade a respeito de questões financeiras", explicou. "Há muitas preocupações e terrores reais." Nenhuma conversa pode tratar de todos eles. Aceitar nossa própria mortalidade e chegar a uma clara compreensão dos limites e das possibilidades da medicina é um processo, não uma epifania.

Não existe uma única forma de orientar pessoas com doenças terminais, mas de acordo com Susan Block existem algumas regras. Você se senta. Você dedica algum tempo a elas. Você não determina se elas querem o tratamento X ou Y. Você tenta descobrir o que é importante para elas nas circunstâncias em que se encontram, a fim de poder lhes oferecer informações e conselhos a respeito da abordagem que lhes dará a melhor chance de alcançar suas prioridades. Esse processo requer que você não só fale, mas também escute. Se estiver falando durante mais da metade do tempo, afirma Block, está falando demais.

As palavras usadas são importantes. De acordo com especialistas em cuidados paliativos, não deveríamos dizer algo como "Sinto muito que as coisas estejam tomando este rumo", por exemplo. Pode parecer que você está se distanciando. Deveríamos dizer: "Eu gostaria que as coisas fossem diferentes". Não deveríamos perguntar "O que você quer quando estiver morrendo?", mas sim, "Se seu tempo se tornar curto, o que é mais importante para você?".

Susan tem uma lista de perguntas que tenta cobrir com pacientes doentes antes que as decisões precisem ser tomadas: em seu entendimento, qual é o prognóstico; quais são suas preocupações a respeito do que vem pela frente; que tipo de concessões estão dispostos a fazer; como querem passar seu tempo se sua saúde piorar; quem desejam que tome decisões se eles próprios não puderem mais fazê-lo?

Uma década antes, o pai de Susan, Jack Block, professor emérito de psicologia na Univerdade da Califórnia, em Berkeley, foi internado aos 74 anos em um hospital de São Francisco com sintomas do que demonstrou ser uma massa em crescimento na medula espinhal na altura de seu pescoço. Susan tomou um avião para vê-lo. O neurocirurgião disse que o procedimento para remover a massa tinha 20% de chance de deixá-lo tetraplégico, paralisado do pescoço para baixo. Sem o procedimento, a chance aumentava para 100%.

Na noite anterior à cirurgia, pai e filha conversaram sobre amigos e parentes, tentando não pensar no que estava por vir, até a hora de ela ir embora. Quando já estava no meio da Bay Bridge, recorda Susan, "percebi 'Ai, meu Deus, eu não sei o que ele realmente quer'". O pai fizera dela sua procuradora para assuntos relacionados a cuidados de saúde, mas os dois só haviam conversado de maneira superficial sobre situações como aquela. Então ela deu meia-volta.

Voltar "foi realmente desconfortável", disse. O fato de que era especialista em conversas a respeito do fim da vida não fez diferença. "Foi horrível ter aquela conversa com meu pai." Mas Susan discutiu todos os itens de sua lista. Disse ao pai: "'Eu preciso entender as coisas pelas quais você está disposto a passar para ter uma chance de permanecer vivo e que tipo de vida é tolerável para você'. Tivemos essa conversa bem angustiante na qual ele me disse — o que me deixou totalmente chocada — 'Bem, se eu puder tomar sorvete de chocolate e assistir futebol na TV, estou disposto a continuar vivo. Estou disposto a suportar muita dor se tiver chance de fazer essas coisas'".

"Eu nunca teria esperado que ele dissesse aquilo", me contou Susan. "Afinal de contas, ele é um professor emérito. Que eu me lembre, ele nunca tinha assistido a um jogo de futebol na vida. Toda aquela imagem... não era o homem que eu achava que conhecia." Mas a conversa acabou sendo crucial, pois após a cirurgia ele desenvolveu um sangramento na medula espinhal. Os cirurgiões disseram a Susan que, a fim de salvar a vida de seu pai, teriam de operá-lo mais uma vez. Mas o sangramento já o deixara quase tetraplégico e ele permaneceria gravemente incapacitado por muitos meses e provavelmente para sempre. O que ela queria fazer?

"Eu tinha três minutos para tomar a decisão, então me dei conta de que ela já tinha sido tomada." Perguntou aos cirurgiões se, caso sobrevivesse, o pai ainda poderia tomar sorvete de chocolate e assistir a um jogo de futebol na TV. Sim, responderam. Ela lhes deu o OK para que o levassem de volta à sala de cirurgia.

"Se eu não tivesse tido aquela conversa com ele", contou-me, "meu instinto teria sido de deixá-lo partir naquele momento, porque tudo aquilo me parecisa terrível. E depois eu teria ficado me torturando: será que desisti dele cedo demais?" Ou poderia ter concordado em enviá-lo para a cirurgia e depois descoberto — como foi o caso — que ele teria de enfrentar um ano "de uma reabilitação terrível" e de sérias limitações físicas. "Eu teria me sentido tão culpada de ter condenado meu pai àquilo", disse. "Mas eu não tive que tomar decisão nenhuma". Ele tinha decidido.

Durante os dois anos seguintes, ele recobrou a capacidade de caminhar curtas distâncias. Precisava de cuidadores para lhe dar banho e vesti-lo. Tinha dificuldade para engolir e para comer. Mas sua mente permanecera intacta e ele retivera o uso parcial das mãos — suficiente para escrever dois livros e mais de uma dezena de artigos científicos. Viveu por mais dez anos após a cirurgia. Finalmente, porém, suas dificuldades para engolir avançaram ao ponto de impedi-lo de comer sem aspirar partículas de comida, e ele acabou tendo de ir e vir de hospitais e centros de reabilitação, contraindo inevitáveis pneumonias hospitalares. Não queria usar um tubo de alimentação e ficou claro que a batalha pela chance cada vez menor de uma recuperação milagrosa o deixaria incapacitado de voltar para casa. Então, apenas alguns meses antes de minha conversa com Susan, seu pai decidira abandonar a batalha e voltar para casa.

"Ele começou a receber cuidados paliativos", disse Susan. "Tratamos seus engasgos e o mantivemos confortável. Finalmente, ele parou de comer e de beber. Morreu cinco dias depois."

Susan Block e o pai tiveram a conversa que todos precisamos ter quando a quimioterapia para de funcionar, quando começamos a precisar de um cilindro de oxigênio em casa, quando enfrentamos uma cirurgia de alto risco, quando a insuficiência hepática continua progredindo, quando não conseguimos mais nos vestir sozinhos. Já ouvi médicos suecos referindo-se a isso como uma "discussão sobre o ponto de interrupção", uma série de conversas para determinar quando precisam parar de lutar para ganhar mais tempo e passar a lutar pelas outras coisas que as pessoas valorizam: estar com a família, viajar ou tomar sorvete de chocolate. Poucas pessoas têm essas conversas e há uma boa razão para que tenhamos medo delas. Podem desencadear emoções difíceis. As pessoas podem ficar com raiva ou devastadas. Se realizadas de maneira inadequada, as conversas podem custar a confiança de uma pessoa. Se bem administradas, podem levar bastante tempo.

Conversei com uma oncologista que me contou a respeito de um paciente de 29 anos a quem tratara recentemente e que tinha um tumor inoperável no cérebro que continuou a crescer durante a quimioterapia de segunda linha. O paciente optou por não tentar novas rodadas de quimioterapia, mas para que chegasse a essa decisão foram necessárias horas de conversa, pois não era isso que ele esperara decidir. Primeiro, disse a oncologista, ela conversou só com ele. Analisaram seu percurso até ali e avaliaram as opções que lhe restavam. Ela foi franca. Disse a ele que em toda a sua carreira nunca tinha visto quimioterapia de terceira linha produzir uma resposta significativa nesse tipo de tumor cerebral. Havia procurado terapias experimentais, mas nenhuma delas parecia realmente promissora. E embora estivesse disposta a prosseguir com a quimioterapia, explicou-lhe todo o vigor e o tempo que o tratamento tiraria dele e da família.

Ele não se retraiu nem se rebelou. Continuou fazendo perguntas durante uma hora. Aos poucos, começou a perguntar o que aconteceria se o tumor aumentasse, que sintomas teria, de que maneiras poderia controlá-los, como o fim poderia vir.

Em seguida, a oncologista se reuniu com o jovem e sua família. Essa conversa não foi tão bem. Ele tinha uma esposa e filhos pequenos e, a princípio, a esposa não estava pronta a aceitar a ideia de interromper a quimioterapia. Mas, quando a oncologista pediu ao paciente que explicasse em suas próprias palavras o que haviam discutido, ela entendeu. O mesmo aconteceu com a mãe, que era enfermeira. Enquanto isso, o pai permaneceu sentado em silêncio, sem dizer nada durante todo o encontro.

Alguns dias mais tarde, o paciente voltou para conversar com a oncologista. "Deve existir alguma coisa. Precisa existir alguma coisa", disse. O pai lhe mostrara relatos de cura na internet. Confidenciou à médica que o pai reagira muito mal à notícia. Nenhum paciente quer causar dor à família. De acordo com Susan Block, cerca de dois terços dos pacientes estão dispostos a se submeter a terapias que não desejam para satisfazer a vontade de seus entes queridos.

A oncologista foi até a casa do pai do paciente para conversar com ele. Ele tinha imprimido uma lista de artigos e possíveis tratamentos que encontrara na internet. Discutiu cada um deles. Ela estava disposta a mudar a própria opinião, disse. Mas em todos os casos ou os tratamentos eram para tumores cerebrais diferentes do que seu filho tinha ou ele não se qualificava para participar dos programas. Nenhum deles seria milagroso. Explicou ao pai que ele precisava entender: o tempo que tinha com o filho era limitado e o jovem precisaria do apoio dele para lidar com aquilo.

A oncologista observou de forma irônica quão mais fácil lhe teria sido simplesmente indicar a quimioterapia. "Mas aquele encontro com o pai foi crucial", disse. O paciente e a família optaram pelos serviços de cuidados paliativos. Tiveram mais de um mês juntos antes que ele morresse. Mais tarde, o pai agradeceu à médica. Naquele mês, disse, a família simplesmente se concentrou em estar reunida e aquele acabou sendo o período mais significante que compartilharam.

Considerando como algumas dessas conversas precisam ser longas, muitos argumentam que o problema-chave tem sido os incentivos financeiros: pagamos aos médicos para que façam quimioterapia e cirurgias, mas não para que dediquem seu tempo a determinar quando não são aconselháveis. Esse é certamente um dos fatores. Mas a questão não é apenas financeira. Decorre de uma questão ainda não resolvida a respeito de qual é a verdadeira função da medicina; para que, em outras palavras, deveríamos estar pagando aos médicos.

A visão simples é de que a medicina existe para lutar contra a morte e a doença, e essa é, sem dúvida, sua tarefa mais básica. A morte é o inimigo. No entanto, o inimigo é mais forte. Cedo ou tarde acaba vencendo. E, em uma guerra que não se pode vencer, a última coisa que se quer é um general que lute até o ponto da aniquilação total. O que se quer não é um Custer.* O que se quer é um Robert E. Lee,** alguém que saiba lutar por territórios que possam ser conquistados e que saiba como se render quando percebe que não pode vencer, alguém que entenda que o dano é maior quando tudo o que se faz é lutar até o fim.

Hoje em dia, com frequência a medicina não oferece nem Custers nem Lees. Somos cada vez mais os generais que continuam marchando adiante com os soldados, mas ao mesmo tempo dizendo "Me avisem quando quiserem parar". Empenhar todos os esforços em tratamentos, dizemos aos doentes incuráveis, é um trem do qual você pode saltar a qualquer momento, basta dizer quando. Mas para a maioria dos pacientes e suas famílias, estamos pedindo muito. Eles continuam atormentados por dúvidas, medo e desespero. Alguns se iludem com uma fantasia do que a ciên-

---

* George Armstrong Custer, militar norte-americano conhecido por sua participação na Guerra da Secessão, como oficial de cavalaria da União. Morreu na batalha de Little Big Horn, em que Custer e seus homens atacaram um acampamento de tribos indígenas. (N. T.)
** Robert E. Lee, militar norte-americano que comandou o Exército da Virgínia do Norte na Guerra da Secessão. Após a guerra, apesar da vitória da União, Lee não foi preso ou punido. Morreu aos 63 anos de um acidente vascular cerebral. (N. T.)

cia médica pode alcançar. Nossa responsabilidade como profissionais de saúde é lidar com os seres humanos como são. As pessoas só morrem uma vez. Elas não têm nenhuma experiência na qual possam se basear. Precisam de médicos e enfermeiros que estejam dispostos a ter as conversas difíceis e a compartilhar o que já viram, que as ajudem a se preparar para o que está por vir e a escapar de um estado vegetativo em que poucos realmente desejam se encontrar.

SARA MONOPOLI TIVERA conversas suficientes com a família e com seu oncologista para que soubessem que ela não queria hospitais ou UTIs no fim, mas não o suficiente para saber como atingir esse objetivo. Desde o momento em que Sara chegou à emergência naquela manhã de sexta-feira em fevereiro, tudo indicava que a cadeia de acontecimentos não se encaminhava para um fim sereno. Havia alguém, contudo, que estava perturbado com aquilo e que finalmente decidiu interceder: Chuck Morris, o clínico geral de Sara. Conforme a doença começara a progredir no ano anterior, Morris fora deixando a tomada de decisões em grande parte nas mãos de Sara, de sua família e da equipe de oncologia. Ainda assim, encontrava-se regularmente com a paciente e seu marido e escutava suas preocupações. Naquela manhã de desespero, Morris foi a única pessoa para quem Rich ligou antes de entrar na ambulância. O clínico geral se dirigiu à emergência e recebeu Sara e Rich ao chegarem.

Morris afirmou que a pneumonia talvez fosse tratável, mas disse a Rich: "Estou preocupado que este seja o fim. Estou realmente preocupado com ela". E pediu ao marido de Sara que dissesse ao resto da família o que ele acabara de lhe dizer.

No andar de cima, no quarto onde Sara estava internada, Morris conversou com ela e Rich a respeito das maneiras como o câncer a vinha enfraquecendo, fazendo com que fosse mais difícil para seu corpo lutar contra a infecção. Mesmo que os antibióticos combatessem a infecção, disse, queria que eles lembrassem que não havia nada que pudesse deter o câncer.

Ela estava com uma aparência horrível, Morris me contou. "Estava tão sem ar que a gente se sentia mal só de olhar. Eu ainda me lembro do médico responsável" — o oncologista de plantão que a internou para o tratamento da pneumonia. "Ele estava até meio perturbado com o caso, e para ele ficar perturbado é porque a situação era grave."

Depois que os pais de Sara chegaram, Morris também conversou com eles e, depois disso, Sara e a família chegaram a um acordo sobre um plano. A equipe médica continuaria o tratamento com antibióticos, mas se as coisas piorassem, não a conectariam a um respirador artificial. Também deixaram que Morris chamasse a equipe de cuidados paliativos para visitá-la. A equipe receitou uma pequena dose de morfina, que imediatamente facilitou a respiração de Sara. Os familiares viram quanto o sofrimento dela diminuíra e, de repente, não queriam mais sofrimento algum. Na manhã seguinte, foram eles que contiveram a equipe médica.

"Eles queriam colocar um cateter nela e fazer umas outras coisas", contou-me Dawn, a mãe de Sara. "Eu disse: 'Não. Vocês não vão fazer nada com ela'. Eu não queria saber se ela ia fazer xixi na cama. Eles queriam fazer exames laboratoriais, medir a pressão, picar o dedo dela para fazer exames de sangue. Eu não estava nem aí para os registros deles. Fui falar com a enfermeira chefe e disse que parassem."

Nos três meses anteriores, quase nada do que havíamos feito com Sara — nenhum dos testes, nenhuma das tomografias, das radiações ou das rodadas extras de quimioterapia — havia produzido algum efeito além de piorar seu estado. Talvez tivesse vivido por mais tempo se não tivéssemos feito nada daquilo. Pelo menos ela foi poupada perto do fim.

Naquele dia, o corpo de Sara foi deixando de funcionar e ela acabou perdendo a consciência. Durante toda a noite seguinte, recordou Rich, "ela soltou uns grunhidos horríveis". Não há como embelezar a morte. "Não lembro se era quando inspirava ou expirava, mas era horrível, horrível de se ouvir."

O pai e a irmã ainda achavam que talvez ela conseguisse se reanimar. Mas, quando os outros saíram do quarto, Rich se ajoelhou chorando ao lado de Sara e sussurrou em seu ouvido. "Pode ir", disse. "Você não precisa mais lutar. Vejo você em breve."

Mais tarde naquela manhã, a respiração de Sara foi mudando, ficando mais lenta. Nas palavras de Rich, "foi como se ela tivesse tomado um susto. Depois soltou um longo suspiro e simplesmente parou".

7 • *Conversas difíceis*

Durante uma viagem para o exterior algum tempo depois, tive uma conversa com dois médicos de Uganda e um escritor sul-africano. Contei-lhes a respeito do caso de Sara e perguntei o que achavam que deveria ter sido feito por ela. Para eles, as escolhas que lhe oferecemos pareciam extravagantes. A maioria das pessoas com doenças terminais em seus países nunca teria ido para o hospital, disseram. Aqueles que o fizessem, não esperariam nem tolerariam medidas extremas como múltiplos regimes de quimioterapia, procedimentos cirúrgicos desesperados ou terapias experimentais quando o resultado do problema estava tão desanimadoramente claro. E o sistema de saúde também não teria dinheiro para cobrir os custos.

Mas depois não puderam deixar de falar das próprias experiências, e suas histórias soavam familiares: um avô mantido vivo com o auxílio de aparelhos contra sua vontade, um parente com um câncer de fígado incurável que morreu no hospital durante um tratamento experimental, um cunhado com um tumor cerebral terminal que foi submetido a intermináveis ciclos de quimioterapia que não produziram nenhum efeito além de deixá-lo cada vez mais debilitado. "Cada rodada era mais horrível que a anterior", contou-me o escritor sul-africano. "Eu vi a medicina corroer a carne dele. Os filhos ainda estão traumatizados. Ele nunca conseguiu se desapegar da esperança de que pudesse melhorar."

Seus países estavam mudando. Cinco das dez economias que crescem mais rapidamente no mundo encontram-se na África.[1] Em 2030, entre metade e dois terços da população global será de classe média.[2] Cada vez mais pessoas têm condição de comprar produtos como televisão e carros, assim como planos de saúde. Levantamentos em algumas cidades africanas estão descobrindo, por exemplo, que metade dos idosos com mais de oitenta anos agora morre no hospital e para aqueles com menos idade a porcentagem é ainda maior.[3] Esses números chegam, na verdade, a exceder aqueles da maioria dos países desenvolvidos hoje em dia. Diferentes versões da história de Sara estão se tornando globais. Com o aumento da renda, os cuidados de saúde privados crescem rapidamente, e são na maioria das vezes pagos à vista. Em todos os lugares, há médicos mais do que dispostos a oferecer falsas esperanças, levando famílias a esvaziarem suas contas bancárias, venderem suas colheitas e gastarem o dinheiro economizado para a educação dos filhos em tratamentos fúteis.[4] Todavia, ao mesmo tempo, programas de cuidados paliativos estão aparecendo por todos os lados, de Kampala a Kinshasa, de Lagos a Lesoto, sem falar em Mumbai e Manila.[5]

Estudiosos sugerem que os países passam por três estágios de desenvolvimento médico paralelos a seu desenvolvimento econômico.[6] No primeiro estágio, quando o país está em estado de extrema pobreza, a maioria das mortes ocorre em casa porque as pessoas não têm acesso a diagnósticos e tratamentos profissionais. No segundo, quando a economia de um país se desenvolve e o nível de renda de seu povo começa a aumentar, os crescentes recursos tornam as capacidades médicas mais amplamente disponíveis. As pessoas se voltam para os sistemas de saúde quando estão doentes. No fim da vida, com frequência morrem no hospital em vez de em casa. No terceiro estágio, quando a renda média de um país chega a níveis mais altos, as pessoas dispõem de meios suficientes para lhes permitir se preocuparem com a qualidade de suas vidas mesmo na doença, e o número de mortes em casa na verdade volta a aumentar.

Esse padrão parece ser o que está acontecendo nos Estados Unidos. Mortes em casa eram uma clara maioria em 1945 e caíram para apenas 17% no fim da década de 1980, desde a década de 1990 os números vêm se revertendo. O uso de serviços de cuidados paliativos têm crescido gradativamente — a ponto de, em 2010, 45% dos americanos receberem cuidados paliativos quando de sua morte.[7] Mais da metade desse percentual recebeu os cuidados em casa, e o restante, em estabelecimentos especializados, como casas de repouso. Estas taxas estão entre as mais altas do mundo.

Uma transformação monumental está ocorrendo. Nos Estados Unidos e em todo o mundo, as pessoas têm cada vez mais opções que não definhar em um asilo para idosos ou morrer em um hospital — e milhões delas estão aproveitando a oportunidade. Porém, estes são tempos inconstantes. Começamos a rejeitar a versão institucionalizada do envelhecimento e da morte, mas ainda não estabelecemos uma nova norma. Estamos presos em uma fase de transição. Por mais terrível que fosse o antigo sistema, somos peritos nele. Conhecemos todos os passos da dança. Você concorda em se tornar paciente e eu, o clínico, concordo em tentar consertá-lo, independentemente da improbabilidade, do sofrimento, dos danos ou dos custos envolvidos. Já neste novo sistema, em que tentamos descobrir juntos como enfrentar a mortalidade e preservar a estrutura de uma vida com sentido, com suas prioridades e sua individualidade, somos todos novatos. Estamos passando por uma curva de aprendizagem social, uma pessoa de cada vez. E isso me inclui, seja como médico ou simplesmente como ser humano.

MEU PAI ESTAVA com setenta e poucos anos quando fui forçado a me dar conta de que talvez ele não fosse imortal. Era forte como um touro, jogava tênis três vezes por semana, mantinha um consultório de urologia movimentado e atuava como presidente do Rotary Club local. Tinha uma energia enorme. Participava de inúmeros projetos beneficentes, incluindo um trabalho com uma faculdade rural na Índia que ele mesmo fundara, expandindo-a de um único prédio para um campus com 2 mil alunos. Sempre que eu ia visitá-lo, levava minhas raquetes de tênis e íamos jogar nas quadras locais. Ele jogava para ganhar e eu também. Ele dava uma deixada; eu respondia com uma deixada. Ele fazia um lob; eu fazia um lob. Ele havia adquirido alguns hábitos de velho, como assoar o nariz na quadra sempre que lhe dava na telha ou me fazer correr atrás das bolas de tênis errantes. Mas eu enxergava aquilo como o tipo de vantagem que um pai se sente à vontade para tirar de um filho, não como sinais de velhice. Em mais de trinta anos de prática médica, ele nunca cancelara consultas ou cirurgias por motivo de doença. Então, quando mencionou que desenvolvera uma dor no pescoço que se prolongava pelo braço esquerdo e lhe causava formigamento nas pontas dos dedos, nenhum de nós achou que pudesse ser algo sério. Uma radiografia do pescoço só indicou a presença de uma artrite. Ele tomou anti-inflamatórios, fez sessões de fisioterapia e parou de usar saques altos no tênis, que pioravam a dor. Fora isso, sua vida seguia normalmente.

No decorrer dos dois anos seguintes, porém, a dor no pescoço foi progredindo. Foi se tornando difícil para ele dormir de maneira confortável. O formigamento nas pontas de seus dedos esquerdos transformaram-se em dormência total e se espalharam por toda a mão esquerda. Começou a perceber que estava tendo dificuldades para sentir a linha ao fechar suturas durante procedimentos de vasectomia. Na primavera de 2006, seu médico pediu uma ressonância magnética do pescoço. A descoberta foi um completo choque. A ressonância revelou um tumor crescendo dentro de sua medula espinhal.

Aquele foi o momento em que atravessamos para o outro lado do espelho. Tudo na vida de meu pai e em suas expectativas mudou. Nossa família embarcava em seu próprio confronto com a realidade da mortalidade. O teste que teríamos de enfrentar como pais e filhos determinaria se conseguiríamos fazer com que o caminho fosse diferente para meu pai e para mim daquele que eu, como médico, oferecera a meus pacientes. Os lápis haviam sido entregues. O cronômetro tinha sido acionado. Mas nós nem sequer havíamos entendido que o teste tinha começado.

Meu pai me enviou as imagens por e-mail e conversamos pelo telefone enquanto olhávamos para elas em nossos laptops. A imagem da massa tumoral era nauseante. Ela enchia todo o canal medular, subindo até a base do cérebro e descendo até o nível de suas escápulas. Parecia estar destruindo a medula espinhal. Fiquei impressionado com o fato de ele não estar paralisado e de que tudo que aquela coisa tinha feito até então fora deixar sua mão dormente e seu pescoço doendo. Porém, não conversamos sobre nada disso. Tivemos dificuldade em encontrar uma abordagem segura para fazer com que a conversa fluísse. Perguntei-lhe o que o relatório do radiologista dizia a respeito do que a massa poderia ser. Listava diversos tumores benignos e malignos, respondeu meu pai. E sugeria alguma possibilidade outra que não um tumor? Não, ele disse. Ambos cirurgiões, ficamos quebrando a cabeça para tentar determinar como um tumor como aquele poderia ser removido. Todavia, não parecia haver nenhuma maneira, e acabamos ficando em silêncio. "Vamos conversar com um neurocirurgião antes de tirar conclusões precipitadas", sugeri.

Tumores em medulas espinhais são raros e poucos neurocirurgiões têm experiência neles. Uma dúzia de casos é muito. Entre os neurocirurgiões mais experientes havia um que trabalhava na Cleveland Clinic, a 320 quilômetros da casa de meus pais, e outro no meu hospital em Boston. Marcamos consultas em ambos os lugares.

Os dois ofereceram a opção da cirurgia. Abririam a medula espinhal — eu nem sabia que isso era possível — e removeriam o máximo do tumor que pudessem. Contudo, só conseguiriam retirar parte dele. A principal razão dos danos causados pelo tumor era o fato de estar crescendo dentro do espaço confinado do canal medular — a fera estava ficando grande demais para sua jaula. A expansão da massa comprimia a medula espinhal contra o osso da coluna vertebral, causando dor, assim como a destruição das fibras nervosas que formam a medula. Então ambos os cirurgiões também propuseram realizar um procedimento para expandir o espaço para que o tumor pudesse crescer. Descomprimiriam o tumor abrindo a parte de trás da coluna vertebral e estabilizariam as vértebras com hastes. Seria como remover a parede traseira de um prédio e substituí-la por colunas para sustentar os andares.

O neurocirugião do hospital em que eu trabalhava era a favor de operar imediatamente. A situação era perigosa, ele disse a meu pai. Poderia ficar tetraplégico em semanas. Não existia nenhuma outra opção — a radioterapia ou a quimioterapia não seriam nem de longe tão eficazes quanto uma cirurgia para impedir o progresso do tumor. O médico disse que a cirurgia oferecia riscos, mas que não estava muito preocupado com eles. O que mais lhe preocupava era o tumor. Meu pai precisava agir antes que fosse tarde demais.

O neurocirurgião da Cleveland Clinic pintou um quadro mais ambíguo da situação. Ainda que propusesse a mesma cirurgia, não insistiu para que ela fosse feita imediatamente. Disse que embora alguns tumores de medula espinhal avançassem com rapidez, já vira muitos levarem anos para progredir. Além disso, o progresso ocorria em estágios, não tudo de uma vez. Ele não achava que meu pai fosse passar de uma mão dormente para a paralisia total de um dia para o outro. A questão, portanto, era quando realizar a cirurgia, e ele acreditava que isso deveria ocorrer quando a situação se tornasse intolerável. Esse neurocirurgião não estava tão despreocupado com os riscos da cirurgia quanto o outro. Para ele, havia uma chance em quatro de que a própria cirurgia pudesse causar tetraplegia ou até a morte. Meu pai, ele disse, precisaria "traçar uma linha para estabelecer seus limites". Sentia que seus sintomas já eram ruins a ponto de fazer com que quisesse se operar imediatamente? Talvez achasse melhor esperar até começar a sentir que os sintomas em sua mão estavam o impedindo de operar seus próprios pacientes. Ou será que preferiria esperar até que não pudesse mais andar?

As informações eram difíceis de absorver. Quantas vezes meu pai dera a seus pacientes notícias ruins como essa — que tinham câncer de próstata, por exemplo —, que exigiam que fossem feitas escolhas igualmente terríveis. Quantas vezes eu fizera a mesma coisa? Ainda assim, a notícia veio como um golpe. Nenhum dos cirurgiões disse que o tumor era fatal, mas por outro lado nenhum dos dois disse que poderia ser removido. Só poderia ser "descomprimido".

Em teoria, as pessoas deveriam tomar decisões sobre questões de vida ou morte de maneira analítica, com base nos fatos. Mas os fatos estavam cheios de furos e incertezas. O tumor era raro. Não era possível fazer previsões claras. A fim de fazer uma escolha era necessário de alguma forma preencher as lacunas, e meu pai as preencheu com medo. Tinha medo do tumor e do que ele poderia lhe causar, mas também tinha medo da solução que estava sendo proposta. Não conseguia imaginar a ideia de abrir a medula espinhal e tinha dificuldade em confiar em qualquer cirurgia que não compreendesse — que sentisse que não seria capaz de realizar ele mesmo. Fez aos cirurgiões inúmeras perguntas a respeito de como seria o procedimento. Que tipo de instrumento você usa para entrar na medula espinhal? Você usa um microscópio? Como você penetra o tumor? Como você cauteriza os vasos sanguíneos? A cauterização não poderia danificar as fibras nervosas da medula? Nós usamos tal e tal instrumento para controlar hemorragias da próstata na urologia — não seria melhor usar isso? Por que não?

O neurocirurgião do meu hospital não gostou muito das perguntas do meu pai. Não se importou em responder às duas primeiras, mas depois começou a ficar irritado. Tinha a aparência do professor renomado que era: competente, seguro de si e muito ocupado.

"Olha", disse a meu pai, "o tumor é perigoso." Ele, o neurocirurgião, tinha muita experiência no tratamento desse tipo de tumor. De fato, ninguém tinha mais experiência do que ele. O que meu pai precisava decidir era se queria fazer algo a respeito de seu tumor. Se quisesse, o neurocirurgião estava disposto a ajudar. Se não quisesse, a escolha era sua.

Quando o médico terminou, meu pai não fez mais nenhuma pergunta, mas também decidira que aquele homem não seria seu cirurgião.

O neurocirurgião da Cleveland Clinic, Edward Benzel, emanava tanta confiança quanto o outro. Porém, reconheceu que as perguntas de meu pai eram provocadas pelo medo. Então respondeu a todas com calma, mesmo as mais irritantes. Enquanto isso, aproveitou também para sondar meu pai. Disse que ele parecia estar mais preocupado com o que a operação poderia lhe causar do que com o que o tumor causaria.

Meu pai disse que ele estava certo. Não queria se arriscar a perder sua capacidade de realizar cirurgias em troca de um tratamento cujos benefícios não eram certos. O cirurgião disse que talvez se sentisse da mesma forma se estivesse em seu lugar.

Benzel tinha uma maneira de olhar para as pessoas que as assegurava de que ele estava realmente prestando atenção nelas. Era vários centímetros mais alto do que meus pais, mas fazia questão de se sentar de modo a ficarem com os olhos no mesmo nível. Tirou sua cadeira de trás do computador e posicionou-a bem na frente deles. Não se contorcia, não ficava inquieto nem sequer reagia enquanto meu pai falava. Tinha aquele hábito dos nativos do Meio-Oeste americano de esperar um instante após os outros terem falado antes de começar a falar ele próprio, para ver se tinham realmente terminado. Seus olhos pequenos e escuros escondiam-se atrás dos óculos de armação de metal, e sua boca, debaixo da espessa barba no estilo Van Dyke. A única coisa que fornecia alguma indicação do que estava pensando era a ruga em sua testa brilhante e abaulada. Por fim, conduziu a conversa de volta à questão central. O tumor era preocupante, mas ele entendia as inquietações de meu pai. Acreditava que era possível esperar e ver com que velocidade os sintomas avançariam. Poderia postergar a cirurgia até sentir que realmente precisava dela. Meu pai decidiu seguir Benzel e seus conselhos. Meus pais planejaram voltar para um checkup dali a alguns meses ou antes, se houvesse sinal de uma mudança séria.

Será que meu pai tinha preferido Benzel simplesmente porque ele havia pintado um quadro melhor, ou menos alarmante, do que poderia acontecer com o tumor? Talvez. Isso acontece. Os pacientes tendem a ser otimistas, mesmo que isso faça com que prefiram médicos que têm maiores probabilidades de estar errados.[8] Só o tempo diria qual dos dois cirurgiões estava certo. No entanto, Benzel havia se esforçado para entender o que era mais importante para seu paciente, e para meu pai isso contou muito. Antes da metade da consulta ele já tinha decidido que seria em Benzel que depositaria sua confiança.

No fim das contas, Benzel era também quem estava certo. Com o passar do tempo, meu pai não percebeu nenhuma mudança nos sintomas. Decidiu adiar a consulta seguinte. Acabou só voltando a ver Benzel um ano depois. Uma nova ressonância mostrou que o tumor havia aumentado. Mas, um exame físico não detectou nenhuma diminuição na força, na sensibilidade ou na mobilidade de meu pai. Então decidiram se guiar pelo que ele estava sentindo, não pela aparência das imagens. Os relatórios da ressonância diziam coisas assombrosas, como "demonstra aumento significativo no tamanho da massa cervical no nível da medula e do mesencéfalo". Porém durante vários meses não aconteceu nada que mudasse de forma relevante a maneira como ele vivia.

A dor no pescoço ainda era incômoda, mas meu pai descobriu as melhores posições para dormir à noite. Quando o frio chegou, notou que sua mão dormente se tornara gélida. Passou a usar uma luva, no estilo de Michael Jackson, mesmo dentro de casa. Fora isso, continuava dirigindo, jogando tênis, realizando cirurgias, levando a vida que sempre levara. Ele e o neurocirurgião sabiam o que estava por vir. Mas também estavam convencidos do que era importante para ele e decidiram não intervir. Essa era, me lembro de ter pensado, exatamente a maneira como eu deveria tomar decisões com meus próprios pacientes — a maneira como todos deveríamos proceder na medicina.

DURANTE A FACULDADE de medicina, meus colegas e eu recebemos a tarefa de ler um curto artigo escrito por dois especialistas em ética médica,

Ezekiel e Linda Emanuel, sobre os diferentes tipos de relacionamentos que nós, como clínicos em formação, poderíamos vir a ter com nossos pacientes.[9] O tipo mais antigo e tradicional é um relacionamento paternalista: somos autoridades médicas buscando nos certificar de que os pacientes recebam o que acreditamos ser o melhor para eles. Temos o conhecimento e a experiência. Tomamos as decisões cruciais. Se houvesse uma pílula vermelha e uma pílula azul, nós lhe diríamos: "Tome a pílula vermelha. Vai ser bom para você". Talvez lhe falássemos a respeito da pílula azul; talvez não. Dizemos apenas o que acreditamos que você precisa saber. É o modelo sacerdotal, o modelo do tipo "o médico tem sempre razão", e embora com frequência criticado, continua sendo uma prática comum, especialmente com pacientes vulneráveis: os frágeis, os pobres, os idosos e todos aqueles que tendem a fazer o que os outros lhe dizem.

O segundo tipo de relacionamento é chamado pelos autores de "informativo". É o oposto do relacionamento paternalista. Nós lhe passamos os fatos e os números. O resto é com você. "Isto é o que a pílula vermelha faz e isto é o que a azul faz", dizemos. "Qual delas você quer?" É uma relação comercial. O médico é o perito técnico. O paciente é o consumidor. O trabalho dos médicos é fornecer habilidades e conhecimentos atualizados. O trabalho dos pacientes é fornecer as decisões. Esse é o perfil cada vez mais comum dos médicos e tende a fazer com que nos tornemos cada vez mais especializados. Sabemos cada vez menos sobre nossos pacientes, e cada vez mais sobre nossa ciência. De modo geral, esse tipo de relacionamento pode funcionar maravilhosamente bem, em especial quando as escolhas são claras, quando se sabe de maneira exata aquilo a que se está renunciando ao escolher uma opção em detrimento da outra e quando as pessoas têm preferências claras. Você só se submete aos exames, às pílulas, às cirurgias e aos riscos que quer e aceita. Você tem completa autonomia.

O neurocirurgião do meu hospital em Boston mostrou elementos de ambos os tipos de papéis. Foi o médico paternalista: a cirurgia era a melhor opção para meu pai, insistiu, e deveria ser feita imediatamente. Porém meu pai o pressionou a tentar ser o médico informativo, a discutir os detalhes e as opções. Então o cirurgião mudou de estilo, porém as descrições só intensificaram os temores de meu pai, suscitaram mais dúvidas e o deixaram ainda mais incerto a respeito do que preferia. O cirurgião não sabia o que fazer com ele.

Na verdade, nenhum dos dois tipos é exatamente o que as pessoas desejam. Queremos ter informações e controle, mas também queremos orientação. Em seu artigo, Ezekiel e Linda Emanuel descreveram um terceiro tipo de relacionamento entre médico e paciente, a que chamaram "interpretativo". Aqui o papel do médico é ajudar os pacientes a determinar o que querem. Os médicos interpretativos perguntam: "O que é mais importante para você? Quais são suas preocupações?". Então, quando conhecem as respostas, lhe falam a respeito da pílula vermelha e da azul e de qual das duas melhor o ajudaria a alcançar suas prioridades.

Os especialistas referem-se a isso como tomada de decisão compartilhada. Para nós, estudantes de medicina, essa parecia uma boa maneira de se trabalhar com os pacientes. No entanto, parecia quase totalmente teórica. Sem dúvida, para a comunidade médica em geral, a ideia de que a maioria dos médicos desempenharia esse tipo de papel em seus relacionamentos com os pacientes na época parecia absurda. (Cirurgiões? "Interpretativos?" Rá!) Não ouvi mais os clínicos falarem da ideia e praticamente a esqueci. As escolhas durante meu treinamento pareciam ser entre o estilo mais paternalista e o mais informativo. No entanto, menos de duas décadas depois, ali estávamos, eu e meus pais, no consultório de um neurocirurgião em Cleveland, Ohio, conversando sobre imagens de ressonância magnética que mostravam um tumor gigantesco e mortal crescendo dentro da medula espinhal de meu pai, e esse outro tipo de médico — o tipo disposto a de fato compartilhar a tomada de decisão — foi precisamente o que encontramos. Benzel não se enxergava como um comandante nem como um mero técnico nessa batalha, mas sim como uma espécie de conselheiro e prestador de serviços para meu pai. Era exatamente do que meu pai necessitava.

Relendo o artigo posteriormente, observei que os autores alertavam os médicos de que às vezes precisariam ir além da mera interpretação dos desejos das pessoas a fim de satisfazer de maneira adequada as necessidades delas. Vontades são instáveis e todos temos o que os filósofos chamam de "desejos de segunda ordem" — desejos a respeito de nossos desejos. Podemos desejar, por exemplo, ser menos impulsivos, mais saudáveis, menos controlados por desejos primitivos como o medo ou a fome, ser mais fiéis a metas maiores. Médicos que só escutam desejos momentâneos, de primeira ordem, podem, no fim de contas, não estar satisfazendo os verdadeiros desejos de seus pacientes. Com frequência, valorizamos clínicos que nos pressionam quando fazemos escolhas imprudentes, como deixar de tomar nossos medicamentos ou não nos exercitar o suficiente. E com frequência nos adaptamos a mudanças que inicialmente tememos. Em determinados momentos, portanto, a atitude não apenas correta, mas também necessária, a ser tomada pelo médico é a de discutir com os pacientes a respeito de suas metas mais amplas e até de desafiá-los a repensar prioridades e crenças irrefletidas.

Em minha carreira, sempre me senti mais confortável sendo o dr. Informativo. (A tendência da maior parte de minha geração de médicos sempre foi a de evitar ser o dr. Tem Sempre Razão.) Porém o dr. Informativo claramente não foi suficiente para ajudar Sara Monopoli ou os muitos outros pacientes doentes graves que tive.

Por volta da mesma época das consultas de meu pai com Benzel, fui chamado para ver uma senhora de 72 anos que sofria de câncer de ovário metastático e que chegara à emergência de meu hospital devido a uma crise de vômito. Seu nome era Jewel Douglass e, examinando seu prontuário, vi que ela estava em tratamento havia dois anos. O primeiro sinal do câncer fora uma sensação de inchação no abdômen. Ela se consultou com seu ginecologista, que descobriu, com a ajuda de uma ultrassonografia, uma massa em sua bacia do tamanho do punho de uma criança. Na sala de cirurgia, confirmaram se tratar de um câncer de ovário que havia se espalhado por todo o abdômen. Depósitos tumorais moles e malignos cobriam-lhe o útero, o cólon, a bexiga e a parede do abdômen. O cirurgião removeu ambos os ovários, todo o útero, metade do cólon e um terço da bexiga. Ela foi submetida a três meses de quimioterapia. Com esse tipo de tratamento, a maioria das pacientes com câncer de ovário no mesmo estágio sobrevive por dois anos e um terço sobrevive por cinco.[10] Em torno de 20% das pacientes ficam de fato curadas. Ela esperava estar entre essas poucas pessoas.

Aparentemente, tolerara bem a quimioterapia. Perdera os cabelos, mas fora isso sentira apenas uma leve fadiga. Após nove meses, não se via mais nenhum tumor nas tomografias computadorizadas. Todavia, quando o tratamento completava um ano, um exame mostrou que algumas pedrinhas de tumor haviam crescido novamente. Ela não sentia nada — os tumores tinham apenas milímetros de diâmetro, mas estavam lá. Seu oncologista iniciou um regime de quimioterapia diferente. Dessa vez, a sra. Douglass teve efeitos colaterais mais dolorosos — feridas na boca, erupções cutâneas semelhantes a queimaduras espalhadas por todo o corpo —, mas com pomadas de diversos tipos, eram toleráveis. Um novo exame, no entanto, mostrou que o tratamento não havia funcionado. Os tumores tinham crescido. Começaram a lhe causar dores agudas na bacia.

Mudou para um terceiro tipo de quimioterapia. Essa foi mais eficaz — os tumores encolheram e as dores agudas desapareceram —, mas os efeitos colaterais foram muito piores. De acordo com o prontuário, ela sofrera terríveis crises de náusea apesar de tomar diversos medicamentos para impedi-las. Passava várias horas do dia na cama devido à enorme fadiga. Uma reação alérgica lhe causara uma urticária com coceiras tão intensas que eram necessárias pílulas de esteroides para controlá-las. Certo dia, começou a sentir uma séria falta de ar e teve de ser levada de ambulância ao hospital.

Os exames mostraram que ela havia desenvolvido uma embolia pulmonar, assim como ocorrera com Sara Monopoli. Começou a receber injeções diárias de anticoagulante e só gradualmente recobrou a capacidade de respirar sem dificuldade.

Então passou a sentir dores contrativas na barriga, semelhantes às causadas por gases. Começou a vomitar. Não conseguia segurar no estômago nada do que ingeria, fosse líquido ou sólido. Ligou para o oncologista, que pediu uma tomografia. O exame mostrou um bloqueio em uma das alças do intestino, causado pelas metástases. Ela foi enviada do departamento de radiologia para a sala de emergência. Como cirurgião geral de plantão, fui chamado para ver o que poderia fazer.

Analisei as imagens do exame com um radiologista, mas não conseguimos determinar com precisão como o câncer estava causando o bloqueio intestinal. Era possível que a alça do intestino tivesse ficado presa em um pedaço de tumor e depois se retorcido — um problema que potencialmente se resolveria sozinho com o tempo. A outra possibilidade era de que o intestino estivesse sendo fisicamente comprimido por um crescimento tumoral — um problema que só se resolveria com uma cirurgia para remover ou contornar a obstrução. De uma forma ou de outra, era um sinal perturbador do avanço do câncer, apesar dos três regimes de quimioterapia a que fora submetida.

Fui conversar com a sra. Douglass, pensando sobre o que exatamente deveria lhe expor. Àquela altura, uma enfermeira lhe havia administrado fluidos intravenosos e um residente inserira um tubo de noventa centímetros de comprimento que descia do nariz até o estômago e já havia drenado meio litro de um líquido verde-bile. Sondas nasogástricas são instrumentos desconfortáveis, atormentadores. Pessoas com essas coisas enfiadas em seus narizes normalmente não estão em clima de conversa. Quando me apresentei, porém, ela sorriu, pediu que eu repetisse meu nome e fez questão de certificar-se de que o estava pronunciando de forma correta. O marido estava sentado a seu lado, em uma cadeira, silencioso e pensativo, deixando que ela assumisse o comando da conversa.

"Parece que estou em uma enrascada, pelo que me disseram", começou a sra. Douglass. Era o tipo de pessoa que conseguira, mesmo com um tubo enfiado no nariz, arrumar o cabelo, estilo Chanel, recolocar os óculos e ajeitar impecavelmente os lençóis que a cobriam. Estava se esforçando ao máximo para manter a dignidade sob aquelas circunstâncias.

Perguntei-lhe como estava se sentindo. A sonda estava ajudando, disse. Sentia-se bem menos enjoada.

Pedi que explicasse o que lhe haviam dito. "Bem, doutor, parece que o câncer está me deixando constipada. Então tudo o que desce, volta a subir."

Ela havia entendido o básico de sua amarga situação. A essa altura, não tínhamos nenhuma decisão especialmente difícil a tomar. Expliquei que havia uma chance de que isso fosse apenas uma torção em uma alça do intestino e que, em um dia ou dois, pudesse se desfazer sozinha. Caso contrário, continuei, teríamos de conversar sobre possibilidades como a de uma cirurgia. Por enquanto, porém, poderíamos esperar.

Eu ainda não estava disposto a levantar a questão mais difícil. Poderia ter prosseguido, tentado ser duro e realista, e lhe dito que, independentemente do que acontecesse, aquele bloqueio era um mau presságio. O câncer mata as pessoas de diversas maneiras, e tirar gradualmente sua capacidade de se alimentarem é uma delas. Mas ela não me conhecia e eu não a conhecia. Decidi que precisava de mais tempo para entrar nessa linha de conversa.

Um dia depois, as novidades eram as melhores possíveis. Primeiro, a quantidade de líquido que saía pela sonda começou a diminuir. Depois, ela começou a soltar gases, e seu intestino voltou a funcionar. Pudemos remover a sonda nasogástrica e alimentá-la com uma dieta pastosa e com baixo teor de fibras. Tudo indicava que por enquanto ela ficaria bem.

Tive vontade de lhe dar alta e desejar boa sorte — a pular completamente a conversa difícil. Mas era provável que aquele não fosse o fim dos problemas da sra. Douglass. Então, antes de liberá-la, voltei a seu quarto e sentei-me com ela, o marido e um de seus filhos.

Comecei dizendo que estava feliz em vê-la comendo novamente. Ela disse que nunca ficara tão feliz em soltar gases na vida. Tinha perguntas a respeito dos alimentos que podia comer e dos que não deveria ingerir para evitar bloquear novamente seu intestino, e eu as respondi. Jogamos um pouco de conversa fora, e a família me contou um pouco sobre ela. Tinha sido cantora. Fora coroada Miss Massachusetts em 1956. Depois, Nat King Cole a convidara para acompanhar sua turnê como backing vocal. Ela descobrira, porém, que a vida de artista não era o que queria. Voltou então para sua cidade natal, Boston. Ali, conheceu Arthur Douglass, que assumiu a funerária da família depois que se casaram. Criaram quatro filhos, mas sofreram com a morte do mais velho quando ainda era jovem. Estava ansiosa para voltar para casa, reencontrar os amigos e a família e viajar para a Flórida, que haviam planejado para esquecer um pouco toda essa história de câncer. Estava ansiosa para sair do hospital.

Ainda assim, decidi insistir. Ali estava uma abertura para discutir seu futuro e percebi que precisava aproveitá-la. Mas como fazê-lo? Eu não podia simplesmente soltar algo como: "Ah, aliás, o câncer está piorando e é provável que volte a bloquear seu intestino". Bob Arnold, um médico especialista em cuidados paliativos que eu conhecera na Universidade de Pittsburgh, me explicara que o erro que os clínicos cometem nesse tipo de situação é enxergar sua tarefa como simplesmente a de fornecer informações cognitivas: descrições e fatos duros e frios.[11] Querem ser o dr. Informativo. Mas as pessoas estão buscando mais o significado por trás das informações do que os fatos em si. A melhor maneira de transmitir esse significado é dizer às pessoas o que as informações significam para você, disse Arnold. E ele me forneceu duas palavras a serem usadas para fazer isso.

"Estou preocupado", eu disse à sra. Douglass. O tumor ainda existe, expliquei, e eu temia que o bloqueio pudesse voltar.

Eram palavras simples, mas não era difícil perceber tudo o que comunicavam. Eu lhe fornecera os fatos, porém ao incluir o fato de que estava preocupado, não apenas lhe comuniquei a seriedade da situação, como também lhe disse que estava a seu lado, que estava torcendo por ela. As palavras também lhe transmitiram a ideia de que, embora eu temesse algo sério, havia incertezas, possibilidades de esperança dentro dos parâmetros impostos pela natureza.

Esperei que ela e a família absorvessem o que eu havia dito. Não recordo as palavras exatas usadas pela sra. Douglass ao falar, mas lembro que o clima no quarto havia mudado. O céu ficara nublado. Ela queria mais informações. Perguntei-lhe o que ela queria saber.

Essa era mais uma pergunta ensaiada e deliberada de minha parte. Sentia-me ridículo por ainda estar aprendendo como conversar com as pessoas naquele estágio de minha carreira. No entanto, Arnold também havia recomendado uma estratégia usada pelos especialistas em cuidados paliativos quando precisavam conversar sobre más notícias com as pessoas: eles "perguntam, respondem, perguntam". Perguntam ao paciente o que ele quer saber, respondem, depois perguntam o que a pessoa entendeu. Então perguntei.

A sra. Douglass disse que queria saber o que poderia lhe acontecer. Respondi que era possível que algo semelhante àquele episódio jamais voltasse a acontecer. Eu estava preocupado, porém, com a possibilidade de que o tumor viesse a causar outro bloqueio. Se isso ocorresse, teria de voltar ao hospital. Teríamos de reinserir a sonda. Ou talvez eu precisasse operá-la para aliviar o bloqueio. Isso poderia significar a realização de uma ileostomia, um redirecionamento do intestino delgado para a superfície de sua pele, criando uma abertura à qual seria afixada uma bolsa de coleta. Ou talvez não houvesse necessidade de aliviar o bloqueio.

Ela não fez nenhuma outra pergunta depois disso. Perguntei-lhe o que havia entendido. Repondeu que entendia que seu problema não estava resolvido. E com essas palavras, seus olhos se encheram de lágrimas. O filho tentou reconfortá-la, dizendo que ficaria tudo bem. "Tenho fé em Deus", disse a sra. Douglass.

Alguns meses depois, perguntei se ela se lembrava daquela conversa. "Sem dúvida", respondeu. Não conseguira dormir naquela noite após ter voltado para casa. A imagem de si mesma carregando uma bolsa presa ao corpo para poder comer não lhe saía da cabeça. "Eu fiquei apavorada", disse.

Ela reconheceu que eu estava tentando ser delicado. "Mas isso não muda o fato de que você sabia que um outro bloqueio estava por vir." Ela sempre entendera que o câncer de ovário representava um perigo para ela, mas até então, não tinha de fato imaginado *como*.

Ainda assim, estava feliz de termos tido aquela conversa, e eu também. Porque no dia seguinte a sua alta do hospital, ela voltou a vomitar. O bloqueio estava de volta. Ela foi internada novamente e tivemos de reinserir a sonda nasogástrica.

Com uma noite de fluidos e descanso, os sintomas mais uma vez melhoraram sem que precisássemos realizar uma cirurgia. Todavia, esse segundo episódio a deixou abalada, pois havíamos conversado a respeito do significado de um bloqueio: era o tumor fechando o cerco. Ela percebeu a ligação entre os eventos dos dois meses anteriores, então conversamos sobre a crescente série de crises que vinha enfrentando: a terceira rodada de quimioterapia após o fracasso da anterior, os sérios efeitos colaterais, a embolia pulmonar e a terrível falta de ar que provocava e, finalmente, a primeira obstrução do intestino e sua volta quase imediata. Estava começando a compreender que, com frequência, é assim que se desenrola a fase final da vida moderna: uma crescente série de crises para as quais a medicina só pode oferecer alívios breves e temporários. Estava passando por aquilo a que passei a me referir como a síndrome UMPDO: a síndrome de Um Maldito Problema Depois do Outro. Ela não tem um caminho totalmente previsível. As pausas entre as crises podem variar. Porém, depois de certo ponto, a direção da viagem se torna clara.

A sra. Douglass acabou fazendo aquela viagem à Flórida. Pôs os pés na areia, caminhou com o marido, encontrou amigos e seguiu a dieta de frutas e legumes cozidos que lhe aconselhei para minimizar a chance de uma folha de alface fibrosa ficar presa ao tentar atravessar o intestino. Por volta do fim da viagem, teve um susto. Sentiu-se inchada após uma refeição e decidiu voltar para Massachusetts uns dois dias antes do previsto, preocupada que a obstrução intestinal pudesse ter voltado. Decidiu fazer uma pausa na quimioterapia, pelo menos por um tempo. Não queria planejar sua vida em torno das sessões de quimioterapia, dos enjoos, das doloridas erupções cutâneas e das horas que passava na cama devido à fadiga. Queria ser uma esposa/mãe/vizinha/amiga novamente. Decidiu, assim como meu pai, aceitar o que o tempo lhe trouxesse, não importando quão longo ou curto fosse ele.

Só AGORA EU começava a reconhecer que a compreensão da finitude de nosso tempo pode ser uma dádiva. Depois que meu pai recebeu o diagnóstico, a princípio seguiu com seu dia a dia como sempre fizera — seu trabalho como médico, seus projetos beneficentes, suas partidas de tênis três vezes por semana —, mas o súbito conhecimento da fragilidade de sua vida estreitou seu foco e alterou seus desejos, como a pesquisa de Laura Carstensen sobre perspectiva sugeria que aconteceria. Fez com que ele visitasse os netos com maior frequência, programasse uma viagem extra à Índia para ver a família e desse uma segurada em novos empreendimentos. Conversou comigo e com minha irmã a respeito de seu testamento e de seus planos para que a faculdade que construíra perto de seu vilarejo natal fosse mantida em funcionamento. Porém, nossa percepção do tempo pode mudar. Conforme os meses foram passando sem que os sintomas piorassem, o medo de meu pai com respeito ao futuro foi diminuindo. Seu horizonte de tempo começou a parecer mais longínquo — talvez se passassem anos antes que alguma coisa acontecesse, todos pensávamos — e, com isso, suas ambições retornaram. Lançou um novo projeto de construção para a faculdade na Índia. Candidatou-se a governador distrital do Rotary do sul de Ohio — um cargo que só assumiria dali a um ano — e saiu vencedor.

Então, em 2009, dois anos e meio após ter recebido o diagnóstico, seus sintomas começaram a mudar. Passou a ter problemas com a mão direita. Começou com o formigamento e a dormência nas pontas dos dedos.

A força da mão começou a diminuir. Na quadra de tênis, a raquete às vezes voava de sua mão. Deixava cair copos. No trabalho, fechar suturas e lidar com cateteres foi ficando cada vez mais difícil. Com ambos os braços agora densenvolvendo sinais de paralisia, parecia que ele havia chegado a seu limite.

Conversamos. Será que não era hora de parar de atuar como cirurgião? E será que não era hora de ir ver o dr. Benzel para discutir sua própria cirurgia?

Não, ele disse. Não estava pronto para nenhuma das duas coisas. Algumas semanas mais tarde, porém, anunciou que ia se aposentar como cirurgião. Quanto à operação da medula espinhal, ainda temia a possibilidade de perder mais do que ganharia.

Após sua festa de aposentadoria naquele mês de junho, comecei a me preparar para o pior. A cirurgia fora sua vocação. Definira seu propósito e seu sentido na vida — suas prioridades. Desde que tinha dez anos de idade, quando viu a mãe morrer de malária, queria ser médico. Então o que faria aquele homem agora?

O que testemunhamos foi uma transformação totalmente inesperada. Ele se lançou ao trabalho como governador distrital do Rotary, tendo recém-começado seu mandato. Dedicou-se tão completamente que mudou sua assinatura de e-mail de "Atmaram Gawande, Cirurgião Urologista" para "Atmaram Gawande, Governador Distrital". De alguma forma, em vez de se apegar à identidade de toda uma vida que lhe estava escapulindo, conseguiu redefini-la. Isso é o que significa ter autonomia: podemos não controlar as circunstâncias da vida, mas ser o autor de nossa própria vida significa controlar o que fazemos com as circunstâncias que nos são dadas.

O cargo de governador distrital envolvia passar o ano desenvolvendo o trabalho de serviços comunitários de todos os Rotary Clubs da região. Então meu pai estipulou uma meta de falar nas reuniões de cada um dos 59 clubes de seu distrito — não só uma, mas duas vezes — e pegou a estrada com minha mãe. No decorrer dos meses seguintes, percorreram de um lado a outro um distrito de 26 mil quilômetros quadrados. Era ele quem dirigia — ainda conseguia fazê-lo sem problemas. Gostavam de parar na lanchonete Wendy's para comer sanduíche de frango. E ele tentou conhecer tantos quanto pôde dos 3.700 rotarianos do distrito.

Na primavera seguinte, ele estava completando sua segunda volta pelo distrito. No entanto, a fraqueza em seu braço esquerdo havia progredido. Não conseguia mais levantá-lo a um ângulo superior a sessenta graus. Sua mão direita também estava perdendo força. E ele estava começando a ter dificuldades para caminhar. Até então conseguira continuar jogando tênis, mas agora, para seu grande desalento, teria de parar.

"Tem um peso nas minhas pernas", me disse. "Estou com medo, Atul."

Ele e minha mãe vieram me visitar em Boston. Em uma noite de sábado, estávamos os três sentados na sala de estar, minha mãe ao lado de meu pai no sofá e eu de frente para eles. Recordo distintamente da sensação de que havia uma crise se aproximando. Ele estava ficando tetraplégico.

"Não está na hora da cirurgia?", perguntei.

"Não sei", ele disse. Chegara a hora, percebi, de nossa própria conversa difícil.

"Estou preocupado", eu disse. Lembrei-me da lista de perguntas que Susan Block, a especialista em medicina paliativa, dissera serem as mais importantes, e as fiz a meu pai, uma a uma. Perguntei-lhe qual era seu entendimento a respeito do que estava acontecendo com ele. Ele entendia o que eu entendia. Estava ficando paralisado, disse.

Perguntei-lhe então quais eram seus medos caso isso ocorresse.

Ele disse que temia se tornar um fardo para minha mãe e não poder mais cuidar de si mesmo. Não conseguia imaginar o que sua vida se tornaria. Minha mãe, às lágrimas, disse que estaria lá a seu lado. Ficaria feliz em cuidar dele. A mudança já começara a acontecer. Cada vez mais era minha mãe quem dirigia e era ela também quem marcava as consultas médicas para meu pai.

Quais eram suas metas se sua condição piorasse, perguntei. Ele refletiu por um momento. Queria concluir suas responsabilidades no Rotary, decidiu — seu mandato acabava em meados de junho. E queria certificar-se de que sua faculdade e sua família na Índia ficariam bem. Queria visitá-las, se pudesse.

Perguntei que concessões estava disposto ou não a fazer para tentar impedir o que lhe estava acontecendo. Disse que não tinha entendido o que eu queria dizer com aquilo. Contei-lhe então a respeito do pai de Susan Block, que também tinha um tumor na medula espinhal e que dissera que, se pudesse continuar a assistir a jogos de futebol na TV e comer sorvete de chocolate, isso lhe seria bom o suficiente.

Meu pai estava longe de achar que isso lhe seria bom o suficiente. O mais importante para ele era estar com outras pessoas e interagir com elas, disse. Tentei entender — então mesmo a paralisia seria tolerável desde que ele pudesse apreciar a companhia das pessoas?

"Não", respondeu. Ele não poderia aceitar uma vida de completa paralisia física, uma vida em que precisasse de cuidados constantes. Queria ser capaz não apenas de estar com as pessoas, mas também de estar no controle de seu próprio mundo e de sua própria vida.

Sua progressiva tetraplegia ameaçava em breve lhe tirar isso. Faria com que precisasse de cuidados de enfermagem 24 horas, depois de um respirador artificial e de uma sonda de alimentação. Ele não parecia querer nada disso, eu disse.

"Nunca", disse meu pai. "Pode me deixar morrer."

Essas perguntas foram algumas das mais difíceis que tive de fazer em minha vida. Perguntei-as com grande apreensão, temendo, bem, não sei ao certo — raiva por parte de meu pai ou de minha mãe, depressão ou a impressão de que pelo simples fato de estar levantando essas questões eu os estava decepcionando. Porém o que sentimos depois foi alívio. Sentimos clareza.

Talvez suas respostas significassem que estava de fato na hora de voltar a conversar com Benzel a respeito da cirurgia, sugeri. Meu pai concordou em voz baixa.

Ele disse a Benzel que estava pronto para a cirurgia na medula espinhal. Estava com mais medo agora do que o tumor estava lhe fazendo do que daquilo que a operação poderia lhe trazer. Marcaram a cirurgia para dali a dois meses, após o término de seu mandato como governador distrital. Àquela altura, seu caminhar se tornara instável. Estava sofrendo quedas e tinha dificuldade para se levantar quando estava sentado.

Finalmente, em 30 de junho de 2010, chegamos à Cleveland Clinic. Minha mãe, minha irmã e eu o beijamos na sala de espera pré-operatória, ajustamos sua touca cirúrgica, lhe dissemos quanto o amávamos e o deixamos nas mãos de Benzel e sua equipe. A cirurgia deveria durar o dia inteiro.

Contudo, apenas duas horas depois, Benzel veio até a sala de espera e nos disse que meu pai entrara em um ritmo cardíaco anormal. Sua frequência cardíaca acelerara para 150 batimentos por minuto. A pressão arterial caíra drasticamente. O monitor cardíaco mostrava sinais de um possível infarto, e os médicos decidiram interromper o procedimento. Com medicamentos, conseguiram fazer com que sua frequência cardíaca voltasse a um ritmo normal. Um cardiologista disse que ela se desacelerara o suficiente para evitar um infarto completo, mas que não sabia ao certo o que causara o ritmo anormal. Esperavam que os medicamentos pudessem impedir que ele voltasse, mas não tinham certeza se esse seria o caso. A cirurgia não estava em um ponto em que seria irreversível. Então Benzel tinha saído para nos perguntar se deveria interromper ou prosseguir.

Percebi então que meu pai já nos tinha dito o que fazer, assim como o pai de Susan Block. Meu pai tinha mais medo de ficar tetraplégico do que de morrer. Perguntei então a Benzel o que oferecia um risco maior de que meu pai se tornasse tetraplégico nos dois meses seguintes: interromper a cirurgia ou prosseguir? Interromper, ele respondeu. Dissemos a ele que prosseguisse.

Benzel voltou sete longas horas mais tarde. Disse que o coração de meu pai permanecera estável. Após as dificuldades iniciais, tudo fora tão bem quanto se poderia esperar. O cirurgião conseguira realizar o procedimento de descompressão e remover uma pequena quantidade do tumor, porém não mais que isso. A parte de trás da espinha de meu pai agora estava aberta do topo à base de seu pescoço, dando ao tumor espaço para crescer. Teríamos de esperar e ver como ele acordaria, porém, para saber se houvera algum dano significativo.

Ficamos sentados com meu pai na UTI. Ele estava inconsciente, conectado a um respirador artificial. Uma ultrassonografia de seu coração não mostrou nenhum dano — um enorme alívio. A equipe então diminuiu as doses dos sedativos e deixou que ele voltasse a si lentamente. Ele acordou um pouco grogue, mas capaz de seguir comandos. O residente pediu que meu pai lhe apertasse as mãos com o máximo de força que conseguisse, que o empurrasse com os pés e que erguesse as duas pernas da cama. Não houvera nenhuma perda significativa das funções motoras, disse o residente. Ao ouvir isso, meu pai começou a gesticular desajeitadamente para chamar nossa atenção. Com o tubo de respiração em sua boca, não conseguíamos entender o que estava tentando dizer. Tentou escrever o que queria no ar, escrevendo as letras com o dedo. L-F-I...? EFL...? Estava com dor? Estava com alguma dificuldade? Minha irmã recitou o alfabeto e pediu a ele que levantasse o dedo quando ela chegasse à letra certa. Assim, conseguiu decifrar a mensagem. O que ele estava tentando dizer era que estava "FELIZ".

No dia seguinte, meu pai já tinha saído da UTI. Dois dias depois, deixou o hospital para passar três semanas em uma clínica de reabilitação em Cleveland. Voltou para casa em um dia quente de verão, sentindo-se forte como nunca. Podia andar. Sentia pouquíssima dor no pescoço. Para ele, ter trocado sua antiga dor por um pescoço duro, inflexível e um mês sofrendo as tribulações da recuperação tinha sido um negócio mais do que aceitável. Sem dúvida, tinha feito as escolhas certas em todas as etapas do caminho: adiar a cirurgia, esperar mesmo depois de ter precisado abandonar a carreira de cirurgião, assumir os riscos só após quase quatro anos, quando a dificuldade de andar ameaçava lhe tirar as capacidades para as quais vivia. Em breve, sentia, poderia voltar a dirigir.

Tinha feito todas as escolhas certas.

As ESCOLHAS, CONTUDO, não param. A vida é feita de escolhas, e elas são incessantes. Assim que você acaba de fazer uma, imediatamente se depara com outra.

Os resultados da biópsia do tumor mostraram que meu pai tinha um astrocitoma, um câncer de crescimento relativamente lento. Após ter se recuperado da cirurgia, foi encaminhado por Benzel a um rádio-oncologista e a um neuro-oncologista para discutir as descobertas. Recomendaram que ele se submetesse a radioterapia e quimioterapia. Esse tipo de tumor não pode ser curado, mas pode ser tratado, disseram. O tratamento poderia preservar suas capacidades, talvez durante anos, e poderia até restituir algumas delas. Meu pai estava hesitante. Acabava de se recuperar e de retomar seus projetos de serviços comunitários. Estava fazendo planos para viajar novamente. Tinha suas prioridades claras e estava preocupado em sacrificá-las para se submeter a mais tratamentos. Mas os especialistas insistiram. Teria tanto a ganhar com a terapia, argumentaram, e com as novas técnicas de radiação os efeitos colaterais seriam praticamente mínimos. Eu também insisti. Parecia haver mais aspectos positivos do que negativos, eu disse. O principal aspecto negativo parecia ser apenas o fato de que não havia uma clínica de radioterapia próxima a sua casa que oferecesse o tratamento. Ele e minha mãe teriam de se mudar para Cleveland e colocar suas vidas em suspenso durante as seis semanas de sessões diárias de radioterapia. Mas isso era tudo, eu disse. Ele daria conta.

Pressionado, ele acabou aceitando. Mas não sabíamos como essas previsões se revelariam tolas. Ao contrário de Benzel, os especialistas não estavam prontos a reconhecer quão incerta era a possibilidade dos benefícios. Também não estavam prontos para entender meu pai e como para ele seria a experiência da radioterapia.

A princípio, pareceu não ser nada de mais. Haviam feito um molde de seu corpo no qual ele ficaria deitado, para que estivesse exatamente na mesma posição em cada sessão de seu tratamento. Ficava deitado no molde por até uma hora, com uma máscara de rede bem esticada sobre o rosto, impossibilitado de se mover nem dois milímetros, enquanto a máquina de radiação estalava, zumbia e emitia sua rajada diária de raios gama para seu tronco encefálico e sua medula espinhal. Com o decorrer do tempo, porém, ele passou a sofrer espasmos com dores pungentes nas costas e no pescoço. A cada dia, tornava-se mais difícil aguentar a posição. A radição também começou a produzir gradualmente leves enjoos e uma dor de garganta cáustica ao engolir. Com os medicamentos, os sintomas ficaram toleráveis, mas os remédios o deixavam cansado e constipado. Ele começou a dormir durante o resto do dia após o tratamento, algo que nunca fizera na vida. Então, algumas semanas após o início do tratamento, seu paladar desapareceu. Não haviam mencionado essa possibilidade e a perda foi muito dura para ele. Amava comer. Agora precisava se forçar a fazê-lo.

Quando voltou para casa, tinha perdido quase dez quilos no total. Tinha um zumbido constante nos ouvidos. Sentia na mão e no braço esquerdos uma nova queimação, uma dor elétrica. Quanto a seu paladar, os médicos esperavam que fosse retornar em breve, mas isso nunca aconteceu.

No fim, nada melhorou. Naquele inverno, ele perdeu ainda mais peso. Passou a pesar apenas sessenta quilos. A dormência e a dor na mão esquerda estenderam-se acima do cotovelo em vez de se reduzirem, como esperado. A dormência em suas extremidades inferiores subiu até acima dos joelhos. O zumbido nos ouvidos passou a ser acompanhado de uma sensação de vertigem. O lado esquerdo de seu rosto começou a pender. Os espasmos no pescoço e nas costas persistiam. Ele sofreu uma queda. Um fisioterapeuta recomendou um andador, mas meu pai não quis usá-lo. Para ele, era como se tivesse fracassado. Os médicos começaram a tratá-lo com metilfenidato — Ritalina — para tentar estimular seu apetite e com cetamina, um anestésico, para controlar a dor, mas os remédios lhe causavam alucinações.

Não entendíamos o que estava acontecendo. Os especialistas continuavam esperando que o tumor diminuísse e, com ele, os sintomas. Após a ressonância magnética de seis meses, porém, meus pais me telefonaram.

"O tumor está se expandindo", disse meu pai em uma voz baixa e resignada. A radiação não havia funcionado. As imagens mostravam que, em vez de encolher, o tumor continuara crescendo, expandindo-se para dentro do cérebro, o que fizera com que o zumbido continuasse e a tontura aparecesse.

Fui tomado de tristeza. Minha mãe estava irritada.

"Para que serviu a radioterapia?", ela perguntou. "Isso deveria ter diminuído. Eles disseram que era muito provável que fosse diminuir."

Meu pai decidiu mudar de assunto. De repente, pela primeira vez em semanas, não queria falar dos sintomas do dia ou de seus problemas. Queria saber sobre os netos: como tinha sido a apresentação de Hattie na banda sinfônica naquele dia, como Walker estava se saindo na equipe de ski e se Hunter poderia lhe dar um oi. Seu horizonte havia se estreitado mais uma vez.

O médico recomendara que visse a oncologista para planejar a quimioterapia e, alguns dias mais tarde, encontrei-me com meus pais em Cleveland para a consulta. A oncologista agora estava no centro do palco, mas também não teve a capacidade de Benzel de enxergar o quadro como um todo, o que nos fez muita falta. Ela prosseguiu em modo informativo. Expôs oito ou nove opções de quimioterapia em mais ou menos dez minutos. Número médio de sílabas por medicamento: 4,1. Foi vertiginoso. Ele poderia tomar befacizimabe, carboplatina, temozolomida, talidomida, vincristina, vimblastina ou algumas outras opções que não consegui incluir em minhas anotações. A médica também descreveu diversas combinações diferentes dos medicamentos a serem consideradas. A única coisa que não se ofereceu para discutir foi a possibilidade de não fazer nada. Sugeriu que ele tomasse uma combinação de temozolomida e befacizimabe. Achava que a possibilidade de resposta do tumor — ou seja, de que o tumor parasse de crescer — era de aproximadamente 30%. Parecia não querer soar desanimadora, porém, então acrescentou que, para muitos pacientes, o tumor passava a ser "como uma doença crônica de baixa intensidade" que poderia ser observada.

"Com sorte, pode ser que você esteja de volta às quadras de tênis no próximo verão", acrescentou.

Não pude acreditar que ela de fato tivesse dito aquilo. A ideia de que ele pudesse um dia voltar a uma quadra de tênis era uma tolice — não era uma esperança nem de longe realista — e eu estava espumando de raiva por ela estar usando aquilo para convencer meu pai. Vi a expressão no rosto dele ao se imaginar de volta a uma quadra de tênis. Mas acabou sendo um daqueles momentos em que o fato de ele próprio ser médico teve claros benefícios. Rapidamente percebeu que era apenas uma fantasia e, ainda que com certa relutância, afastou-a. Perguntou então como o tratamento afetaria sua vida.

"No momento, estou com a cabeça confusa, tenho um zumbido constante nos ouvidos e dores que se irradiam pelos braços. Também estou com dificuldade para andar, e tudo isso está me deixando mal. Os medicamentos vão piorar alguma dessas coisas?"

Ela admitiu que aquela era uma possibilidade, mas disse que dependeria do medicamento. A discussão tornou-se complicada demais para que eu e meus pais conseguíssemos acompanhá-la, apesar de sermos todos os três médicos. Havia demasiadas opções, demasiados riscos e benefícios a serem considerados com cada um dos possíveis caminhos, e a conversa nunca chegou ao que mais nos importava, que era encontrar o caminho que oferecesse a melhor chance de manter uma vida que meu pai considerasse digna de ser vivida. Ela estava tendo conosco exatamente o tipo de conversa que eu mesmo costumava ter com meus pacientes, mas que não queria continuar tendo. Estava oferecendo dados e pedindo a meu pai que fizesse uma escolha. Ele queria a pílula vermelha ou a azul? Mas o significado por trás das opções não era nem um pouco claro.

Virei-me para meus pais e disse: "Posso perguntar a ela o que vai acontecer se o tumor continuar progredindo?". Eles assentiram com a cabeça. Então perguntei.

A oncologista falou de maneira direta. A fraqueza em suas extremidades superiores aumentaria gradualmente. A fraqueza em suas extremidades inferiores também aumentaria, mas a insuficiência respiratória — dificuldade de absorver oxigênio suficiente — decorrente da fraqueza em seus músculos peitorais seria o maior dos problemas.

"Isso vai me causar desconforto?", perguntou meu pai.

"Não", ela respondeu. Só o deixaria cansado e sonolento. Porém as dores no pescoço e no braço provavelmente aumentariam. Ele também poderia desenvolver dificuldades para engolir conforme o tumor crescesse e começasse a afetar nervos importantes.

Perguntei a ela quanto tempo, em média, levava para que as pessoas chegassem a esse estágio final, com ou sem o tratamento.

A pergunta a deixou constrangida. "É difícil dizer", respondeu.

Pressionei-a. "Qual o tempo mais curto e o mais longo que você já viu para pessoas que não fizeram nenhum tratamento?"

Três meses fora o mais curto, três anos o mais longo.

E com tratamento?

A médica começou a falar por entre os dentes. Por fim, admitiu que o período mais longo provavelmente não durara muito mais de três anos. Todavia, com o tratamento, a média deveria tender para o período mais longo.

Foi uma resposta dura e inesperada. "Eu não tinha me dado conta", disse meu pai, perdendo a voz. Lembrei-me do que Paul Marcoux, o oncologista de Sara Monopoli, me dissera a respeito de seus pacientes. "Eu penso: 'Será que com isso consigo dar a eles um ou dois bons anos?'... Eles estão pensando em dez, vinte anos." Nós também estávamos pensando em dez, vinte anos.

Meu pai decidiu se permitir algum tempo para considerar suas opções. A oncologista lhe passou uma receita para uma pílula de esteroide que poderia retardar de forma temporária o crescimento do tumor e que teria relativamente poucos efeitos colaterais. Naquela noite, meus pais e eu saímos para jantar.

"Do jeito que as coisas estão indo, posso estar confinado à minha cama em alguns meses", disse meu pai. A radioterapia só tinha piorado as coisas. E se o mesmo ocorresse com a quimioterapia? Precisávamos de orientação. Ele estava dividido entre viver da melhor maneira que pudesse com o que tinha e sacrificar a vida que lhe restava por uma possibilidade incerta de ganhar algum tempo adicional.

Uma das vantagens do antigo sistema era o fato de que tornava essas decisões simples. Recebia-se o tratamento mais agressivo possível. Na verdade, não era uma decisão, mas sim uma configuração padrão. Esse negócio de deliberar a respeito de nossas opções — de determinar nossas prioridades e trabalhar em colaboração com um médico para encontrar o melhor tratamento de acordo com essas prioridades — era exaustivo e complicado, especialmente sem termos um especialista pronto a nos ajudar a avaliar os elementos desconhecidos e as ambiguidades. A pressão permanece toda em uma direção, na direção do fazer mais, porque o único erro que os clínicos parecem temer é o de não fazerem o suficiente. A maioria não se dá a menor conta de que é possível cometer erros igualmente terríveis ao se tomar o caminho oposto, de que fazer mais pode não ser menos devastador para a vida de alguém.

Meu pai voltou para casa ainda sem ter certeza do que fazer. Depois disso, sofreu uma série de cinco ou seis quedas. A dormência em suas pernas estava piorando. Começou a perder a noção de onde estavam seus pés. Certa vez, ao cair, bateu a cabeça com força e minha mãe precisou chamar uma ambulância. Os técnicos da emergência chegaram rápido, o colocaram em uma maca rígida, puseram um imobilizador em torno de seu pescoço e o levaram correndo para a emergência. Mesmo no hospital onde ele próprio trabalhara, foram necessárias três horas até que recebesse o resultado das radiografias, confirmando que não havia nada quebrado e que ele poderia se sentar e tirar o imobilizador. Àquela altura, o imobilizador e a maca rígida o tinham deixado com uma dor excruciante. Foram necessárias várias injeções de morfina para controlá-la, e ele só foi liberado para voltar para casa quase à meia-noite. Ele disse a minha mãe que nunca mais queria passar por aquele tipo de experiência.

Dois dias depois, recebi um telefonema de minha mãe. Por volta das duas da manhã, meu pai havia se levantado da cama para ir ao banheiro, ela disse, mas suas pernas não o sustentaram e ele caiu. O chão era acarpetado. Ele não batera a cabeça e não parecia estar machucado. No entanto, não conseguira se levantar. Seus braços e suas pernas estavam muito fracos. Ela tentara colocá-lo de volta na cama, mas meu pai era pesado demais. Ele não quis chamar uma ambulância novamente, então decidiram esperar até que amanhecesse para pedir ajuda. Ela colocou alguns cobertores e travesseiros no chão e, não querendo que ele ficasse sozinho, deitou-se a seu lado. Porém com seus joelhos artríticos — ela mesma tinha 75 anos —, minha mãe descobriu que também não conseguia mais levantar. Por volta das oito da manhã, a empregada chegou e encontrou os dois no chão. Ela ajudou minha mãe a se levantar e a colocar meu pai na cama. Foi então que minha mãe me ligou. Parecia assustada. Pedi que passasse o telefone a meu pai. Ele estava chorando, frenético, gaguejando, difícil de entender.

"Eu estou com tanto medo", disse. "Estou ficando paralisado. Não consigo lidar com isso. Não quero isso. Não quero passar por isso. Eu prefiro morrer do que ter que passar por isso."

Meus olhos se encheram de lágrimas. Sou cirurgião. Gosto de resolver as coisas. Mas como resolver isso? Durante dois minutos, tentei apenas escutar enquanto ele repetia que não conseguia lidar com aquilo. Ele me perguntou se eu poderia ir até lá.

"Posso", respondi.

"Você pode trazer as crianças?" Achava que estava morrendo. No entanto, o mais duro era que não estava. Poderia ficar daquele jeito por um longo tempo, percebi.

"É melhor eu ir primeiro sozinho", eu disse.

Comecei a fazer os preparativos para a viagem, providenciando uma passagem aérea para meu estado natal de Ohio e cancelando minhas consultas e compromissos em Boston. Duas horas mais tarde, ele ligou de volta. Tinha se acalmado. Conseguira se levantar novamente e até caminhar até a cozinha. "Você não precisa vir", disse. "Vem no fim de semana." Mas decidi ir mesmo assim; as crises estavam aumentando.

Quando cheguei a Athens naquela noite, meus pais estavam sentados à mesa de jantar, comendo, e já haviam transformado as seis horas que meu pai passara paralisado no chão do quarto em uma comédia ao recontá-la.

"Fazia anos que eu não me deitava no chão", disse minha mãe.

"Foi quase romântico", acrescentou meu pai, com o que só posso descrever como uma risadinha.

Tentei entrar no clima, mas a pessoa que via diante de mim era diferente daquela que eu vira apenas algumas semanas antes. Ele estava ainda mais magro. Estava tão fraco que sua fala às vezes ficava confusa. Tinha dificuldades para colocar a comida na boca e sua camisa estava toda manchada. Precisava de ajuda para se levantar. Tinha envelhecido diante de meus olhos.

O mais difícil estava por vir. Aquele era o primeiro dia em que eu me dava conta do que realmente significaria para ele ficar paralisado. Teria dificuldade com o básico — levantar-se, ir ao banheiro, tomar banho, vestir-se — e minha mãe não poderia ajudá-lo. Precisávamos conversar.

Mais tarde, naquela noite, sentei-me com meus pais e perguntei: "O que vamos fazer para cuidar de você, pai?".

"Não sei", ele respondeu.

"Você está tendo dificuldade para respirar?"

"Ele consegue respirar", disse minha mãe.

"Vamos precisar de uma maneira adequada para cuidar dele", insisti.

"Talvez eles possam fazer a quimioterapia", ela disse.

"Não", disse meu pai bruscamente. Havia tomado sua decisão. Já estava tendo dificuldades até para tolerar os efeitos colaterais dos esteroides — suores, ansiedade, confusão e variação de humor — e não percebia nenhum benefício. Não achava que uma rodada completa de quimioterapia traria alguma melhoria radical e não queria sofrer com os efeitos colaterais.

Ajudei minha mãe a levá-lo para a cama quando ficou tarde. Conversei com ela sobre a ajuda que seria necessária. Ele precisaria de cuidados de enfermagem, de uma cama de hospital, um colchão de ar para prevenir escaras, fisioterapia para impedir que seus músculos se enrijecessem. Perguntei a ela se deveríamos procurar casas de repouso.

Ela ficou horrorizada. De jeito nenhum, disse. Visitara amigas nas casas de repouso espalhadas pela cidade e ficara chocada ao ver como viviam naqueles lugares. Não conseguia imaginar colocá-lo em nenhuma delas.

Tínhamos chegado à mesma bifurcação a que vi chegar um grande número de pacientes, ao mesmo lugar a que vira chegar Alice Hobson. Estávamos diante de algo irreparável, mas desesperados para acreditar que era algo administrável. No entanto, o que poderíamos fazer da próxima vez que houvesse algum problema além de ligar para a emergência e deixar que a lógica e a dinâmica das soluções médicas assumissem o controle? Juntos, tínhamos 120 anos de experiência em medicina, mas aquilo nos parecia um grande mistério. Acabou sendo uma grande lição.

PRECISÁVAMOS DE OPÇÕES, e Athens não era um lugar onde se pudesse esperar ter os tipos de opções para pessoas idosas e fragilizadas que eu vinha vendo brotarem em Boston. É uma cidadezinha no sopé dos Apalaches. A universidade local, a Ohio University, é a força vital do local. Um terço dos habitantes vivia na pobreza, o que fazia de Athens o condado mais pobre do estado.[12] Então fiquei surpreso ao descobrir que mesmo ali as pessoas estavam se rebelando contra a maneira como na velhice perdem o controle de suas vidas para a medicina e as instituições.

Conversei, por exemplo, com Margaret Cohn. Ela e o marido, Norman, eram biólogos aposentados. Ele sofria de uma forma grave de artrite conhecida como espondilite anquilosante e, por causa de um tremor e dos efeitos de uma infecção de pólio quando era jovem, enfrentava dificuldades cada vez maiores para andar. Os dois estavam ficando preocupados com a possibilidade de não conseguirem mais se virarem sozinhos. Não queriam ser forçados a se mudar para a casa de nenhum de seus três filhos, que estavam todos em lugares diferentes e longínquos. Queriam permanecer na comunidade. Porém, quando começaram a procurar opções de moradia assistida pela cidade, não encontraram nada remotamente aceitável. "Eu preferiria morar em uma barraca do que num lugar como aqueles", contou-me Margaret.

Ela e Norman decidiram encontrar eles mesmos uma solução. "Percebemos que se não fizéssemos aquilo, ninguém o faria por nós", disse Margaret. Lera no jornal um artigo inspirador a respeito do programa Beacon Hill Village de Boston, a rede de apoio que atuava em diferentes bairros a fim de permitir que os idosos permanecessem em suas casas. Os Cohn reuniram um grupo de amigos e, em 2009, formaram a Athens Village com base no mesmo modelo.[13] Calcularam que, se conseguissem que 75 pessoas pagassem quatrocentos dólares por ano, seria o suficiente para implementar os serviços essenciais. Cem pessoas se inscreveram e o programa ganhou vida.

Uma das primeiras pessoas que contrataram foi um faz-tudo simpaticíssimo. Estava disposto a ajudar as pessoas com todas as tarefas domésticas que subestimamos quando somos fisicamente aptos, mas que se tornam cruciais para sobrevivermos em nossas casas quando não o somos: consertar uma fechadura quebrada, trocar uma lâmpada, resolver um problema com um aquecedor que não funciona.

"Ele podia fazer praticamente qualquer coisa. As pessoas que tinham se inscrito sentiam que só o rapaz da manutenção já valia os quatrocentos dólares", contou Margaret.

Também contrataram uma diretora em meio expediente. Ela verificava como estavam as pessoas e reuniu voluntários para ajudar os membros do programa em situações como uma queda de energia ou se alguém precisasse de uma refeição. Uma agência local de enfermagem domiciliar forneceu gratuitamente um escritório para ser usado pelo programa, além de um desconto em serviços de auxiliares de enfermagem para os membros. Organizações religiosas e civis ofereciam um serviço diário de transporte e de refeições em domicílio para os membros que precisassem. Pouco a pouco, o programa Athens Village desenvolveu serviços e uma rede comunitária capazes de garantir que seus membros não ficariam desamparados quando suas dificuldades fossem aumentando. E o momento não poderia ter sido mais oportuno para os Cohn. Um ano depois de terem fundado o programa, Margaret sofreu uma queda que a deixou permanentemente em uma cadeira de rodas. Mesmo estando ambos incapacitados e com mais de oitenta anos, conseguiram permanecer em casa.

Meus pais e eu conversamos sobre a possibilidade de inscrevê-los no Athens Village. A única outra opção era um serviço de cuidados paliativos, e eu estava hesitante em mencioná-la. A mera menção traria o assunto sombrio e intocável da morte para a mesinha de centro entre nós. Discutir o programa Athens Village nos permitiu fingir que aquilo por que meu pai passava era apenas uma espécie de envelhecimento. Porém, resolvi criar coragem e perguntar se os serviços de cuidados paliativos domiciliares também não seriam uma opção a se considerar.

No final das contas, meu pai se mostrou disposto a considerar a ideia do serviço de cuidados paliativos. Minha mãe, por outro lado, não parecia muito convencida. "Não acho que seja necessário", disse. Mas meu pai disse que talvez não fosse má ideia pedir a alguém da agência que nos explicasse mais a respeito do serviço.

Na manhã seguinte, uma enfermeira do Appalachian Community Hospice [Serviço Comunitário de Cuidados Paliativos dos Apalaches] nos fez uma visita. Minha mãe preparou um chá e nos sentamos em volta da mesa de jantar. Confesso que não esperava muito da enfermeira. Não estávamos em Boston. A agência se chamava Serviço Comunitário de Cuidados Paliativos dos Apalaches, pelo amor de Deus! No entanto, a enfermeira me surpreendeu.

"Como você está?", perguntou a meu pai. "Tem sentido muita dor?"

"No momento, não", ele respondeu.

"Onde você normalmente sente dor?"

"No pescoço e nas costas."

Logo no começo, percebi, ela havia estabelecido algumas coisas. Certificara-se de que ele estava em estado de espírito para conversar. Deixara imediatamente claro que estava preocupada com ele e com como ele se sentia, não com a doença ou o diagnóstico. E nos mostrou que, cercada de um bando de médicos ou não, sabia exatamente o que estava fazendo.

Parecia ter em torno de cinquenta anos, tinha cabelos curtos e grisalhos, usava suéter branco de algodão com uma rosa bordada na frente e seu estetoscópio projetava-se para fora da bolsa. Tinha um sotaque local, do interior. E com ele, foi direto ao ponto. "Eles já me mandaram com a documentação do serviço de cuidados paliativos", disse a enfermeira a meu pai. "O que você acha?"

Meu pai não disse nada por um momento. A enfermeira aguardou. Sabia ficar em silêncio.

"Acho que talvez seja melhor", respondeu meu pai finalmente, "porque eu não quero fazer quimioterapia."

"Que tipos de problemas você está tendo?"

"Enjoos", disse. "Problemas para controlar a dor. Às vezes me sinto meio grogue. O remédio me deixa com muito sono. Já tentei tomar Tylenol com codeína. Tentei comprimidos de Toradol. Agora estou tomando cetamina."

E continuou: "Acordei hoje de manhã e foi uma grande mudança. Não consegui me levantar. Não consegui empurrar o travesseiro mais para cima na cama. Não consegui escovar os dentes. Não consegui vestir minha calça nem as meias. Meu torso está ficando fraco. Estou tendo cada vez mais dificuldades para ficar sentado ereto".

"Os serviços que oferecemos são de cuidados paliativos", disse a enfermeira, acrescentando que se tratavam de cuidados para ajudar a administrar essas dificuldades. Listou os serviços que a Medicare cobriria para meu pai. Ele teria um médico de cuidados paliativos que o ajudaria a ajustar os medicamentos e outros tratamentos para diminuir os enjoos, a dor e os outros sintomas na medida do possível. Teria visitas regulares de enfermeiros, além de suporte emergencial de enfermagem por telefone disponível 24 horas. Teria um auxiliar de atendimento domiciliar disponível durante catorze horas por semana e poderia ajudá-lo a tomar banho, se vestir, limpar a casa, qualquer coisa não relacionada a sua saúde. Haveria também um assistente social e um conselheiro espiritual disponíveis. Lhe seriam fornecidos os equipamentos médicos de que precisasse e ele poderia cancelar os serviços a qualquer momento.

A enfermeira perguntou então se ele gostaria de começar imediatamente os serviços ou se preferiria pensar um pouco a respeito.

"Quero começar agora", respondeu. Estava pronto. Olhei para minha mãe. Ela parecia estar em choque.

A enfermeira entrou nos detalhes mais importantes: Ele tinha uma ordem de não ressuscitação? Uma babá eletrônica ou uma campainha para chamar um cuidador? Alguém que estivesse presente em casa 24 horas por dia, sete dias por semana para ajudar?

Então ela perguntou: "Que agente funerário você quer usar?", e eu fiquei ao mesmo tempo chocado — estávamos realmente tendo essa conversa? — e tranquilizado por ver que aquilo era algo tão normal e rotineiro para ela.

"Jagers", respondeu meu pai, sem hesitação. Estivera pensando nisso o tempo todo, percebi. Ele estava calmo. Minha mãe, contudo, estava perplexa. Aquilo não estava seguindo um caminho para o qual estivesse preparada.

A enfermeira se virou para ela e, não de forma grosseira, mas de maneira bem clara, disse: "Quando ele falecer, não ligue para a emergência. Não ligue para a polícia. Não chame uma empresa de ambulância. Ligue para nós. Uma enfermeira virá ajudar. Ela vai descartar os narcóticos, providenciar a certidão de óbito, lavar o corpo dele e cuidar dos detalhes com a agência funerária".

"No momento, não estamos pensando em morte", disse minha mãe. "Só em paralisia."

"Tudo bem", disse a enfermeira.

A enfermeira perguntou a meu pai quais eram suas principais preocupações. Ele disse que queria continuar forte enquanto pudesse. Queria poder digitar, pois se comunicava com a família e os amigos espalhados por todo o mundo por e-mail e Skype. Não queria sentir dor.

"Eu quero ser feliz", disse.

A enfermeira ficou conosco por quase duas horas. Examinou meu pai, inspecionou a casa para verificar se havia algo que pudesse representar um risco para ele, definiu onde colocar a cama e organizou os horários de visita da enfermeira e do auxiliar de atendimento domiciliar. Também disse a meu pai que havia apenas duas coisas principais que ele precisava fazer. Ela percebera que ele vinha tomando seus medicamentos para dor de maneira aleatória, fazendo pequenas alterações nos remédios que tomava e nas doses, e então lhe disse que ele precisava adotar um regime de medicamentos regular e registrar suas reações para que a equipe de cuidados paliativos pudesse avaliar os efeitos de maneira precisa e ajudá-lo a determinar a combinação ideal para minimizar a dor e as tonturas. Disse também que ele precisava parar de tentar se levantar ou se movimentar sem ter alguém para ajudá-lo.

"Eu estou acostumado a simplesmente me levantar e andar", disse meu pai.

"Se você quebrar o quadril, dr. Gawande, vai ser um desastre", respondeu a enfermeira.

Ele concordou em seguir as instruções.

Nos dias que se seguiram, fiquei impressionado de ver a diferença que fizeram as duas simples instruções da enfermeira. Meu pai não conseguia resistir a fazer ajustes em seus medicamentos, mas agora o fazia bem menos e estava mantendo um diário, no qual anotava seus sintomas, os medicamentos que tomava e quando os tomava. A enfermeira que o visitava todos os dias repassava as anotações com ele e identificava os ajustes a serem feitos. Ele estava oscilando loucamente, percebemos, entre períodos de dores fortes e outros em que estava tão medicado que parecia bêbado, falando arrastado e com dificuldade de controlar seus membros. As mudanças foram atenuando gradualmente esse padrão. Os episódios de "embriaguez" praticamente desapareceram. E seu controle da dor melhorou, embora nunca tenha se tornado completo, para sua grande frustração e, às vezes, raiva.

Meu pai também seguiu as instruções de não tentar se movimentar sem ajuda. Os cuidados paliativos ajudaram meus pais a contratar um auxiliar de cuidados pessoais para trabalhar à noite e ajudar meu pai a ir ao banheiro quando precisasse. Depois disso, ele não sofreu mais nenhuma queda e de forma gradual começou a perceber quanto cada uma das quedas anteriores lhe havia custado. Cada dia que se passava sem que houvesse outra queda permitia que os espasmos em suas costas e seu pescoço diminuíssem, que as dores pudessem ser melhor controladas e que sua força aumentasse.

Testemunhamos em primeira mão as consequências de viver em função do melhor dia possível hoje em vez de sacrificar o presente em troca de mais tempo no futuro. Meu pai estava quase preso a uma cadeira de rodas, mas sua descida em direção à tetraplegia completa fora interrompida. Sentia-se mais capaz de percorrer curtas distâncias com um andador. Seu controle das mãos e a força de seus braços melhoraram. Tinha menos dificuldade para se comunicar com as pessoas usando o telefone ou o laptop. A maior previsibilidade de seus dias lhe permitia também receber mais visitas. Logo voltou a dar festas em casa. Descobriu que no estreito limite de possibilidades que o terrível tumor lhe deixara ainda havia espaço para viver.

Dois meses depois, em junho, voltei a Athens não só para ver meu pai, mas também para fazer a palestra de formatura da Ohio University. Meu pai estivera animado para assistir à cerimônia desde o momento em que eu fora convidado, um ano antes. Estava orgulhoso de mim, e eu havia imaginado que meu pai e minha mãe estariam lá. Há poucas coisas mais gratificantes do que quererem que você volte a sua cidade natal. Por algum tempo, porém, fiquei com medo de que talvez meu pai não sobrevivesse até lá. Contudo, nas últimas poucas semanas antes do evento, tudo parecia indicar que ele aguentaria firme, então começamos a planejar a logística.

A cerimônia seria realizada no ginásio de basquete da universidade, com os formandos em cadeiras dobráveis na quadra e as famílias nas arquibancadas. Bolamos um plano para subir com meu pai pela rampa externa em um carrinho de golfe, transferi-lo para uma cadeira de rodas e sentá-lo num canto da quadra para assistir. Mas quando o dia chegou e o carrinho o levou até a porta do ginásio, ele insistiu que queria andar e que não ia se sentar em uma cadeira de rodas na quadra.

Ajudei-o a se levantar. Ele tomou meu braço e começou a caminhar. Em meio ano, o máximo que eu o vira caminhar fora de um lado ao outro da sala de estar. Todavia, andando lentamente, arrastando os pés, percorreu toda a quadra de basquete e subiu um lance de escada de vinte degraus de concreto para se juntar às famílias na arquibancada. Fiquei emocionado só de assistir. Aí está a prova do que um tipo diferente de cuidado — um tipo diferente de medicina — torna possível, pensei comigo mesmo. Aí está a prova do que uma conversa difícil pode fazer.

8 • *Coragem*

Em 380 a.C., Platão escreveu um diálogo, o *Laques*, no qual Sócrates e dois generais atenienses procuram responder a uma pergunta aparentemente simples: O que é coragem? Os generais, Laques e Nícias, tinham ido até Sócrates para resolver uma disputa entre eles a respeito de se os meninos em treinamento militar deveriam ser ensinados a lutar de armadura. Nícias acha que sim. Laques acha que não.[1]

Bem, qual é a finalidade última do treinamento, pergunta Sócrates.

Infundir coragem, decidem.

Então: "O que é coragem?".

Coragem, responde Laques, "é a perseverança da alma".

Sócrates permanece cético. Aponta que há momentos em que o mais corajoso a se fazer não é perseverar, mas sim recuar ou até fugir. Será que não pode existir uma perseverança tola?

Laques concorda, mas tenta de novo. Talvez coragem seja a "perseverança sábia".

Essa definição parece mais apropriada. Mas Sócrates questiona se a coragem está necessariamente ligada de forma tão íntima à sabedoria. Não admiramos a coragem empenhada na busca de uma causa insensata?, pergunta.

Bem, sim, admite Laques.

Então Nícias intervém. Coragem, argumenta, é simplesmente "o conhecimento daquilo que nos causa medo ou nos traz esperança, seja na guerra ou em qualquer outra situação". No entanto, Sócrates também encontra um problema nessa afirmação, pois é possível ter coragem sem ter um conhecimento perfeito do futuro. Na verdade, com frequência não só é possível, como também é necessário.

Os generais ficam desconcertados. A história acaba sem que se chegue a uma definição final. Mas há uma conclusão possível para o leitor: coragem é a *força* diante do conhecimento daquilo que nos causa medo ou nos traz esperança. Sabedoria é a força prudente.

São necessários pelo menos dois tipos de coragem na velhice e na doença. A primeira é a coragem de enfrentar a realidade de que somos mortais — a coragem de buscar a verdade a respeito daquilo que nos causa medo e daquilo que nos traz esperança. Essa coragem já é difícil o suficiente. Temos muitas razões para nos esquivar dela. Todavia, ainda mais intimidante é o segundo tipo de coragem: a coragem de agir com base na verdade que descobrimos. O problema é que o caminho mais sábio quase nunca é claro. Por muito tempo, achei que isso se devesse simplesmente à incerteza. Quando é difícil saber o que vai acontecer, é difícil saber o que fazer. Porém, o desafio, como vim a compreender, é mais fundamental do que isso. É preciso decidir o que deve ser mais importante: nossos medos ou nossas esperanças.

EU HAVIA VOLTADO de Ohio para Boston e para meu trabalho no hospital quando recebi uma mensagem tarde da noite: Jewel Douglass estava novamente internada, mais uma vez vomitando tudo o que comia. O câncer estava progredindo. Ela conseguira aguentar três meses e meio — mais tempo do que eu imaginara que aguentaria, mas menos do que ela esperara. Durante uma semana, os sintomas foram aumentando: começaram com inchaços, transformaram-se em ondas de cólicas abdominais, depois veio o enjoo e, por fim, o vômito. O oncologista a enviou para o hospital. Uma tomografia mostrou que o câncer de ovário havia se multiplicado, crescido e mais uma vez obstruído parcialmente seu intestino. O abdômen também estava cheio de líquido, um novo problema para ela. Os depósitos de tumor haviam entupido seu sistema linfático, que serve como uma espécie de bueiro para os fluidos lubrificantes secretados pelos revestimentos internos do corpo. Quando o sistema fica bloqueado, o fluido não tem para onde ir. Quando isso acontece acima do diafragma, como ocorreu no caso do câncer de pulmão de Sara Monopoli, o peito se enche como uma garrafa sanfonada até que a pessoa fica com dificuldade para respirar. Se o sistema fica bloqueado abaixo do diafragma, como no caso da sra. Douglass, a barriga se enche como uma bola de borracha até que o doente se sente como se fosse explodir.

Ao entrar no quarto da sra. Douglass, eu nunca teria imaginado que ela estava tão doente se não tivesse visto o resultado da tomografia. "Vejam só quem está aqui!", ela disse, como se eu tivesse acabado de chegar a um coquetel. "Como você está, doutor?"

"Acho que sou eu quem deveria lhe fazer essa pergunta", respondi.

Ela abriu um sorriso largo e começou a apontar para as outras pessoas que se encontravam no quarto. "Esse é meu marido, Arthur, que você já conhece, e meu filho, Brett." Tive de sorrir também. Ali estávamos, às onze horas da noite, ela não conseguia segurar um gole de água no estômago e ainda assim estava de batom, com os cabelos prateados bem-penteados e insistindo em fazer apresentações. Não estava alheia à dificuldade de sua situação, só odiava estar na posição de paciente e cercada de toda aquela atmosfera pesada.

Conversei com ela a respeito do resultado da tomografia. Ela não demonstrou relutância em enfrentar os fatos. Mas o que fazer a respeito deles era outra história. Assim como os médicos de meu pai, o oncologista e eu tínhamos um menu de opções. Havia toda uma gama de novos regimes de quimioterapia que poderíamos tentar para diminuir o fardo do tumor. Eu também tinha algumas opções cirúrgicas para lidar com a situação. Com uma cirurgia, expliquei, eu não conseguiria remover o bloqueio intestinal, mas talvez conseguisse contorná-lo. Ou eu ligaria duas alças não obstruídas ou desconectaria o intestino acima do bloqueio e faria uma ileostomia, com a qual ela precisaria viver. Também colocaria cateteres de drenagem — válvulas permanentes que, quando necessário, poderiam ser abertas para liberar os fluidos de seus intestinos ou dutos de drenagem bloqueados. A cirurgia poderia causar sérias complicações — abertura de feridas, vazamento do intestino no abdômen, infecções —, mas lhe oferecia a única maneira de recobrar a capacidade de comer. Eu também lhe disse que não precisávamos fazer nem a quimioteraia nem a cirurgia. Poderíamos usar medicações para controlar a dor e os enjoos e providenciar para que ela recebesse cuidados paliativos em casa.

As opções a deixaram desnorteada. Todas pareciam assustadoras. Ela não sabia o que fazer. Percebi, envergonhado, que havia assumido novamente o papel do dr. Informativo: "Aqui estão os fatos e os números. O que você quer fazer?". Então resolvi recuar um pouco e lhe fazer as perguntas que tinha feito a meu pai: Quais eram seus maiores medos e suas maiores preocupações? Que metas lhe eram mais importantes? Quais concessões estava disposta a fazer e quais não estava?

Nem todo mundo consegue responder a perguntas como essas, mas ela conseguiu. Disse que queria parar de sentir dor, enjoos e de vomitar. Queria comer. Principalmente, retomar sua vida. Seu maior medo era a possibilidade de não poder voltar a aproveitar a vida — não poder voltar para casa e estar com as pessoas que amava.

Quanto às concessões e aos sacrifícios que estava disposta a fazer em troca da possibilidade de mais tempo posteriormente, eram, segundo ela, "não muitos". Sua perspectiva a respeito do tempo estava mudando, fazendo com que se concentrasse no presente e nas pessoas mais próximas. Contou-me que o que mais a preocupava naquele momento era um casamento naquele fim de semana que não queria perder de jeito nenhum. "O irmão de Arthur está se casando com a minha melhor amiga", disse. Fora ela quem marcara o primeiro encontro do casal. Agora faltavam apenas dois dias para o casamento, que seria realizado no sábado, à uma da tarde. "É a *melhor* coisa que poderia acontecer", disse a sra. Douglass. Seu marido estava encarregado de levar as alianças até o altar e ela seria uma das damas de honra. Estava disposta a fazer qualquer coisa para estar lá, disse.

A direção de repente ficou clara. A quimioterapia tinha uma chance muito pequena de melhorar sua situação atual e afetaria de forma substancial sua qualidade de vida presente. Uma cirurgia também não permitiria que ela fosse ao casamento. Então traçamos um plano para tentar fazer com que ela não perdesse o evento. Voltaria depois para decidir a respeito dos próximos passos.

Com uma agulha longa, removemos um litro de fluido cor de chá de seu abdômen, o que fez com que ela se sentisse pelo menos temporariamente melhor. Receitamos um remédio para controlar os enjoos e ela conseguiu ingerir uma quantidade suficiente de líquidos para permanecer hidratada. Às três da tarde de sexta-feira, lhe demos alta, instruindo-a para não beber nada mais espesso do que suco de maçã e para voltar a me ver após o casamento.

Ela não aguentou. Voltou para o hospital naquela mesma noite. Só o percurso de carro de volta para casa, com todas as oscilações e lombadas, já fez com que recomeçasse a vomitar. As crises de cólica voltaram. Em casa, as coisas só pioraram.

Concordamos que a cirurgia era a melhor opção dadas as circunstâncias e a marcamos para o dia seguinte. Eu me concentraria em lhe devolver a capacidade de comer e em inserir nela tubos de drenagem. Depois, poderia decidir se queria se submeter a mais quimioterapia ou se optaria pelo serviço de cuidados paliativos. Eu nunca vira ninguém ter metas tão claras em mente e o que queria fazer para alcançá-las.

Ainda assim, ela estava em dúvida. Na manhã seguinte, me pediu que cancelasse a operação.

"Estou com medo", disse. Achava que não tinha coragem de prosseguir com a cirurgia. Ficara se revirando a noite toda, pensando nela. Imaginara a dor, os tubos, as indignidades da possível ileostomia, além dos incompreensíveis horrores das complicações que poderia enfrentar. "Eu não quero correr grandes riscos", disse.

Conforme fomos conversando, ficou claro que sua dificuldade não estava na falta de coragem de agir diante dos riscos, mas sim em solucionar o problema de como pensar a respeito deles. Seu maior medo era sofrer, disse. Embora fôssemos realizar a operação para reduzir seu sofrimento, não era possível que ela piorasse a situação em vez de melhorá-la?

Sim, eu disse. Isso poderia acontecer. A cirurgia lhe oferecia a possibilidade de voltar a comer e uma probabilidade muito boa de controlar os enjoos, mas tinha também um risco substancial de lhe trazer apenas dor sem nenhuma melhoria ou até de acrescentar novos sofrimentos. Ela tinha, estimei, 75% de chance de melhorar seu futuro, pelo menos por algum tempo, e 25% de chance de piorá-lo.

Então qual era a coisa certa a se fazer? E por que a escolha era tão angustiante? A escolha, percebi, era muito mais complicada do que um cálculo dos riscos. Afinal, como é possível pesar, de um lado, o alívio da náusea e as chances de voltar a comer, e de outro, as possibilidades de dor, infecções e de ter de passar o resto da vida defecando em um saquinho?

O cérebro nos oferece duas maneiras de avaliar experiências como o sofrimento — a maneira como as apreendemos no momento em que ocorrem e aquela como as encaramos depois — e as duas maneiras são profundamente contraditórias.[2] Daniel Kahneman, pesquisador ganhador do prêmio Nobel, esclareceu o que acontece por meio de uma série de experimentos relatados em sua obra seminal, *Rápido e devagar: duas formas de pensar*. Em um deles, ele e Donald Redelmeier, médico da Universidade de Toronto, estudaram 287 pacientes submetidos a procedimentos de colonoscopia e de retirada de cálculo renal enquanto permaneciam acordados. Os pesquisadores deram aos pacientes um dispositivo que lhes permitia avaliar seu nível de dor a cada sessenta segundos, em uma escala de um (nenhuma dor) a dez (dor intolerável), um sistema que oferecia uma medida quantificável de sua experiência de sofrimento a cada momento. No fim, foi pedido aos pacientes que também avaliassem a dor total que sentiram durante o procedimento. A duração dos procedimentos variou entre quatro minutos e mais de uma hora, e a maioria dos pacientes relatou ter passado por períodos prolongados de dor leve a moderada pontuados por momentos de dor significativa. Um terço dos pacientes submetidos à colonoscopia e um quarto daqueles com cálculo renal avaliaram seu nível de dor como o mais alto possível pelo menos uma vez durante o procedimento.

Naturalmente suporíamos que as avaliações finais representariam algo como uma soma das avaliações de cada momento. Acreditamos que uma dor de longa duração é pior do que uma de curta duração e que um nível médio de dor mais elevado é pior do que um nível médio mais baixo. Mas não foi o que os pacientes relataram. Suas avaliações finais ignoraram em grande parte a duração da dor. Na verdade, o estudo demonstrou que as avaliações podiam ser melhor previstas por meio do que Kahneman denominou "regra do pico-fim": uma média da dor sentida em apenas dois momentos, a pior parte do procedimento e o fim do mesmo. Os gastroenterologistas que realizaram os procedimentos avaliaram o nível de dor que haviam infligido de maneira similar aos pacientes, de acordo com o nível de dor no momento de maior intensidade e no fim, não de acordo com a quantidade total.

As pessoas pareciam ter dois eus diferentes — o eu que vivencia a experiência, que enfrenta cada momento igualmente, e o eu que recorda a experiência, que coloca praticamente todo o peso do julgamento posterior em dois momentos específicos: o pior e o último. O eu recordativo parece se ater à regra do pico-fim mesmo quando o fim é uma anomalia. Apenas alguns minutos sem dor no final do procedimento médico eram suficientes para reduzir drasticamente o nível geral de dor nas avaliações dos pacientes, mesmo após terem sofrido mais de meia hora de um nível de dor elevado. "Não foi tão terrível", relatavam posteriormente. Da mesma forma, um final ruim aumentava de forma dramática os níveis de dor avaliados.

Estudos de diversas situações confirmaram a regra do pico-fim e nosso desprezo pela duração do sofrimento. As pesquisas também mostram que o fenômeno se aplica igualmente à maneira como as pessoas avaliam experiências prazerosas. Todos conhecem a experiência de assistir a uma partida esportiva em que uma equipe, após ter tido um excelente desempenho durante quase todo o jogo, estraga tudo no fim. Sentimos que o fim destrói toda a experiência. Porém, há uma contradição na raiz desse julgamento. O eu experiencial teve horas de prazer e apenas um momento de desprazer, mas o eu recordativo não enxerga absolutamente nenhum prazer.

Se o eu recordativo e o eu experiencial podem chegar a opiniões radicalmente diferentes a respeito da mesma experiência, então a difícil questão é qual deles devemos escutar. Era esse, no fundo, o tormento de Jewel Douglass e, em certa medida, também o meu, se quisesse ajudar a orientá-la. Deveríamos escutar o eu recordativo — ou, nesse caso, antecipatório —, que enfoca as piores coisas que ela poderia enfrentar? Ou deveríamos escutar o eu experiencial, que era provável que depois tivesse um nível médio de sofrimento mais baixo se ela se submetesse à cirurgia em vez de simplesmente ir para casa e talvez até conseguisse voltar a comer por um tempo?

No fim, as pessoas não enxergam suas vidas simplesmente como a média de todos os seus momentos — que, afinal de contas, acaba em grande parte não sendo nada de mais, principalmente se levarmos em consideração o tempo que passamos dormindo. Para os seres humanos, a vida tem significado porque é uma história. Uma história tem sentido como um todo e sua curva é determinada pelos momentos significativos, aqueles em que algo acontece. Medições dos níveis de prazer e dor das pessoas a cada minuto desconsideram esse aspecto fundamental da existência humana. Uma vida aparentemente feliz pode ser vazia. Uma vida aparentemente difícil pode ser dedicada a uma grande causa. Temos propósitos maiores do que nós mesmos. Ao contrário do eu experiencial, que está absorvido no momento, o eu recordativo está tentando reconhecer não apenas os picos de alegria e os vales de sofrimento, mas também como a história funciona como um todo. E isso é profundamente afetado pelo resultado final das coisas. Por que um fã de futebol deixaria que alguns minutos ruins no final de um jogo arruinassem quase uma hora e meia de êxtase? Porque um jogo de futebol é uma história. E em uma história, o fim é importante.

No entanto, também reconhecemos que o eu experiencial não deve ser ignorado. O pico e o fim não são as únicas coisas que contam. Ao favorecer o momento de intensa alegria em detrimento da felicidade estável, o eu recordativo nem sempre é sábio.

"Há uma inconsistência incorporada ao design de nossas mentes", observa Kahneman.[3] "Temos fortes preferências acerca da duração de nossas experiências de dor e prazer. Queremos que a dor seja breve e que o prazer dure. Mas nossa memória [...] evoluiu para representar o momento mais intenso de um episódio de dor ou prazer (o pico) e as sensações quando o episódio estava em seu final. Uma memória que negligencie a duração não terá utilidade para nossa preferência por longos prazeres e sofrimentos curtos."*

Quando nosso tempo é limitado e não sabemos ao certo qual a melhor forma de agir em prol de nossas prioridades, somos forçados a lidar com o fato de que tanto o eu experiencial quanto o eu recordativo são importantes. Não queremos suportar longos sofrimentos e ter curtos prazeres. Porém certos prazeres podem fazer com que valha a pena enfrentar o sofrimento. Os picos são importantes, assim como o fim.

Jewel Douglass não sabia se estava disposta a enfrentar o sofrimento que a cirurgia poderia vir a lhe causar e temia acabar ficando pior. "Não quero correr grandes riscos", ela disse e, com isso, entendi que o que estava tentando dizer era que não queria apostar tudo em um resultado incerto para sua história. Por um lado, ainda tinha esperanças acerca de muitas

---

* Tradução de Cássio de Arantes Leite (Rio de Janeiro: Editora Objetiva, 2012). (N. E.)

coisas, por mais mundanas que pudessem parecer. Naquela mesma semana, fora à igreja, dirigira até o mercado, preparara um jantar para a família, assistira a um programa de TV com Arthur, recebera o neto, que viera lhe pedir conselhos, e ajudara a planejar o casamento de amigos queridos. Se pudesse ter mais um pouquinho daquilo — se pudesse se livrar do que o tumor estava lhe fazendo e aproveitar só mais algumas experiências com as pessoas que amava — estaria disposta a enfrentar muita coisa. Por outro lado, não queria arriscar um resultado ainda pior do que o que já estava enfrentando com o intestino bloqueado e o abdômen se enchendo de líquido, como uma torneira pingando. Parecia não haver um melhor caminho a seguir. Porém, enquanto conversávamos naquela manhã de sábado em seu quarto de hospital, com a família a sua volta e a sala de cirurgia a sua espera no andar de baixo, cheguei à conclusão de que ela estava me dizendo tudo o que eu precisava saber.

Deveríamos prosseguir com a cirurgia, eu lhe disse, mas com as orientações que ela acabara de explicitar: de fazer tudo o que eu pudesse a fim de permitir que ela voltasse para sua família, mas sem correr grandes riscos. Eu inseriria um pequeno laparoscópio, daria uma olhada e só tentaria desbloquear seu intestino se visse que seria possível fazê-lo de maneira relativamente fácil. Se parecesse difícil e arriscado, eu só colocaria os tubos para drenar seu "encananento entupido". Tentaria fazer algo que poderia soar contraditório: uma operação paliativa, uma operação em que a prioridade absoluta, quaisquer que fossem os riscos e a violência inerentes, seria realizar apenas aquilo que tivesse a probabilidade de fazer com que ela se sentisse imediatamente melhor.

Ela permaneceu calada, pensando.

A filha tomou-a pela mão. "Acho que a gente deve tentar, mãe", disse.

"Está bem", disse a sra. Douglass. "Mas nada de grandes riscos."

"Nada de grandes riscos", assegurei-lhe.

Quando ela estava dormindo sob anestesia, fiz uma incisão de 1,5 centímetros acima de seu umbigo. Dela jorrou um líquido ralo, misturado com sangue. Enfiei o dedo coberto por uma luva pela abertura para sentir se havia espaço para inserir o endoscópio de fibra óptica. No entanto, uma alça endurecida do intestino, coberta pelo tumor, estava bloqueando a entrada. Eu não ia conseguir nem inserir uma câmera. Pedi ao residente que pegasse o bisturi e aumentasse a incisão até que ficasse grande o suficiente para me permitir enxergar do lado de dentro sem o endoscópio e inserir uma mão. No fundo da abertura, vi uma alça livre de intestino distendido — parecia uma câmara de ar cor-de-rosa inflada além da conta — que pensei que talvez pudesse puxar até a pele e fazer uma ileostomia para que ela pudesse voltar a comer. Mas a alça estava presa pelo tumor e, quando tentamos soltá-la, ficou claro que corríamos o risco de criar buracos que nunca poderíamos reparar. Um vazamento dentro do abdômen seria uma calamidade. Então paramos. Ela deixara claras suas metas. Nada de grandes riscos. Mudamos o foco e inserimos dois longos tubos plásticos de drenagem. Colocamos um diretamente no estômago, a fim de remover o conteúdo ali acumulado; o outro pusemos na cavidade abdominal aberta, para retirar o líquido acumulado do lado de fora do intestino. Depois a suturamos, e pronto.

Expliquei à família da sra. Douglass que não tínhamos conseguido ajudá-la a voltar a comer e, quando ela acordou, dei-lhe a mesma notícia. A filha estava às lágrimas. O marido nos agradeceu por termos tentado. A sra. Douglass tentou ser forte.

"Eu nunca fui obcecada por comida de qualquer forma", disse.

Os tubos aliviaram consideravelmente a náusea e a dor abdominal — "90%", ela disse. As enfermeiras a ensinaram a abrir o tubo gástrico em um saco quando se sentisse enjoada e o tubo abdominal quando a barriga estivesse dolorida. Dissemos a ela que poderia beber o que quisesse e até comer alimentos pastosos, só para sentir o gosto. Três dias após a cirurgia, ela voltou para casa com o acompanhamento do serviço de cuidados paliativos. Antes de ir embora, recebeu a visita do médico e da enfermeira oncologistas. Perguntou-lhes quanto tempo achavam que lhe restava.

"Os dois ficaram com os olhos cheios de lágrimas", ela me contou. "Aquela meio que foi minha resposta."

Alguns dias depois de a sra. Douglass ter deixado o hospital, ela e a família permitiram que eu passasse para vê-la em casa após o trabalho. Ela mesma atendeu à porta, vestindo um roupão em razão dos tubos e se desculpando pela aparência. Sentamo-nos na sala de estar e perguntei como ela estava.

Estava bem, respondeu. "Acho que tenho consciência de que aos poucos estou partindo", mas estava vendo velhos amigos e parentes todos os dias, o que amava. "É essa a minha razão de viver, então é algo que eu realmente quero fazer." A família se alternava nas visitas para evitar que ela ficasse muito cansada.

Disse que não gostava de todos aqueles tubos saindo dela. Eram desconfortáveis e se projetavam para fora da barriga. "Eu não sabia que haveria essa pressão constante", disse. Porém da primeira vez que descobriu que bastava abrir um tubo para acabar com a náusea, "olhei para o tubo e disse, 'Obrigado por estar aí'".

Para a dor, só estava tomando Tylenol. Não gostava de narcóticos porque a deixavam sonolenta e fraca, o que afetava sua disposição para receber visitas. "Acho que deixei o pessoal do serviço de cuidados paliativos confuso, porque em determinado ponto eu disse: 'Não quero mais sentir nenhum desconforto. Podem mandar ver'", querendo dizer que podiam lhe dar os narcóticos. "Mas ainda não estou pronta."

Na maior parte do tempo, conversamos sobre lembranças de sua vida, e eram boas lembranças. Estava em paz com Deus, disse. Saí de lá sentindo que, pelo menos dessa vez, eu tinha aprendido a fazer a coisa certa. A história da sra. Douglass não estava terminando da maneira que ela havia imaginado, mas pelo menos estava terminando de uma forma que lhe permitia fazer as escolhas que lhe eram mais importantes.

Duas semanas mais tarde, sua filha Susan me enviou uma nota. "Mamãe morreu na sexta-feira de manhã. Pegou tranquilamente no sono e deu seu último suspiro. Ela se foi em paz. Meu pai estava sozinho ao lado dela, enquanto o resto de nós estava na sala de estar. Foi um fim perfeito, condizente com o relacionamento que tiveram."

NÃO QUERO SUGERIR a ideia de que os fins são controláveis. Ninguém jamais tem controle de fato. A física, a biologia e os acidentes acabam determinando o que acontece em nossas vidas. Todavia, o importante é que também não somos totalmente impotentes. A coragem é a força para reconhecer *ambas* as realidades. Temos espaço para agir, para moldar nossas histórias, embora com o passar do tempo esse espaço se torne cada vez mais limitado. Algumas conclusões tornam-se claras ao entendermos isso: que nosso fracasso mais cruel na maneira como tratamos os doentes e idosos é nossa falha em reconhecer que eles têm outras prioridades além de simplesmente permanecer em segurança e viver por mais tempo; que a chance de moldar nossa história é essencial para manter o sentido da vida; que temos a oportunidade de remodelar nossas instituições, nossa cultura e nossas conversas de modo a transformar as possibilidades para os últimos capítulos da vida de todos.

Inevitavelmente, surge a questão de quão longe devem ir essas possibilidades já bem perto do fim — se a lógica de manter a autonomia das pessoas requer que as ajudemos a acelerar sua própria morte se assim desejarem. "Suicídio assistido" tornou-se o termo técnico para isso, embora seus defensores prefiram o eufemismo "morte com dignidade". Esse direito já é em certa medida claramente reconhecido quando permitimos que as pessoas recusem alimento, água, remédios ou tratamentos, mesmo quando isso vai de encontro à dinâmica da medicina. Aceleramos a morte de uma pessoa toda vez que desligamos seu respirador artificial ou interrompemos a alimentação parentérica. Após certa resistência, os cardiologistas agora aceitam que os pacientes têm o direito de pedir que seu marca-passo — o aparelho que regula seus batimentos cardíacos — seja desligado se quiserem.[4] Também reconhecemos a necessidade de permitir doses de narcóticos e sedativos que reduzam a dor e o desconforto, mesmo sabendo que podem estar acelerando a morte. Tudo o que buscam os proponentes do suicídio assistido é que aqueles que estão sofrendo possam obter uma receita para o mesmo tipo de medicamento, só que, desta vez, para ajudá-los a antecipar o momento de sua morte. Estamos enfrentando a dificuldade de manter uma distinção filosófica coerente entre dar às pessoas o direito de interromper processos artificiais externos capazes de prolongar suas vidas e lhes dar o direito de interromper os processos naturais internos que as mantêm vivas.

No fundo, a questão em debate é qual dos erros mais tememos: o erro de prolongar o sofrimento ou o erro de encurtar a valiosa vida. Impedimos que pessoas saudáveis cometam suicídio porque reconhecemos que seu sofrimento psíquico com frequência é temporário. Acreditamos que, com ajuda, o eu recordativo mais tarde verá as coisas de uma maneira diferente do eu experiencial. E, de fato, apenas uma minoria das pessoas salvas do suicídio volta a tentá-lo; a grande maioria acaba afirmando posteriormente estar feliz de continuar viva.[5] Porém, no caso de pessoas com doenças terminais, que enfrentam sofrimentos que sabemos que só vão aumentar, é preciso ter um coração de pedra para não se sensibilizar.

Ainda assim, temo o que possa acontecer quando expandirmos o terreno da prática médica de modo a incluir a assistência ativa a pessoas que desejem acelerar sua morte. Preocupo-me menos com o abuso desses poderes do que com a dependência deles. Os defensores do suicídio assistido estabeleceram limites rigorosos de aplicação da autoridade a fim de evitar erros e abusos. Em lugares onde os médicos têm permissão para receitar drogas letais — países como a Holanda, a Bélgica e a Suíça e, nos Estados Unidos, os estados de Oregon, Washington e Vermont —, só podem fazê-lo para adultos com doenças terminais que enfrentem sofrimentos insuportáveis, que tenham solicitado o procedimento repetidas vezes e em diferentes ocasiões, que comprovadamente não estejam agindo sob o efeito de depressão ou de outra doença mental e que tenham um segundo médico que confirme que satisfazem todos esses critérios.[6] Não obstante, a cultura mais ampla invariavelmente determina como essa autoridade é empregada. Na Holanda, por exemplo, o sistema existe há décadas, nunca enfrentou séria oposição e, desde que foi implementado, vem sendo cada vez mais usado. Mas o fato de que, em 2012, um em cada 35 holandeses buscou o suicídio assistido para sua morte não pode ser encarado como uma medida do sucesso do sistema.[7] É uma medida de seu fracasso. Nossa meta principal, afinal de contas, não é ter uma boa morte, mas sim uma boa vida até o fim. A Holanda demorou mais que outros países para desenvolver programas de cuidados paliativos que pudessem contribuir para que essa meta fosse alcançada.[8] Uma possível razão é o fato de que seu sistema de morte assistida talvez possa ter reforçado a crença de que não existem outras maneiras viáveis de se reduzir o sofrimento e de melhorar a qualidade de vida de pessoas debilitadas ou gravemente doentes.

Certamente, o sofrimento no fim da vida é às vezes inevitável e intolerável, e ajudar as pessoas a acabar com ele pode ser necessário. Se tivesse a oportunidade, eu apoiaria leis que permitissem aos médicos receitar esse tipo de droga letal. Quase metade das pessoas nem sequer usa a receita.[9]

Sentem-se tranquilizadas só de saber que têm esse controle, caso necessitem. No entanto, se deixarmos que essa possibilidade nos desvie da meta de melhorar a vida dos enfermos, estaremos prejudicando sociedades inteiras. A vida assistida é muito mais difícil do que a morte assistida, mas suas possibilidades também são muito maiores.

Nos espasmos do sofrimento, às vezes é difícil enxergar isso. Certo dia, recebi um telefonema do marido de Peg Bachelder, a professora de piano de minha filha. "A Peg está no hospital", disse Martin.

Eu já sabia que ela passava por sérios problemas de saúde. Dois anos e meio antes, desenvolvera uma dor no lado direito do quadril. Durante quase um ano, graças a um diagnóstico equivocado, Peg acreditou que sofria de artrite. Quando a dor piorou, um médico até lhe recomendou que visse um psiquiatra e lhe deu um livro a respeito de "como se desapegar da dor". Mas um exame de imagem finalmente revelou que ela tinha um sarcoma de quase treze centímetros de diâmetro, um câncer de tecidos moles raro, que lhe estava corroendo a pélvis e causando um grande coágulo sanguíneo na perna. O tratamento incluiu quimioterapia, radioterapia e uma cirurgia radical para remover um terço da pélvis e reconstruí-la com metal. Foi um ano no inferno. Ela ficou hospitalizada durante meses devido a complicações. Amava andar de bicicleta, praticar ioga, sair com o marido para passear com seu pastor-de-shetland, tocar piano e ensinar a seus amados alunos. Tivera de abrir mão de tudo isso.

Finalmente, contudo, Peg se recuperou e pôde voltar a lecionar. Para se locomover, precisava de muletas canadenses — do tipo que possui um apoio em torno do antebraço —, mas fora isso continuava sendo a mesma pessoa graciosa de sempre e voltou a encher sua lista de alunos muito rapidamente. Aos 62 anos, era alta, tinha grandes óculos redondos e uma espessa cabeleira castanho-avermelhada em estilo Chanel, além de um jeito amável e gentil que fazia dela uma professora imensamente popular. Quando minha filha enfrentava dificuldades para apreender uma música ou uma técnica, Peg nunca a apressava. Fazia com que tentasse diferentes métodos e, quando Hunter por fim acertava, Peg chegava a gaguejar com uma alegria genuína e lhe dava um abraço apertado.

Um ano e meio após ter retomado a vida, Peg descobriu que tinha um tumor maligno semelhante a uma leucemia, causado pela radioterapia.

Voltou a fazer quimioterapia, mas de alguma forma ainda conseguiu continuar lecionando durante o tratamento. A cada poucas semanas, precisava remarcar a aula de Hunter, e tínhamos de explicar a situação a nossa filha, que tinha apenas treze anos na época. Mas Peg sempre encontrava uma maneira de seguir em frente.

Então aconteceu de ela precisar remarcar as aulas por duas semanas seguidas. Foi depois disso que recebi o telefonema de Martin. Estava ligando do hospital. Peg fora internada havia alguns dias. O marido colocou o celular em viva voz para que ela pudesse falar. Parecia fraca — precisou fazer longas pausas enquanto falava —, mas foi clara a respeito da situação. O tratamento para a leucemia tinha parado de funcionar algumas semanas antes, disse. Desenvolvera uma febre e uma infecção em razão do sistema imunológico comprometido. Exames de imagem também revelaram que seu câncer original havia voltado no quadril e no fígado e a doença começara a provocar uma dor imobilizadora no quadril. Quando a deixara incontinente, Peg considerou ser a gota final. Internou-se no hospital e ficou sem saber o que fazer.

Perguntei-lhe o que os médicos tinham dito.

"Não muito", respondeu em um tom desanimado, totalmente desesperançoso. Estava recebendo transfusões de sangue, medicamentos para a dor e esteroides para as febres causadas pelos tumores. A quimioterapia tinha sido interrompida.

Perguntei-lhe então como entendia sua condição.

Ela respondeu que sabia que ia morrer. Não há mais nada que possam fazer, disse, com uma ponta de raiva começando a transparecer em sua voz.

Perguntei-lhe quais eram suas metas, e ela não tinha nenhuma que considerasse possível. Quando perguntei a respeito de seus medos com relação ao futuro, a resposta foi uma longa lista: enfrentar mais dor, sofrer a humilhação de perder ainda mais do controle sobre seu corpo, não poder sair do hospital. Engasgou ao falar. Estava ali havia dias, só piorando, e temia que não lhe restassem muitos outros pela frente. Perguntei-lhe se tinham conversado com ela sobre o serviço de cuidados paliativos. Tinham, respondeu, mas ela não via o que poderiam fazer para ajudá-la.

Alguém na mesma posição que recebesse a oferta de uma "morte com dignidade" poderia tê-la aceitado como a única chance de manter algum controle sobre a situação quando não havia nenhuma outra opção aparente. Martin e eu insistimos que Peg tentasse os cuidados paliativos. Pelo menos poderia ir para casa, eu disse, e talvez o serviço a ajudasse mais do que ela imaginava. Expliquei-lhe que a meta dos cuidados paliativos, pelo menos em teoria, é oferecer às pessoas o melhor dia possível dadas as circunstâncias em que se encontram. Parecia que ela não tinha um bom dia havia algum tempo, completei.

"É, é verdade — há muito tempo", concordou Peg.

Só por isso já valeria a pena tentar, eu disse — um dia bom, mesmo que fosse só um.

Menos de 48 horas depois, ela voltou para casa com o acompanhamento do serviço de cuidados paliativos. Demos a Hunter a notícia de que Peg não poderia mais lhe dar aulas, de que estava morrendo. Hunter ficou arrasada. Adorava Peg. Queria saber se poderia vê-la mais uma vez. Tivemos de lhe explicar que provavelmente não seria possível.

Alguns dias mais tarde, recebemos um telefonema surpreendente. Era Peg. Se Hunter estivesse disposta, disse, gostaria de voltar a lhe dar aulas. Entenderia se ela não quisesse. Não sabia quantas aulas mais conseguiria dar, mas gostaria de tentar.

Os cuidados paliativos terem lhe permitido voltar a dar aulas era mais do que eu jamais imaginara, certamente mais do que ela imaginara. No entanto, quando sua enfermeira, Deborah, a visitara pela primeira vez, as duas começaram a conversar a respeito daquilo que era mais importante para Peg, o que de fato significava para ela ter o melhor dia possível. Então trabalharam juntas para transformar aquilo em realidade.

A princípio, sua meta era apenas administrar as dificuldades diárias. A equipe instalou então uma cama de hospital no primeiro andar, para que ela não precisasse usar a escada, e colocou também um vaso sanitário portátil ao lado da cama. Providenciaram para que recebesse ajuda para tomar banho e se vestir e lhe deram morfina, gabapentina e oxicodona para controlar a dor, além de metilfenidato para combater o estupor que induziam.

A ansiedade de Peg diminuiu consideravelmente conforme os desafios ficavam sob controle. Ela passou a sonhar mais alto. "Estava focada na possibilidade principal", contou-me Martin mais tarde. "Chegou a uma visão clara de como queria viver o resto de seus dias. Ficaria em casa, dando aulas."

Foram necessários planejamento e grande habilidade para tornar cada aula possível. Deborah ajudou-a a aprender como ajustar os medicamentos. "Antes de cada aula, ela tomava uma dose adicional de morfina. O segredo era lhe dar o suficiente para que ficasse confortável para dar aula, mas não tanto que a deixasse grogue", recorda Martin.

Segundo ele, contudo, "era quando estava se preparando para uma aula e durante os dias seguintes que se sentia mais viva". Peg não tinha filhos e seus alunos preenchiam aquele espaço. E ainda tinha algumas coisas que queria que soubessem antes que ela partisse. "Era importante para ela poder se despedir dos amigos queridos, de dar os últimos conselhos a seus alunos".

Ela viveu por mais seis semanas após ter deixado o hospital e começado a receber cuidados paliativos. Hunter teve aulas durante quatro dessas semanas e ainda houve duas apresentações finais: uma com ex-alunos de Peg, artistas talentosos de todo o país, e a outra com seus alunos de então, todos estudantes dos ensinos fundamental e médio. Reunidos em sua sala de estar, tocaram Brahms, Dvořák, Chopin e Beethoven para sua adorada professora.

A sociedade tecnológica esqueceu-se do que os estudiosos chamam de *dying role*, "o processo de morrer", e de sua importância para as pessoas com a aproximação do fim da vida.[10] As pessoas querem compartilhar memórias, transmitir sabedorias e lembranças, resolver relacionamentos, estabelecer seu legado, fazer as pazes com Deus e certificar-se de que aqueles que estão deixando para trás ficarão bem. Querem terminar suas histórias de acordo com suas próprias regras. Esse "processo de morrer", segundo argumentam diferentes observadores, está entre os mais importantes da vida, tanto para a pessoa que está morrendo quanto para aqueles que deixa para trás. E se for verdade, a maneira como negamos isso às pessoas, por obtusidade e por negligência, é motivo de vergonha eterna. Repetidamente, nós, na medicina, infligimos profundas feridas no fim da vida das pessoas, depois ficamos alheios aos danos causados.

Peg pôde passar pelo processo de morrer. Conseguiu fazê-lo até três dias antes de morrer, quando começou a delirar e alternar entre períodos de consciência e inconsciência.

Minha recordação final dela é de um momento quase no fim de seu último recital. Chamara Hunter em particular e lhe dera um livro de música que queria que ela guardasse. Então colocou o braço no ombro de minha filha.

"Você é especial", sussurrou-lhe. Era algo que ela queria que Hunter nunca esquecesse.

Por fim, chegara a hora de a história de meu pai também terminar. Apesar de todos os nossos preparativos e de tudo o que eu achava que tinha aprendido, não estávamos prontos para aquilo. Desde que ele começara a receber cuidados paliativos, no início da primavera, atingira o que parecia ser uma nova situação estável — imperfeita, porém administrável. Combinando o empenho de minha mãe, os diversos ajudantes que ela havia arranjado e a ferrenha força de vontade de meu próprio pai, ele conseguira emendar semanas de dias bons.

Cada um deles tinha seus sofrimentos e suas humilhações, sem dúvida. Precisava de enemas diários. Sujava a cama. Os remédios para a dor o deixavam com a cabeça "confusa", "nebulosa", "pesada", dizia, e ele detestava aquilo. Não queria ficar sedado; queria poder ver as pessoas e se comunicar. A dor, porém, era muito pior. Se diminuísse a dose de seus medicamentos, sofria fortes dores de cabeça e dores lancinantes que desciam e subiam pelo pescoço e pelas costas. Quando estava dominado pelas dores, seu mundo se resumia a elas. Estava sempre mexendo nas doses de seus remédios, tentando encontrar a combinação que lhe permitisse não sentir dor e que, ao mesmo tempo, não o deixasse grogue — que fizesse com que se sentisse normal, como a pessoa que era antes de seu corpo começar a deixá-lo na mão. Porém qualquer que fosse o medicamento ou a dose, "normal" estava fora de seu alcance.

"Bom o suficiente", contudo, era possível. Durante toda a primavera e o início do verão, continuou oferecendo jantares para os amigos, aos quais presidia da cabeceira da mesa. Fazia planos para um novo prédio na faculdade na Índia. Enviava uma dezena de e-mails por dia, apesar da dificuldade de controlar as mãos enfraquecidas. Ele e minha mãe assistiam a um filme juntos quase toda noite e torceram por Novak Djokovic durante as duas semanas do torneio de Wimbledon, que culminaram na vitória do sérvio. Minha irmã apresentou a meus pais o novo namorado, que acreditava que pudesse ser "o homem de sua vida" — acabaram de fato se casando — e meu pai ficou radiante de alegria por ela. A cada dia, ele encontrava momentos pelos quais valia a pena viver. E conforme as semanas foram se transformando em meses, começamos a acreditar que ele poderia continuar assim por um longo tempo.

Em retrospecto, havia sinais de que não poderia. Seu peso continuou diminuindo. As doses de medicamentos para a dor de que precisava estavam aumentando. Durante os primeiros dias de agosto, recebi uma série de e-mails confusos. "Querido Atuli tu9do gwm clongego", começava um. No último, lia-se:

Querido Atul
Desculpe por letr ras mistiradas. tendo problemas.
— Com amor
Papai-

No telefone, estava falando mais devagar, com longas pausas entre as frases. Explicou que às vezes se sentia confuso e que estava tendo dificuldades para se comunicar. Seus e-mails não estavam fazendo sentido para ele, dizia, embora achasse que faziam quando os escrevia. Seu mundo estava se tornando cada vez mais limitado.

Então no sábado, 6 de agosto, às oito horas da manhã, minha mãe me ligou, assustada. "Ele não está acordando", disse. Ele estava respirando, mas ela não conseguia despertá-lo. Era o efeito dos medicamentos, pensamos. Na noite anterior, explicou minha mãe, ele insistira em tomar um comprimido inteiro de buprenorfina, um narcótico, em vez de meia pílula, como vinha tomando. Ela tinha lhe dito que não o fizesse, mas ele ficara zangado. Não queria sentir dor, dissera. Agora não estava acordando. Agindo como médica, minha mãe notou suas pupilas contraídas, sinal de overdose de narcóticos. Decidimos esperar que os efeitos do medicamento passassem.

Três horas depois, ela me ligou novamente. Tinha chamado uma ambulância, não a agência de cuidados paliativos. "Ele estava ficando azul,

Atul." Estava com ele na emergência do hospital. "A pressão dele está muito baixa. Ele ainda não está acordando. O nível de oxigênio também está baixo." A equipe médica tinha lhe dado naloxona, um agente antagonista de narcóticos, e se ele tivesse sofrido uma overdose, isso deveria acordá-lo. Mas ele continuava sem reagir. Uma radiografia de última hora de seu peito mostrou pneumonia no pulmão direito. Puseram-lhe uma máscara de oxigênio a 100%, e administraram-lhe antibióticos e fluidos. Porém, seu nível de oxigênio não passava dos 70%, um nível em que é impossível sobreviver. Agora, disse minha mãe, estavam lhe perguntando se deveriam entubá-lo, iniciar a administração de infusões intravenosas para manter a pressão arterial e transferi-lo para a UTI. Ela não sabia o que fazer.

Quando o fim de uma pessoa vai se aproximando, chega um momento em que a responsabilidade de decidir o que fazer é transferida para outra pessoa. E havíamos nos preparado para aquele momento. Tivéramos as conversas difíceis. Ele já tinha deixado claro como queria que o fim de sua história fosse escrito. Não queria respiradores artificiais e não queria sofrer. Queria ficar em casa, com as pessoas que amava.

No entanto, os acontecimentos recusam-se a seguir um curso constante e isso desestabiliza completamente a pessoa que está atuando como representante do doente. No dia anterior, parecia que meu pai poderia ter semanas, até meses de vida. Agora minha mãe deveria acreditar que ele poderia não ter mais do que algumas horas, se tanto? Ela estava muito abalada, mas conforme fomos conversando, reconheceu o caminho que estávamos nos arriscando a tomar e percebeu que o tipo de vida que o tratamento intensivo daria a meu pai estaria muito longe daquele que ele queria. O fim é importante, não só para a pessoa que está morrendo, mas talvez ainda mais para aqueles que ficam para trás. Ela decidiu dizer aos médicos que não o entubassem. Liguei para minha irmã quando ela estava prestes a pegar o trem para ir trabalhar. Também não estava pronta para a notícia.

"Mas como assim?", perguntou. "Eles têm certeza de que ele não pode voltar a ficar como estava ontem?"

"Parece improvável", respondi. Existem poucas famílias em que todo mundo enxerga situações desse tipo da mesma forma. Fui eu quem chegou mais rapidamente à ideia de que meu pai estava morrendo e também quem mais estava preocupado com o erro de prolongar seu sofrimento. Vi a oportunidade de um fim tranquilo para ele como uma bênção. Porém, para minha irmã, e até mais para minha mãe, não havia nenhuma certeza de que ele estava de fato chegando ao fim e o erro que mais temiam era o de não preservarem sua vida por tempo suficiente. Concordamos em não deixar que o hospital fizesse mais nada para ressuscitá-lo, esperando contra todas as probabilidades que ele aguentasse firme o suficiente para que minha irmã e eu chegássemos a tempo de vê-lo. Ambos começamos a procurar voos enquanto o transferiam para um quarto hospitalar privativo.

À tarde, minha mãe me telefonou enquanto eu aguardava no portão de embarque do aeroporto.

"Ele está acordado!", disse, nas nuvens. Ele a reconhecera. Estava desperto o suficiente até para perguntar como estava sua pressão arterial. Senti-me envergonhado por ter acreditado que ele não voltaria a acordar. Não importa quanto já tenhamos visto, a natureza se recusa a ser previsível. Porém, mais do que isso, o que eu mais pensava era: eu vou estar lá. Talvez ele até fique bem por mais algum tempo.

No final das contas, ele só sobreviveu por mais quatro dias. Quando cheguei, encontrei-o alerta e insatisfeito de ter acordado no hospital. Disse que ninguém o escutava. Acordara com fortes dores, mas a equipe médica não lhe dava medicamentos suficientes para aplacá-las, temendo que ele pudesse perder a consciência novamente. Pedi à enfermeira que lhe desse a dose completa que ele tomava em casa. Ela precisou obter permissão do plantonista e ainda assim só conseguiu que ele aprovasse a metade.

Por fim, às três da manhã, meu pai estava farto. Começou a gritar. Exigia que removessem as infusões intravenosas e o deixassem ir para casa. "Por que vocês não estão fazendo nada?", gritava. "Por que vocês estão me deixando sofrer?" A dor o estava deixando confuso. Ligou de seu celular para a Cleveland Clinic — que ficava a 320 quilômetros de distância — e disse a um médico confuso de plantão que fizesse alguma coisa. A enfermeira do turno noturno finalmente obteve permissão para lhe dar uma dose intravenosa de narcótico, mas ele a recusou. "Não funciona", disse. Às cinco da manhã, o convencemos a tomar a injeção e a dor começou a diminuir. Ele se acalmou, mas ainda queria ir para casa. Em um hospital construído para garantir a sobrevivência a todo custo, onde ninguém sabia como fazer as coisas de uma forma diferente, ele percebeu que suas escolhas nunca seriam respeitadas.

Providenciamos para que a equipe médica lhe desse sua dose matinal de medicamentos, interrompesse o fornecimento artificial de oxigênio, parasse com os antibióticos para a pneumonia e nos deixasse levá-lo para casa. No meio da manhã, ele estava de volta em sua cama.

"Eu não quero sofrimento", repetiu meu pai quando estava sozinho comigo no quarto. "O que quer que aconteça, promete que você não vai me deixar sofrer?"

"Prometo", eu disse.

Isso foi mais difícil do que se poderia imaginar. Mesmo urinar, por exemplo, demonstrou ser algo complicado. Sua paralisia havia avançado desde a semana anterior, e um sinal disso era o fato de ele não estar conseguindo fazer xixi. Sentia que a bexiga estava cheia, mas não conseguia fazer com que a urina saísse. Ajudei-o a chegar ao banheiro e a se sentar no vaso, depois fiquei esperando. Meia hora se passou. "Vai sair", insistiu. Tentou pensar em outra coisa. Mostrou o assento de vaso sanitário que havia instalado alguns meses antes. "É elétrico", disse. Ele o adorava. Tinha jatos de água e de ar que lhe permitiam se lavar e secar sozinho. Ninguém precisava limpá-lo. Podia tomar conta de si mesmo.

"Você já experimentou?", perguntou.

"Não", respondi.

"Pois deveria", disse ele sorrindo.

E nada de o xixi sair. Então começaram os espasmos da bexiga, que faziam com que ele gemesse de dor. "Você vai ter que me cateterizar", disse. A enfermeira de cuidados paliativos, prevendo que cedo ou tarde isso aconteceria, tinha trazido o material necessário e treinado minha mãe. Mas eu já fizera aquilo centenas de vezes em meus próprios pacientes, então levantei meu pai do assento, levei-o de volta para a cama e comecei a realizar o cateterismo, enquanto ele mantinha os olhos bem fechados. Ninguém nunca imagina que um dia vá chegar a isso. Inseri o cateter e a urina saiu em uma enxurrada. O alívio foi oceânico.

Seu maior problema continuava sendo a dor causada pelo tumor — não porque fosse difícil de controlar, mas porque era difícil se chegar a um acordo a respeito de quanto controlá-la. No terceiro dia, voltamos a ter dificuldade para acordá-lo durante longos períodos. A questão passou a ser se deveríamos lhe dar sua dose regular de morfina líquida, que poderia ser colocada debaixo da língua, de onde seria absorvida para a corrente sanguínea por meio de suas membranas mucosas. Minha irmã e eu achávamos que deveríamos, com medo de que ele pudesse acordar com dor. Minha mãe achava que não deveríamos, temendo o oposto.

"Talvez se ele sentir um pouco de dor acabe acordando", disse ela, com os olhos cheios de lágrimas. "Ainda tem tanta coisa que ele pode fazer."

E ela não estava errada, mesmo nos dois últimos dias de vida de meu pai. Quando lhe era permitido ir além das limitações de seu corpo, ele aproveitava com avidez a possibilidade de ter pequenos prazeres. Ainda podia comer certos pratos e se alimentava surpreendentemente bem, pedindo chapati, arroz, vagem ao curry, batatas, sopa de lentilhas, chutney de feijão fradinho e *shira*, um doce de sua juventude. Conversou com os netos pelo telefone. Organizou suas fotos. Deu instruções a respeito de seus projetos inacabados. Só lhe restavam minúsculos fragmentos de vida para aproveitar e estávamos todos agoniados, tentando encontrar maneiras de lhe dar mais desses momentos.

No entanto, lembrei-me de minha promessa de dar a ele sua dose de morfina a cada duas horas, conforme planejado. Minha mãe, embora apreensiva, aceitou. Durante longas horas, ele permaneceu deitado, completamente imóvel, a não ser por sua respiração agitada. Sua inspiração brusca — que soava como um ronco cortado subitamente, como se uma tampa tivesse se fechado — era seguida um segundo depois por uma longa expiração. O ar que atravessava a mucosa de sua traqueia soava como se alguém estivesse sacudindo pedras em um tubo oco dentro de seu peito. Havia então um silêncio que parecia durar uma eternidade antes que o ciclo recomeçasse.

Acabamos nos acostumando. Ele ficava lá deitado, as mãos sobre a barriga, tranquilo, sereno. Ficamos sentados ao lado de sua cama durante horas, minha mãe lendo o jornal local, o *Athens Messenger*, tomando chá e preocupada em saber se minha irmã e eu estávamos comendo o suficiente. Era reconfortante estar lá.

Por volta do fim de sua penúltima tarde de vida, meu pai começou a suar frio. Minha irmã sugeriu que trocássemos sua camisa e o lavássemos.

Levantamos seu tronco e o colocamos sentado. Ele estava inconsciente, era um peso morto. Tentamos tirar sua camisa passando-a por cima da cabeça. Era um trabalho complicado. Tentei me lembrar de como as enfermeiras o faziam. De repente, percebi que seus olhos estavam abertos.

"Oi, pai", eu disse. Ele ficou olhando por um tempo, observando, com a respiração pesada.

"Oi", respondeu.

Observou enquanto limpávamos seu corpo com um pano úmido e lhe dávamos uma camisa nova para vestir.

"Você está sentindo alguma dor?"

"Não." Fez um sinal de que queria se levantar, então o colocamos em uma cadeira de rodas e o levamos até uma janela que dava para o quintal, onde havia flores, árvores e onde brilhava o sol de um belo dia de verão. Percebi que sua mente aos poucos clareava.

Mais tarde, o empurramos na cadeira de rodas até a mesa de jantar. Ele comeu um pouco de manga, mamão, iogurte e tomou seus medicamentos. Estava calado, respirando normalmente, pensando.

"Em que você está pensando?", perguntei.

"Estou pensando em como não prolongar o processo da morte. Isto, esta comida prolonga o processo."

Minha mãe não gostou de ouvir aquilo.

"Nós estamos felizes em cuidar de você, Ram", disse. "Nós te amamos."

Ele balançou a cabeça.

"É difícil, né?", disse minha irmã.

"É. É difícil."

"Se você pudesse dormir durante todo o processo, você preferiria?", perguntei.

"Sim."

"Você não quer ficar acordado, consciente da nossa presença, assim, com a gente?", perguntou minha mãe.

Ele não disse nada por um instante. Aguardamos.

"Eu não quero passar por isso", disse.

O sofrimento pelo qual meu pai estava passando em seu último dia de vida não era exatamente físico. Os remédios estavam fazendo um bom trabalho de prevenção da dor. De tempos em tempos, quando começava a voltar a si, ele sorria ao ouvir nossas vozes. Mas logo que recobrava totalmente a consciência, se dava conta de que seu suplício não havia acabado. Percebia que tudo aquilo que lhe vinha causando tanta ansiedade e que ele esperava que tivesse desaparecido ainda estava lá: os problemas com seu corpo, sem dúvida, mas principalmente os problemas com sua mente — a confusão, as preocupações com seus trabalhos inacabados, com minha mãe, com como seria lembrado. Estava em paz enquanto dormia, não quando estava acordado. E o que queria para as últimas linhas de sua história, agora que a natureza o estava levando ao limite de suas forças, era paz.

Durante seu último período acordado, perguntou pelos netos. Eles não estavam lá, então lhe mostrei algumas fotos que tinha em meu iPad. Seus olhos se arregalaram, e ele abriu um enorme sorriso. Observou cada foto nos mínimos detalhes.

Então voltou a ficar inconsciente. Sua respiração parava por vinte, trinta segundos seguidos. Mais de uma vez, tive certeza de que estava tudo acabado, mas logo depois ele voltava a respirar. Isso durou horas.

Finalmente, por volta das seis da tarde, enquanto minha mãe e minha irmã conversavam e eu lia um livro, percebi que ele havia deixado de respirar por um período mais longo do que antes.

"Acho que ele parou", eu disse.

Fomos até ele. Minha mãe tomou sua mão e ficamos os três escutando, em silêncio.

Dera seu último suspiro.

Epílogo

Ser mortal é lutar para lidar com nossas restrições biológicas, com os limites estabelecidos por genes, células, carne e osso. A ciência médica nos confere um poder extraordinário para desafiar esses limites, e o valor potencial desse poder foi uma das principais razões pelas quais me tornei médico. No entanto, vi repetidas vezes o dano que nós, na medicina, causamos quando deixamos de reconhecer que esse poder é finito e sempre será.

Enganamo-nos a respeito de nossa função como médicos. Acreditamos que nosso trabalho é garantir a saúde e a sobrevivência. Mas, na verdade, é muito mais do que isso. É possibilitar o bem-estar. E o bem-estar tem a ver com as razões pelas quais alguém deseja estar vivo. Essas razões são importantes não apenas no fim da vida ou quando a pessoa se torna debilitada, mas durante todo o percurso. Sempre que alguém é vítima de uma doença ou lesão séria e seu corpo ou mente entra em colapso, as questões vitais são as mesmas: Como você entende a situação e seus possíveis resultados? Quais são seus medos e suas esperanças? Quais são as concessões que você está disposto a fazer e as que não está? E qual é o plano de ação que melhor corresponde a esse entendimento?

A área de cuidados paliativos surgiu nas últimas décadas para trazer esse tipo de pensamento para os cuidados de pacientes que estão morrendo. E a especialidade está avançando, levando a mesma abordagem a outros pacientes com doenças graves, quer estejam morrendo ou não. Isso é encorajador. Mas não é motivo de comemoração. Só será possível comemorar quando todos os clínicos tiverem esse tipo de posicionamento com cada pessoa por eles tratada; quando não houver mais necessidade de uma especialidade separada.

Se ser humano é ser limitado, então o papel dos profissionais e das instituições encarregados de oferecer cuidados — de cirurgiões a casas de repouso — deveria ser de ajudar as pessoas em sua batalha contra esses limites. Às vezes podemos oferecer cura, às vezes apenas alívio, outras vezes nem isso. Porém, independentemente do que possamos oferecer, nossas intervenções, assim como os riscos e sacrifícios que envolvem, só são justificadas se atendem às metas maiores da vida da pessoa. Quando nos esquecemos disso, podemos infligir um sofrimento barbáro. Quando nos lembramos, podemos fazer um bem enorme.

Nunca esperei que minhas experiências mais significativas como médico — e, na verdade, como ser humano — fossem resultar de ajudar os outros a lidar não só com o que a medicina pode fazer, mas também com o que não pode. Mas esse demonstrou ser o caso, fosse com uma paciente, como Jewel Douglass, com uma amiga, como Peg Bachelder, ou com alguém que eu tanto amava, como meu pai.

MEU PAI CHEGOU ao fim sem nunca ter tido de sacrificar suas prioridades ou de deixar de ser quem era, e por isso sou grato. Tinha claros em mente seus desejos, mesmo para depois de sua morte. Deixou instruções para minha mãe, minha irmã e para mim. Queria que cremássemos seu corpo e jogássemos as cinzas em três lugares que lhe eram importantes: em Athens, no vilarejo em que crescera e no rio Ganges, sagrado para todos os hindus. De acordo com a mitologia hinduísta, quando os restos mortais de uma pessoa tocam o grande rio, ela tem assegurada a salvação eterna. Então há milênios famílias levam as cinzas de seus entes queridos até o Ganges e as espalham sobre suas águas.

Alguns meses após a morte de meu pai, portanto, seguimos essa mesma tradição. Viajamos até Varanasi, às margens do Ganges, uma antiga cidade de templos datada do século XII a.C. Acordamos antes do nascer do sol e caminhamos até um dos *ghats*, as paredes de degraus íngremes que ladeiam as margens do enorme rio. Tínhamos reservado com antecedência os serviços de um *pandit*, um guru, e ele nos guiou até um barquinho de madeira com um remador que nos conduziu pelo rio antes da aurora.

O ar fresco era revigorante. Um véu de névoa branca pairava sobre os pináculos da cidade e sobre a água. O guru de um templo cantava mantras e sua voz era difundida, juntamente com ruídos de estática, por meio de alto-falantes. O som atravessava o rio, chegando aos primeiros banhistas do dia, com suas barras de sabão, às fileiras de lavadeiros que batiam roupas em tábuas de pedra e ao martim-pescador sentado em um ancoradouro. Passamos por plataformas com enormes pilhas de madeira, que aguardavam as dezenas de corpos a serem cremados naquele dia. Quando já tínhamos percorrido uma distância considerável e o sol começou a aparecer em meio à névoa, o *pandit* começou a entoar mantras e a cantar.

Como o homem mais velho da família, fui chamado para auxiliar nos rituais necessários para que meu pai alcançasse *moksha* — a libertação do interminável ciclo de morte e renascimento para alcançar o nirvana. O *pandit* colocou um anel de barbante no quarto dedo de minha mão direita. Mandou que eu segurasse a urna de latão de um palmo contendo os restos de meu pai e que espalhasse as cinzas sobre ervas medicinais, flores e pedaços de comida: uma noz-de-areca, arroz, groselhas, cristais de açúcar e cúrcuma. Depois mandou que os outros membros da família fizessem o mesmo. Queimamos incenso e sopramos a fumaça sobre as cinzas. O *pandit* estendeu a mão por sobre a proa com um copinho e me fez beber três minúsculas colheradas da água do Ganges. Então me disse que lançasse as cinzas no rio por cima de meu ombro direito, seguidas da própria urna e de sua tampa. "Não olhe", advertiu-me em inglês, e não olhei.

Embora meus pais tivessem tentado, é difícil criar um bom hindu em uma cidadezinha de Ohio. Eu não acreditava muito na ideia de deuses controlando o destino das pessoas e não achava que nada do que estávamos fazendo fosse oferecer a meu pai um lugar especial no além. O Ganges podia ser sagrado para os seguidores de uma das maiores religiões do mundo, mas para mim, o médico, era mais conhecido como um dos rios mais poluídos do planeta, graças, em parte, a todos os corpos incompletamente cremados que nele eram jogados. Sabendo que teria de tomar aqueles três golinhos de água do rio, eu havia pesquisado a contagem bacteriana na internet e tomado os antibióticos adequados de antemão. (Mesmo assim, tive uma infecção por giárdia, já que havia me esquecido da possibilidade de ser contaminado por parasitas.)

Ainda assim, fiquei intensamente tocado e grato por ter tido a chance de fazer meu papel. Primeiro, porque era a vontade de meu pai, assim como de minha mãe e irmã. Além do mais, embora eu não sentisse que meu pai estivesse naquela urna ou naquelas cinzas, senti que o havíamos conectado a algo muito maior do que nós, naquele lugar onde as pessoas vinham realizando esse tipo de ritual havia tanto tempo.

Quando eu era criança, as lições que meu pai me ensinou foram sobre perseverança: nunca aceitar as limitações que atravancavam meu caminho. Como adulto, observando-o em seus últimos anos, também vi como aprender a aceitar os limites que, por mais que desejássemos, não poderíamos fazer desaparecer. Com frequência, não é fácil determinar quando devemos parar de desafiar os limites e passar a tirar o melhor proveito possível deles. Mas está claro que às vezes o custo de desafiá-los excede os benefícios. Ajudar meu pai a lidar com a dificuldade de definir esse momento foi, ao mesmo tempo, uma das experiências mais dolorosas e mais privilegiadas de minha vida.

Parte da maneira como meu pai lidou com os limites que enfrentou foi os encarando sem ilusão. Embora suas circunstâncias às vezes o deixassem abatido, nunca fingia que eram melhores do que de fato eram. Sempre entendeu que a vida é curta demais e que o lugar de cada um de nós no mundo é pequeno. Porém, também se via como um elo na cadeia da história. Flutuando naquele rio caudaloso, não pude deixar de sentir as mãos das muitas gerações ligadas através do tempo. Ao nos levar até ali, meu pai nos ajudara a enxergar que ele era parte de uma história que remontava a milhares de anos — e nós também.

Tivemos sorte de ouvi-lo verbalizar seus desejos e se despedir. Ao ter essa chance, mostrou-nos que estava em paz. E isso, por sua vez, nos permitiu ficar em paz também.

Depois de ter espalhado as cinzas de meu pai, flutamos em silêncio por um tempo, deixando que a corrente nos levasse. O sol começou a dissipar a névoa e a nos aquecer os ossos. Fizemos um sinal ao barqueiro para que apanhasse os remos e nos dirigimos de volta à margem.

Notas sobre as fontes

INTRODUÇÃO

1. Liev Tolstói, *The Death of Ivan Ilyich*. Nova York: Signet Classic, 1994. [*A morte de Ivan Ilitch*. Porto Alegre: L&PM, 1997.]
2. A. Gawande, *Complications*. Nova York: Metropolitan Books, 2002. [*Complicações: dilemas de um cirurgião diante de uma ciência imperfeita*. Rio de Janeiro: Objetiva, 2002.]
3. National Office of Vital Statistics, *Vital Statistics of the United States, 1945* (Government Printing Office, 1947), p. 104. Disponível em: <http://www.cdc.gov/nchs/data/vsus/vsus_1945_I.pdf>.
4. J. Flory et al., "Place of Death: U.S. Trends since 1980", *Health Affairs*, v. 23, 2004, pp. 194-200. Disponível em: <http://content.healthaffairs.org/content/23/3/194.full.html>.
5. A. Kellehear, *A Social History of Dying*. Cambridge: Cambridge University Press, 2007.
6. S. Nuland, *How We Die: Reflections on Life's Final Chapter*. Nova York: Knopf, 1993. [*Como morremos: reflexões sobre o último capítulo da vida*. São Paulo: Rocco, 1995.]

I: O SER INDEPENDENTE

1. P. Thane, ed., *A History of Old Age*. Los Angeles: John Paul Getty Museum Press, 2005.
2. D. H. Fischer, *Growing Old in America: The Bland-Lee Lectures Delivered at Clark University*. Oxford: Oxford University Press, 1978. Também C. Haber e B. Gratton, *Old Age and the Search for Security: An American Social History*. Bloomington: Indiana University Press, 1994.
3. C. A. Kirk, *Emily Dickinson: A Biography*. Santa Barbara: Greenwood Press, 2004.
4. R. Posner, *Aging and Old Age*. Chicago: University of Chicago Press, 1995. Ver capítulo 9.
5. Enquanto hoje as pessoas com frequência dizem aos recenseadores terem uma idade inferior à que têm de fato: Fischer, *Growing Old in America*.

6. A. Achenbaum, *Old Age in the New Land*. Baltimore: Johns Hopkins University Press, 1979.
7. United States Census Bureau. Disponível em: <http://quickfacts.census.gov/qfd/states/00000.html>
8. Banco Mundial, <http://data.worldbank.org/indicator/SP.POP.65UP.TO.ZS.>
9. "China's Demographic Time Bomb", *Time*, 31 de ago. 2011. Disponível em: <http://www.time.com /time/world/article/0,8599,2091308,00.html>.
10. R. Posner, capítulo 9.
11. Haber e Gratton, pp. 24-25, 39.
12. Haber e Gratton.
13. E. Arias, "United States Life Tables", *National Vital Statistics Reports*, v. 62, 2014, p. 51.
14. L. E. Jones e M. Tertilt, "An Economic History of Fertility in the U.S., 1826-1960", *NBER Working Paper Series*, Artigo 12796, 2006, <http://www.nber.org/papers/w12796>.
15. Fischer, apêndice, tabela 6.
16. L. Rosenmayr e E. Kockeis, "Propositions for a Sociological Theory of Aging and the Family", *International Social Science Journal*, v. 15, 1963, pp. 410-24.
17. Haber e Gratton, p. 44.
18. E. Klinenberg, *Going Solo: The Extraordinary Rise and Surprising Appeal of Living Alone*. Nova York: Penguin, 2012.
19. Comissão Europeia, *i2010: Independent Living for the Ageing Society*, <http://ec.europa.eu/information_society/activities/ict_psp/documents/independent_living.pdf>.
20. J. A. Trolander, *From Sun Cities to the Villages*. Gainesville: University Press of Florida, 2011.

2: CAINDO AOS PEDAÇOS

1. J. R. Lunney et al., "Patterns of Functional Decline at the End of Life", *Journal of the American Medical Association*, v. 289, 2003, pp. 2387-92. Os gráficos nesse capítulo são adaptados desse artigo.
2. National Center for Health Statistics, *Health, United States, 2012: With Special Feature on Emergency Care*. Washington, DC: U.S. Government Printing Office, 2013.
3. J. R. Lunney, J. Lynn e C. Hogan, "Profiles of Older Medicare Decedents", *Journal of the American Geriatrics Society*, v. 50, 2002, p. 1109. Ver também: Lunney et al., "Patterns of Functional Decline".
4. G. Gibson e L. C. Niessen, "Aging and the Oral Cavity", *Geriatric Medicine: An Evidence- Based Approach*, ed. C. K. Cassel. Nova York: Springer, 2003, pp. 901-19. Veja também I. Barnes e A. Walls, "Aging of the Mouth and Teeth", *Gerodontology*. Londres: John Wright, 1994.
5. J. R. Drummond, J. P. Newton e R. Yemm, *Color Atlas and Text of Dental Care of the Elderly*. Londres: Mosby-Wolfe, 1995, pp. 49-50.
6. J. J. Warren et al., "Tooth Loss in the Very Old: 13-15-Year Incidence among Elderly Iowans", *Community Dentistry and Oral Epidemiology*, v. 30, 2002, pp. 29-37.

7. A. Hak et al., "Progression of Aortic Calcification Is Associated with Metacarpal Bone Loss during Menopause: A Population-Based Longitudinal Study", *Arteriosclerosis, Thrombosis, and Vascular Biology*, v. 20, 2000, pp. 1926-31.
8. H. Yoon et al., "Calcium Begets Calcium: Progression of Coronary Artery Calcification in Asymptomatic Subjects", *Radiology*, v. 224, 2002, pp. 236-41; Hak et al., "Progression of Aortic Calcification".
9. N. K. Wenger, "Cardiovascular Disease", *Geriatric Medicine*, ed. Cassel Nova York: Springer, 2003; B. Lernfeit et al., "Aging and Left Ventricular Function in Elderly Healthy People", *American Journal of Cardiology*, v. 68, 1991, pp. 547-49.
10. J. D. Walston, "Sarcopenia in Older Adults", *Current Opinion in Rheumatology*, v. 24, 2012, pp. 623-27; E. J. Metter et al., "Age-Associated Loss of Power and Strength in the Upper Extremities in Women and Men", *Journal of Gerontology: Biological Sciences*, v. 52A, 1997, p. B270.
11. E. Carmeli, "The Aging Hand," *Journal of Gerontology: Medical Sciences*, v. 58A, 2003, pp. 146-52.
12. R. Arking, *The Biology of Aging: Observations and Principles*, 3ª edição. Oxford: Oxford University Press, 2006. [*Biologia do Envelhecimento*. Ribeirão Preto: FUNPEC, 2008]; A. S. Dekaban, "Changes in Brain Weights During the Span of Human Life: Relation of Brain Weights to Body Heights and Body Weights", *Annals of Neurology*, v. 4, 1978, p. 355; R. Peters, "Ageing and the Brain", *Postgraduate Medical Journal*, v. 82, 2006, pp. 84-85; G. I. M. Craik e E. Bialystok, "Cognition Through the Lifespan: Mechanisms of Change", *Trends in Cognitive Sciences*, v. 10, 2006, p. 132; R. S. N. Liu et al., "A Longitudinal Study of Brain Morphometrics Using Quantitative Magentic Resonance Imaging and Difference Image Analysis", *NeuroImage*, v. 20, 2003, p. 26; T. A. Salt house, "Aging and Measures of Processing Speed", *Biological Psychology*, v. 54, 2000, p. 37; D. A. Evans et al., "Prevalence of Alzheimer's Disease in a Community Population of Older Persons", *JAMA*, v. 262, 1989, v. 2251.
13. R. E. Ricklefs, "Evolutionary Theories of Aging: Confirmation of a Fundamental Prediction, with Implications for the Genetic Basis and Evolution of Life Span", *American Naturalist*, v. 152, 1998, pp. 24-44; R. M. Zammuto, "Life Histories of Birds: Clutch Size, Longevity, and Body Mass among North American Game Birds", *Canadian Journal of Zoology*, v. 64, 1986, pp. 2739-49.
14. C. Mobbs, "Molecular and Biologic Factors in Aging", *Geriatric Medicine*, [S. l]: Cassel; L. A. Gavrilov e N. S. Gavrilova, "Evolutionary Theories of Aging and Longevity", *Scientific World Journal*, v. 2, 2002, p. 346.
15. S. J. Olshansky, "The Demography of Aging", *Geriatric Medicine*, ed. Cassel; Kellehear, *A Social History of Dying*. Cambridge: Cambridge University Press, 2007.
16. Michel de Montaigne, *The Essays*. Nova York: Adolphe Cohn. G. P. Putnam's Sons, 1907, p. 278. [*Os Ensaios*. São Paulo: Companhia das Letras, 2010.]
17. G. Kolata, "Live Long? Die Young? Answer Isn't Just in Genes", *New York Times*, 31 de agosto de 2006; K. Christensen e A. M. Herskind, "Genetic Factors Associated with Individual Life Duration: Heritability", J. M. Robine et al., eds., *Human Lon-*

gevity, Individual Life Duration, and the Growth of the Oldest-Old Population. Nova York: Springer, 2007.
18. Gavrilov e Gavrilova, "Evolutionary Theories of Aging and Longevity".
19. A. K. Freeman e M. Gordon, "Dermatologic Diseases and Problems", In *Geriatric Medicine*, [S. l]: Cassel, p. 869.
20. A. Terman e U. T. Brunk, "Lipofuscin", *International Journal of Biochemistry and Cell Biology*, v. 36, 2004, pp. 1400-4; Freeman e Gordon, "Dermatologic Diseases and Problems."
21. R. A. Weale, "Age and the Transmittance of the Human Crystalline Lens", *Journal of Physiology*, v. 395, 1988, pp. 577-87.
22. Olshansky, "The Demography of Aging". Ver também dados do US Census Bureau referentes a 1950, <http://www.census.gov/ipc/www/idbpyr.html>. Dados adicionais sobre a pirâmide populacional podem ser encontrados on-line, <http://populationpyramid.net/>.
23. M. E. Pollack, "Intelligent Technology for an Aging Population: The Use of AI to Assist Elders with Cognitive Impairment", *AI Magazine* (verão, 2005): 9-25. Ver também Federal Deposit Insurance Corporation, *Economic Conditions and Emerging Risks in Banking: A Report to the FDIC Board of Directors*, 9 de maio de 2006, <http://www.fdic.gov/deposit/insurance/risk/2006_02/Economic_2006_02.html>.
24. Dados sobre especializações em geriatria do American Board of Medical Specialties e do American Board of Internal Medicine.
25. M. Gillick, *The Denial of Aging: Perpetual Youth, Eternal Life, and Other Dangerous Fantasies*. Cambridge: Harvard University Press, 2006.
26. C. Boult et al., "A Randomized Clinical Trial of Outpatient Geriatric Evaluation and Management", *Journal of the American Geriatrics Society*, v. 49, 2001, pp. 351-59.
27. American Board of Medical Specialties, American Board of Psychiatry and Neurology; L. E. Garcez-Leme et al., "Geriatrics in Brazil: A Big Country with Big Opportunities", *Journal of the American Geriatrics Society*, v. 53, 2005, pp. 2018-22; C. L. Dotchin et al., "Geriatric Medicine: Services and Training in Africa", *Age and Ageing*, v. 41, 2013, pp. 124-28.
28. D. C. Grabowski, C. M. Campbell e M. A. Morrissey, "Elderly Licensure Laws and Motor Vehicle Fatalities", *JAMA*, v. 291, 2004, pp. 2840-46.
29. J. Spano, "Jury Told Weller Must Pay for Killing 10", *Los Angeles Times*, 6 de out. de 2006, <http://articles.latimes.com/2006/oct/06/local/me-weller6>.

3: DEPENDÊNCIA

1. M. L. Nassau, *Old Age Poverty in Greenwich Village: A Neighborhood Study*. Chicago: Fleming H. Revell Co., 1915.
2. M. Katz, *In the Shadow of the Poorhouse*. Nova York: Basic Books, 1986; M. Holstein e T. R. Cole, "The Evolution of Long-Term Care in America", *The Future of Long-Term Care*, ed. R. H. Binstock, L. E. Cluff e O. Von Mering. Baltimore: John Hopkins University Press, 1996.

3. Illinois State Charities Commission, *Second Annual Report of the State Charities Commission*, 1912, pp. 457-508; Virginia State Board of Charities and Corrections, *First Annual Report of State Board of Charities and Corrections*, 1909.
4. Haber e Gratton, *Old Age and the Search for Security*.
5. M. Barber, "Crotchety Harry Truman Remains an Icon of the Eruption", *Seattle Post-Intelligencer*, 11 de mar. de 2000; S. Rosen, *Truman of Mt. St. Helens: The Man and His Mountain*. Seattle: Madrona Publishers, 1981. Dois artistas lançaram músicas inspiradas por Truman: o sucesso de 1980 do cantor de country rock R. W. Stone, "*Harry Truman, Your Spirit Still Lives On*", <http://www.youtube.com/watch?v=WGwa3N43GB4>, e o single de 2007 da banda de indie rock Headgear, "*Harry Truman*", <http://www.youtube.com/watch?v=JvcZnKkM_DE>.
6. L. Thomas, *The Youngest Science*. Nova York: Viking, 1983.
7. A. P. Chung, M. Gaynor e S. Richards-Shubik, "Subsidies and Structure: The Last Impact of the Hill-Burton Program on the Hospital Industry", relatório da reunião do National Bureau of Economics Research Program on Health Economics, abr. 2013, <http://www.nber.org/confer/2013/HEs13/summary.htm>.
8. Uma fonte crucial para a história das casas de repouso foi B. Vladeck, *Unloving Care: The Nursing Home Tragedy*. Nova York: Basic Books, 1980. Ver também Holstein e Cole, "Evolution of Long-Term Care" e registros da cidade de Boston e de seu asilo: <https://www.cityofboston.gov/Images_Documents/Guide%20to%20the%20Almshouse%20records_tcm3-30021.pdf>.
9. B. Vladeck, *Unloving Care*.
10. E. Goffman, *Asylums*. [S.l]: Anchor, 1961. [*Manicômios, prisões e conventos*. São Paulo: Perspectiva, 2003.]. Corroborado por C. W. Lidz, L. Fischer e R. M. Arnold, *The Erosion of Autonomy in Long-Term Care*. Oxford: Oxford University Press, 1992.

4: ASSISTÊNCIA

1. G. Spitze e J. Logan, "Sons, Daughters, and Intergenerational Social Support", *Journal of Marriage and Family*, v. 52, 1990, pp. 420-30.
2. K. B. Wilson, "Historical Evolution of Assisted Living in the United States, 1979 to the Present", *Gerontologist*, v. 47, edição especial no.3, 2007, pp. 8-22.
3. K. B. Wilson, R. C. Ladd e M. Saslow, "Community Based Care in an Institution: New Approaches and Definitions of Long Term Care", trabalho apresentado no 41º Annual Scientific Meeting of the Gerontological Society of America (41º Congresso Científico Anual da Sociedade Gerontológica da América), em San Francisco, Novembro de 1988. Citado em Wilson, "Historical Evolution".
4. A. H. Maslow, "A Theory of Human Motivation", *Psychological Review*, v. 50, 1943, pp. 370-96.
5. D. Field e M. Minkler, "Continuity and Change in Social Support between Young-Old, Old-Old, and Very-Old Adults", *Journal of Gerontology*, v. 43, 1988, pp. 100-6; K. Fingerman e M. Perlmutter, "Future Time Perspective and Life Events across Adulthood", *Journal of General Psychology*, v. 122, 1995, pp. 95-111.

6. L. L. Carstensen et al., "Emotional Experience Improves with Age: Evidence Based on over 10 Years of Experience Sampling", *Psychology and Aging*, v. 26, 2011, pp. 21-33.
7. L. L. Carstensen e B. L. Fredrickson, "Influence of HIV Status on Cognitive Representation of Others", *Health Psychology*, v. 17, 1998, pp. 494-503; H. H. Fung, L. L. Carstensen e A. Lutz, "Influence of Time on Social Preferences: Implications for Life-Span Development", *Psychology and Aging*, v. 14, 1999, p. 595; B. L. Fredrickson e L. L. Carstensen, "Choosing Social Partners: How Old Age and Anticipated Endings Make People More Selective", *Psychology and Aging*, v. 5, 1990, p. 335; H. H. Fung e L. L. Carstensen, "Goals Change When Life's Fragility Is Primed: Lessons Learned from Older Adults, the September 11 Attacks, and SARS", *Social Cognition*, v. 24, 2006, pp. 248-78.
8. Center for Medicare and Medicaid Services, *Nursing Home Data Compendium*, Edição 2012. [S. l.]: Government Printing Office, 2012.
9. C. Hawes et al., "A National Survey of Assisted Living Facilities", *Gerontologist*, v. 43, 2003, pp. 875-82.

5: UMA VIDA MELHOR

1. W. Thomas, *A Life Worth Living*. [S.l.]: Vanderwyk and Burnham, 1996.
2. J. Rodin and E. Langer, "Long-Term Effects of a Control-Relevant Intervention with the Institutionalized Aged", *Journal of Personality and Social Psychology*, v. 35, 1977, pp. 897-902.
3. J. Royce, *The Philosophy of Loyalty*. [S.l.]: Macmillan, 1908.
4. M. P. Calkins, "Powell Lawton's Contributions to Long-Term Care Settings", *Journal of Housing for the Elderly*, v. 17, 2008, pp. 1-2, pp. 67-84.
5. R. Dworkin, "Autonomy and the Demented Self", *Milbank Quarterly*, v. 64, sup.2, 1986, pp. 4-16.

6: DESAPEGAR-SE

1. C. M. Rudin et al., "Lung Cancer in Never Smokers: A Call to Action", *Clinical Cancer Research*, v. 15, 2009, pp. 5622-25.
2. C. Zhou et al., "Erlotinib versus Chemotherapy for Patients with Advanced EGFR Mutation-Positive Non-Small-Cell Lung Cancer", *Lancet Oncology*, v. 12, 2011, pp. 735-42.
3. C. P. Belani et al., "Maintenance Pemetrexed plus Best Supportive Care (BSC) versus Placebo plus BSC: A Randomized Phase III Study in Advanced Non-Small Cell Lung Cancer", *Journal of Clinical Oncology*, v. 27, 2009, p. 18s.
4. G. F. Riley e J. D. Lubitz, "Long-Term Trends in Medicare Payments in the Last Year of Life", *Health Services Research*, v. 45, 2010, pp. 565-76.
5. L. R. Shugarman, S. L. Decker e A. Bercovitz, "Demographic and Social Characteristics and Spending at the End of Life", *Journal of Pain and Symptom Managemen*, v. 38, 2009, pp. 15-26.

6. A. B. Mariotto, K. R. Yabroff, Y. Shao et al., "Projections of the Cost of Cancer Care in the United States: 2010-2020", *Journal of the National Cancer Institute,* v. 103, 2011, pp. 117-28. Ver também M. J. Hassett e E. B. Elkin, "What Does Breast Cancer Treatment Cost and What Is It Worth?", *Hematology/Oncology Clinics of North America,* v. 27, 2013, pp. 829-41.
7. A. A. Wright et al., "Associations Between End-of-Life Discussions, Patient Mental Health, Medical Care Near Death, and Caregiver Bereavement Adjustment", *Journal of the American Medical Association,* v. 300, 2008, pp. 1665-73.
8. P. A. Singer, D. K. Martin e M. Kelner, "Quality End-of-Life Care: Patients' Perspectives", Journal of the American Medical Association, v. 281, 1999, pp. 163-68; K. E. Steinhauser et al., "Factors Considered Important at the End of Life by Patients, Family, Physicians, and Other Care Providers", *Journal of the American Medical Association,* v. 284, 2000, p. 2476.
9. J. Lynn, *Sick to Death and Not Going to Take It Anymore.* Oakland: University of California Press, 2004.
10. J. Shinners, ed., *Medieval Popular Religion 1000-1500: A Reader,* 2ª ed. [S.l.]: Broadview Press, 2007.
11. D. G. Faust, *This Republic of Suffering.* Nova York: Knopf, 2008, pp. 10-11.
12. M. Heron, "Deaths: Leading Causes for 2009", *National Vital Statistics Reports,* v. 61, 2009, disponível em: <http://www.cdc.gov/nchs/data/nvsr/nvsr61/nvsr61_07.pdf>. Ver também Organização para a Cooperação e Desenvolvimento Econômico, *Health at a Glance,* 2013, <http://www.oecd.org/els/health-systems/health-at-a-glance.htm>.
13. N. A. Christakis e E. B. Lamont, "Extent and Determinants of Error in Doctors' Prognoses in Terminally Ill Patients: Prospective Cohort Study", *BMJ,* v. 320, 2000, pp. 469-73.
14. E. J. Gordon e C. K. Daugherty, "'Hitting You Over the Head': Oncologists' Disclosure of Prognosis to Advanced Cancer Patients", *Bioethics,* v. 17, 2003, pp. 142-68; W. F. Baile et al., "Oncologists' Attitudes Toward and Practices in Giving Bad News: An Exploratory Study", *Journal of Clinical Oncology,* v. 20, 2002, pp. 2189-96.
15. S. J. Gould, "The Median Isn't the Message". *Discover,* jun. 1985.
16. R. A. Rettig, P. D. Jacobson, C. Farquhar e W. M. Aubry, *False Hope: Bone Marrow Transplantation for Breast Cancer.* Oxford: Oxford University Press, 2007.
17. Centers for Diseases Control, *State Laws Relating to Breast Cancer,* 2000.
18. E. A. Stadtmauer, A. O'Neill, L. J. Goldstein et al., "Conventional-Dose Chemotherapy Compared with High-Dose Chemotherapy plus Autologous Hematopoietic Stem-Cell Transplantation for Metastatic Breast Cancer", *New England Journal of Medicine,* v. 342, 2000, pp. 1069-76. Ver também Rettig et al., *False Hope.*
19. R. Krakauer et al., "Opportunities to Improve the Quality of Care for Advanced Illness", *Health Affairs,* v. 28, 2009, pp. 1357-59.
20. C. M. Spettell et al., "A Comprehensive Case Management Program to Improve Palliative Care", *Journal of Palliative Medicine,* v. 12, 2009, pp. 827-32. Ver também Krakauer et al. "Opportunities to Improve."

21. Spettel et al., "A Comprehensive Case Management Program."
22. Wright et al., "Associations Between End-of-Life Discussions."
23. J. S. Temel et al., "Early Palliative Care for Patients with Metastatic Non-Small Cell Lung Cancer", *New England Journal of Medicine*, v. 363, 2010, pp. 733-42; J. A. Greer et al., "Effect of Early Palliative Care on Chemotherapy Use and End-of-Life Care in Patients with Metastatic Non-Small Cell Lung Cancer", *Journal of Clinical Oncology*, v. 30, 2012, pp. 394-400.
24. S. R. Connor et al., "Comparing Hospice and Nonhospice Survival among Patients Who Die Within a Three-Year Window", *Journal of Pain and Symptom Management*, v. 33, 2007, pp. 238-46.
25. B. J. Hammes, *Having Your Own Say: Getting the Right Care When It Matters Most*. [S. l.]: CHT Press, 2012.

7: CONVERSAS DIFÍCEIS

1. Dados analisados do Banco Mundial, 2013, <http://www.worldbank.org/en/publication/global-economic-prospects>.
2. Ernst & Young, *Hitting the Sweet Spot: The Growth of the Middle Class in Emerging Markets*, 2013.
3. J. M. Lazenby e J. Olshevski, "Place of Death among Botswana's Oldest Old", *Omega*, v. 65, 2012, pp. 173-87.
4. K. Hanson e P. Berman, "Private Health Care Provision in Developing Countries: A Preliminary Analysis of Levels and Composition", *Data for Decision Making Project*. Cambridge: Harvard School of Public Health, 2013. Disponível em: <http://www.hsph.harvard.edu/ihsg/topic.html>.
5. H. Ddungu, "Palliative Care: What Approaches Are Suitable in the Developing World?", *British Journal of Haemotology*, v. 154, 2011, pp. 728-35. Veja também D. Clark et al., "Hospice and Palliative Care Development in Africa", *Journal of Pain and Symptom Management*, v. 33, 2007, pp. 698-710; R. H. Blank, "End of Life Decision-Making Across Cultures", *Journal of Law, Medicine & Ethics*, 2011, pp. 201-14.
6. D. Gu, G. Liu, D. A. Vlosky e Z. Yi, "Factors Associated with Place of Death Among the Oldest Old", *Journal of Applied Gerontology*, v. 26, 2007, pp. 34-57.
7. National Center for Health Statistics, "Health, United States, 2010: With Special Feature on Death and Dying", 2011. Ver também National Hospice and Palliative Care Organization, "NHPCO Facts and Figures: Hospice Care in America, 2012 Edition", 2012.
8. J. C. Weeks et al., "Patients' Expectations about Effects of Chemotherapy for Advanced Cancer", *New England Journal of Medicine*, v. 367, 2012, pp. 1616-25.
9. E. J. Emanuel e L. L. Emanuel, "Four Models of the Physician-Patient Relationship", *Journal of the American Medical Association*, v. 267, 1992, pp. 2221-26.
10. *Ovarian Cancer*, guia on-line da American Cancer Society, 2014, <http://www.cancer.org/cancer/ovariancancer/detailedguide>.

11. Veja A. Back, R. Arnold e J. Tulsky, *Mastering Communication with Seriously Ill Patients*. Cambridge: Cambridge University Press, 2009.
12. Development Services Agency, *The Ohio Poverty Report*, fev. 2014 (ODSA, 2014), <http://www.development.ohio.gov/files/research/P7005.pdf>.
13. Informações adicionais podem ser obtidas em <http://www.theathensvillage.org>. Aliás, doações são bem-vindas.

8: CORAGEM

1. Traduzido para o inglês por Benjamin Jowett, 1892, disponível on-line por meio da Perseus Digital Library, Tufts University, <http://www.perseus.tufts.edu/hopper/text?doc=Perseus%3atext%3a1999.01.0176%3atext%3dLach>.
2. D. Kahneman, *Thinking, Fast and Slow*: Farrar, Straus, and Giroux, 2011. [*Rápido e devagar: duas formas de pensar*. Rio de Janeiro: Objetiva, 2012.] Ver também D. A. Redelmeier e D. Kahneman, "Patients' Memories of Painful Treatments: Real-Time and Retrospective Evaluations of Two Minimally Invasive Procedures", *Pain*, v. 66, 1996, pp. 3-8.
3. D. Kahneman, *Thinking, Fast and Slow*: Farrar, Straus, and Giroux, 2011 p. 385. [*Rápido e devagar: duas formas de pensar*. Rio de Janeiro: Objetiva, 2012.]
4. A. E. Epstein et al., "ACC/AHA/HRS 2008 Guidelines for Device-Based Therapy of Cardiac Rhythm Abnormalities", *Circulation*, v. 117, 2008, pp. 350-408. Ver também R. A. Zellner, M. P. Aulisio e W. R. Lewis, "Should Implantable Cardioverter-Defibrillators and Permanent Pacemakers in Patients with Terminal Illness Be Deactivated? Patient Autonomy Is Paramount", *Circulation: Arrhythmia and Electrophysiology*, v. 2, 2009, pp. 340-44.
5. S. Gibb et al. "Mortality and Further Suicidal Behaviour After na Index Suicide Attempt: A 10-Year Study", *Australia and New Zealand Journal of Psychiatry*, v. 39, 2005, pp. 95-100.
6. Por exemplo, a Death with Dignity Act (Lei da Morte com Dignidade) do estado de Washington, <http://apps.leg.wa.gov/rcw/default.aspx?cite=70.245>.
7. Governo dos Países Baixos, "Euthanasia Carried Out in Nearly 3 Percent of Cases", *Statistics Netherlands*, 21 de jul. de 2012. Disponível em: <http://www.cbs.nl/en-GB/menu/themas/gezondheid-welzijn/publicaties/artikelen/archief/2012/2012-3648-wm.htm>.
8. British Medical Association, *Euthanasia: Report of the Working Party to Review the British Medical Association's Guidance on Euthanasia*, v. 195, 5 de maio de 1988, p. 49. Ver também A.-M. The, *Verlossers Naast God: Dokters en Euthanasie in Nederland*. [S. l.]: Thoeris, 2009.
9. Por exemplo, dados da Oregon Health Authority, *Oregon's Death with Dignity Act, 2013 Report*, <http://public.health.oregon.gov/ProviderPartnerResources/EvaluationResearch/DeathwithDignityAct/Documents/year16.pdf>.
10. L. Emanuel e K. G. Scandrett, "Decisions at the End of Life: Have We Come of Age?", *BMC Medicine*, v. 8, 2010, p. 57.

Agradecimentos

Tenho muitas pessoas a agradecer por este livro. Primeiramente, minha mãe, Sushila Gawande, e minha irmã, Meeta. Ao optar por incluir a história do declínio e da morte de meu pai, sei que desencavei momentos que elas prefeririam não reviver ou que não teriam necessariamente contado da mesma maneira. Ainda assim, elas me ajudaram durante todo o processo, respondendo a minhas perguntas difíceis, sondando suas memórias e correndo atrás de tudo, desde lembranças até registros médicos.

Recebi também o auxílio essencial de outros parentes, tanto aqui quanto no exterior. Na Índia, meu tio Yadaorao Raut em especial me enviou velhas cartas e fotografias, recolheu de familiares lembranças sobre meu pai e meu avô e me ajudou a verificar diversos detalhes. Nan, Jim, Chuck e Ann Hobson foram igualmente generosos com suas memórias e registros sobre a vida de Alice Hobson.

Também estou em dívida para com as muitas pessoas que conheci e entrevistei a respeito de suas próprias experiências com o envelhecimento ou com doenças graves ou das experiências de um parente. Mais de duzentas pessoas me cederam seu tempo, contaram suas histórias e me permitiram examinar suas vidas. Somente uma fração delas é explicitamente mencionada nestas páginas. Porém todas elas estão aqui de certa forma.

Contei também com a ajuda de inúmeros funcionários de lares para idosos, especialistas em cuidados paliativos, de serviços de cuidados paliativos, de casas de repouso, pioneiros e divergentes, que me mostraram lugares e ideias de que eu não tinha conhecimento. Gostaria de agradecer a duas pessoas em especial: Robert Jenkens, que me abriu diversas portas e foi meu guia na grande comunidade de pessoas que estão reinventando o suporte aos idosos, e Susan Block, do Dana Farber Cancer Institute, que não apenas fez o mesmo pelo mundo dos cuidados paliativos, mas também me permitiu ser seu parceiro na pesquisa a respeito de como podemos transformar as propostas aqui descritas em parte integrante dos cuidados oferecidos nos lugares onde trabalhamos.

Agradeço também ao Hospital Brigham and Women's e à Escola de Saúde Pública de Harvard, que há mais de uma década e meia acolhem meu trabalho. Minha equipe no Ariadne Labs, o centro conjunto de inovação que dirijo, que fez com que a tarefa de misturar cirurgia, pesquisa de sistemas de saúde e a escrita deste livro fosse não apenas viável, mas também uma imensa alegria. Este livro não teria sido possível sem os esforços de Khaleel Seecharan, Katie Hurley, Kristina Vitek, Tanya Palit, Jennifer Nadelson, Bill Berry, Arnie Epstein, Chip Moore e Michael Zinner. Dalia Littman me ajudou na verificação de fatos. E, indispensavelmente, a brilhante e inabalável Ami Karlage passou os últimos três anos trabalhando comigo como assistente de pesquisa, artista de storyboard, organizadora de manuscrito, "caixa de ressonância" de ideias e, quando necessário, fornecedora de drinques.

Agradeço à revista *The New Yorker*, meu lar criativo. Considero-me enormemente afortunado não só por ter escrito para essa incrível publicação (obrigado, David Remnick), mas também por ter como editor e amigo o grande Henry Finder. Ele me ajudou a escrever os dois ensaios para a revista que se tornaram a base deste livro e me guiou em direção a muitas ideias adicionais que foram essenciais. (Foi ele, por exemplo, quem me aconselhou ler Josiah Royce.)

Tina Bennett tem sido minha incansável agente, minha generosa protetora e, desde os tempos de faculdade, minha amiga querida. Embora tudo na indústria editorial esteja mudando, ela sempre encontrou uma maneira de me ajudar a encontrar meu público sem precisar deixar de escrever o que quero. Ela é sem igual.

A Rockefeller Foundation ofereceu seu magnífico Bellagio Center como um local de retiro onde comecei o livro e para onde voltei para terminar a primeira versão. Minhas conversas subsequentes sobre aquele manuscrito com Henry, Tina, David Segal e Jacob Weisberg transformaram a maneira como eu via o livro, me levando a refazê-lo do início ao fim. Leo Carey fez a revisão da versão final e seu ouvido para a língua e sua maneira clara de se exprimir deixaram o livro infinitamente melhor. Riva Hocherman me ajudou muito em todos os estágios, incluindo uma última e inestimável leitura final. Agradeço também a Grigory Tovbis e Roslyn Schloss por suas contribuições essenciais.

Minha esposa, Kathleen Hobson, foi mais importante para este livro do que pode imaginar. Conversamos sobre todas as ideias e histórias aqui descritas e, em muitos casos, também as vivemos juntos. Ela foi uma força constante e encorajadora. Nunca fui um escritor fluente. Não sei do que estão falando os autores que descrevem as palavras simplesmente emanando de si. Para mim, as palavras só vêm lentamente e após repetidos esforços. Porém Kathleen sempre me ajudou a encontrar as palavras e me mostrou que o trabalho é realizável e compensador, não importa quanto tempo leve. Ela e meus três incríveis filhos — Hunter, Hattie e Walker — me apoiaram durante cada etapa do caminho.

Finalmente, gostaria de agradecer a Sara Bershtel, minha extraordinária editora. Enquanto trabalhava no livro, Sara foi forçada a viver as difíceis realidades aqui descritas em sua própria família. Teria sido compreensível se tivesse optado por se afastar do projeto. Porém sua dedicação ao livro permaneceu inabalável e ela repassou cada versão comigo de maneira meticulosa, trabalhando parágrafo por parágrafo para se certificar de que cada parte estivesse tão correta e fosse tão verdadeira quanto possível. A dedicação de Sara é a razão pela qual este livro diz o que eu queria que dissesse. E é por isso que o dedico a ela.

1ª EDIÇÃO [2015] 11 reimpressões

ESTA OBRA FOI COMPOSTA PELA ABREU'S SYSTEM EM ADOBE GARAMOND
E IMPRESSA EM OFSETE PELA LIS GRÁFICA SOBRE PAPEL PÓLEN DA
SUZANO S.A. PARA A EDITORA SCHWARCZ EM JANEIRO DE 2025

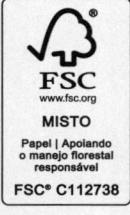

MISTO
Papel | Apoiando
o manejo florestal
responsável
FSC® C112738

A marca FSC® é a garantia de que a madeira utilizada na fabricação do papel deste livro provém de florestas que foram gerenciadas de maneira ambientalmente correta, socialmente justa e economicamente viável, além de outras fontes de origem controlada.